高等医药院校规划教材

 供临床、口腔、护理、检验、影像及相关专业使用

人体解剖

RENTI JIEPOUXUE

主　编　欧叶涛　田顺亮　于　兰
副主编　程　潭　李厚忠　宋铁山

编　者（按姓氏拼音排序）
　　　　程　潭（桂林医学院）
　　　　范晓明（桂林医学院）
　　　　方　方（桂林医学院）
　　　　黄　毅（桂林医学院）
　　　　李成武（湖北科技学院医学院）
　　　　李鸿文（桂林医学院）
　　　　李厚忠（桂林医学院）
　　　　刘定承（桂林医学院）
　　　　刘　昉（桂林医学院）
　　　　马　军（桂林医学院）
　　　　欧叶涛（桂林医学院）
　　　　彭云滔（桂林医学院）
　　　　邵晓云（桂林医学院）
　　　　宋铁山（湖北科技学院医学院）
　　　　田顺亮（桂林医学院）
　　　　王俊锋（桂林医学院）
　　　　夏春波（桂林医学院）
　　　　于　兰（桂林医学院）
　　　　张　涛（湖北科技学院医学院）
　　　　张维山（桂林医学院）
　　　　赵克勇（湖北科技学院医学院）
　　　　周　思（桂林医学院）

长江出版传媒　湖北科学技术出版社

图书在版编目(CIP)数据

人体解剖学 / 欧叶涛等主编.—武汉:湖北科学技术出版社,2022.8(2024.1 重印)
ISBN 978-7-5706-2046-3

Ⅰ.①人… Ⅱ.①欧… Ⅲ.①人体解剖学—教材 Ⅳ.①R322

中国版本图书馆 CIP 数据核字(2022)第 091962 号

策　　划:冯友仁
责任编辑:程玉珊　李　青　　　　　　　　　　　　　封面设计:喻　杨

出版发行:湖北科学技术出版社　　　　　　　　　　电话:027—87679485
地　　址:武汉市雄楚大街 268 号　　　　　　　　　邮编:430070
　　　　　(湖北出版文化城 B 座 13—14 层)
网　　址:http://www.hbstp.com.cn

印　　刷:武汉科源印刷设计有限公司　　　　　　　邮编:430200

889×1194　　　　　　1/16　　　　　20.75 印张　　　　　　570 千字
2022 年 8 月第 1 版　　　　　　　　　　　　　　2024 年 1 月第 2 次印刷
　　　　　　　　　　　　　　　　　　　　　　　　定价:88.00 元

前　言

　　人体解剖学是临床各专业的基础必修课。目前国内各医学院校进行课程整合后，临床医学，尤其是护理学、医学检验、生物技术、公共事业管理、药学等专业的解剖学学时大幅减少；另外，在以往长期的教学过程中，教师普遍感觉到基础与临床相脱节，教学内容不能与临床相契合，学生学习目的不明确，所学知识向临床迁移转化的速度较慢，学习兴趣不高；再者，现代医学非常重视对患者的人文关怀和心理关怀，而这在基础医学教学中往往被忽略。有鉴于此，为适应在学时减少情况下的教学需求，我们特组织具有丰富教学经验的人体解剖学教师，以及具有临床经验，尤其是护理工作经验的临床课教师共同编写了这部《人体解剖学》。

　　本部教材以临床需要为导向，与临床有机结合，并融入人文、心理素质培养，满足学生的学习需要，激发学习动力和热情，启迪学习灵感，以达到提高学生培养质量和水平的目的。

　　本部教材共分五篇十七章，每章均安排以下内容：概述，表面解剖，引导式临床案例，正文（含视窗），临床要点，讨论式临床案例，常用专业名词中英文对照表等。

　　本部教材从编写形式、内容取舍、图文匹配上既保留人体解剖学知识体系的完整性、科学性，又增加与临床，尤其是与护理密切相关的局部解剖学和表面解剖学知识，具有明确的专业适用性；增设临床要点、临床案例、视窗等，可以帮助学生拓宽视野，早期接触临床，激发学生自主学习的兴趣。

　　天道酬勤，贵在坚持，难在创新。在编写的过程中我们参考了柏树令、应大君主编的《系统解剖学》和彭裕文主编的《局部解剖学》等教材的内容和插图，在此表示感谢。由于时间仓促，不妥之处在所难免，恳切希望广大读者及同仁们提出批评和建议，以便再版时更臻完善。

欧叶涛

目　录

第三篇　脉　管　学

第四篇　感　觉　器

第五篇　神　经　系　统

绪　　论

一、人体解剖学的定义

人体解剖学是研究正常人体形态结构的科学。人体解剖学是一门重要的医学基础课，与生理学、病理学等基础医学课程和临床课程有着密切的联系。只有学习和掌握了正常人体的形态结构，才能理解人体的生理功能和病理变化，才能学好后续其他的医学课程。

二、人体器官的组成及系统的划分

人体是不可分割的有机整体，其结构和功能的基本单位是细胞。细胞之间存在一些不具备细胞形态的物质，称为细胞间质。许多形态和功能相似的细胞与细胞间质共同构成组织。人体组织分为上皮组织、结缔组织、肌组织和神经组织。由几种不同的组织互相结合形成具有一定形态和功能的结构，称为器官，如心、肝、肺、肾等。在结构和功能上密切相关的一系列器官联合起来构成一个系统，共同完成某项生理功能。按照器官的功能系统，人体可纵向划分成运动系统、消化系统、呼吸系统、泌尿系统、生殖系统、脉管系统、内分泌系统、感官系统及神经系统九大系统。各系统在神经系统和体液（激素）的支配和调节下，既分工又合作，以实现各种复杂的生命活动，使人体成为一个完整统一的有机体（具有整体性）。

三、解剖学的分科

人体解剖学包括大体解剖学、组织学和胚胎学三部分。大体解剖学（宏观、肉眼观）又分为系统解剖学和局部解剖学等。系统解剖学是按照人体系统阐述人体正常形态结构的科学；局部解剖学是在系统解剖学的基础上，研究人体各个局部的层次结构、器官的位置与毗邻关系的科学。组织学是通过显微观察（微观）的方法横向研究机体组织、细胞的正常微细结构及其相关功能的科学。胚胎学是研究从受精卵发育为新生个体及其机制的科学。

四、学习目的

理解和掌握人体形态结构的基本知识，为学习其他基础医学和临床医学课程打下坚实的基础，发挥"桥梁样"功能。

五、学习方法

（一）理论与实践相结合

人体解剖学属于形态学科范畴，学会观察、描述标本、模型的方法非常重要。在学习中要重视实验课，认真观察标本、模型，并将标本观察与活体观察相结合，将理论与实践相结合。

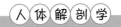

（二）解剖学与临床相结合

人体解剖学是学习临床知识的基础，将解剖学与临床外科手术、诊断操作和临床病例相结合，突出其实用性，有利于提高学生的学习兴趣和增强学习效果。

（三）形态与功能相结合

每一器官都有特定的生理功能，器官的形态结构是功能的基础，形态结构的改变必然会导致功能的变化。正确理解形态结构与功能的关系，注重形态与功能相结合，对于更好地认识和掌握人体的形态特征很有帮助。

（四）局部与整体相结合

人体是一不可分割的整体，为了学习的方便，将人体分为若干个系统或局部。在学习时，要善于理解局部与整体的关系，建立系统和整体的概念。

（五）解剖学与人类进化相结合

人类是由动物进化发展而来的，是种系发生的结果。人类经历了由低级到高级、由简单到复杂的长期进化发展过程，在形态结构上保留了一些与脊椎动物类似的特征。学习解剖学时，联系种系发生的知识、联系高等哺乳动物的形态结构，有利于理解人体的构造。

六、人体解剖学发展简史

西方医学对解剖学的记载是从古希腊名医希波克拉底（Hippocratēs，约前460—前377）开始的，在他的著作中对头骨和心脏作了正确描述。盖仑（Galen，约129—200）是古罗马的著名医师和解剖学家，其解剖学著作是《医经》。该书对血液运行、神经分布及内脏器官都有较详细而具体的叙述。但由于当时欧洲正处于宗教统治时期，禁止解剖人体，该书的主要资料源于动物的解剖观察结果，错误之处很多。维萨里（Andreas Vesalius，1514—1564）是现代解剖学奠基人，他不顾宗教势力的统治，实地进行尸体解剖，于1543年出版了《人体构造》一书。该书详细记载了人体结构，纠正了盖仑的许多错误论点，奠定了现代人体解剖学的基础。早在春秋战国时期（前770—前221年），我国的第一部医学巨著《黄帝内经》中就有关于人体结构的论述。宋代法医学家宋慈1247年所著《洗冤集录》已绘制了精美的检骨图像，成为世界上最早的法医学著作。清代医学家王清任（1768—1831）通过对尸体进行解剖观察，编著了《医林改错》一书，提供了人体解剖学知识，纠正了古书中的一些错误。

七、人体解剖学姿势与常用方位术语

（一）人体解剖学的标准姿势

身体直立，两眼向正前方平视，双上肢下垂于躯干两侧，掌心向前，双足并拢，足尖向前（绪图-1）。

（二）解剖学方位术语

1. 上与下　近头者为上，近足者为下。

2. 前与后　近腹侧者为前，近背侧者为后。

3．内侧与外侧　以正中矢状切面为准，近正中矢状切面者为内侧；远离正中矢状切面者为外侧。在前臂，因为桡骨位于尺骨的外侧，所以前臂的外侧又称桡侧，其内侧也称尺侧。在小腿，因为腓骨位于胫骨的外侧，所以小腿的外侧又称腓侧，其内侧又称胫侧。

4．内与外　凡有空腔的器官，近内腔者为内，远离内腔者为外。

5．浅和深　近体表者为浅，反之为深。

6．近侧与远侧　在四肢，上又称为近侧，下又称为远侧。

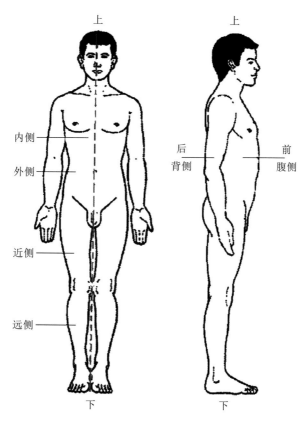

绪图-1　人体解剖学姿势和方位

（三）轴

1．垂直轴　呈上下方向，与身体长轴平行，垂直于地面。

2．矢状轴　呈前后方向，与身体的长轴和冠状轴垂直相交。

3．冠状轴　呈左右方向，也称额状轴。

（四）常用切面

1．矢状面　从前后方向将人体的某个局部纵切为左、右两部分的切面，一般观察其左表面。如将人体纵切为左、右完全相等的两半，称为正中矢状切面。

2．水平面　将人体分为上、下两部的切面，与地面平行，亦称横断面，一般观察其下表面。

3．冠状面　从左、右方向，将人体分为前、后两部分的切面，一般观察其前表面。

人体的轴和切面如绪图-2所示。

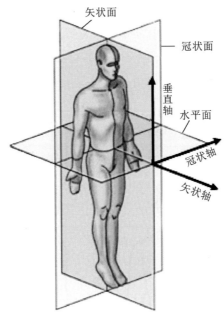

绪图-2　人体的轴和面

♣ **常用专业名词中英文对照表**

人体解剖学	human anatomy/əˈnætəmiː/
大体解剖学	gross anatomy/grəus/
系统解剖学	systematic anatomy/sistəˈmætik/
局部解剖学	regional anatomy/ˈriːdʒnəl/
组织学	histology/hisˈtələdʒi/
胚胎学	embryology/embriˈɔlədʒi/
解剖学姿势	anatomical position/ænəˈtɔmikəl/ /pəˈziʃən/
上	superior，upper/sjuˈpiəriə/ /ˈʌpə/
下	inferior，lower/inˈfiəriə/ /ˈləuə/
前	anterior/ænˈtiəriə/
后	posterior/pɔˈstiəriə/
内侧	medial/ˈmiːdiəl/
外侧	lateral/ˈlætərəl/
内	internal/inˈtəːnl/
外	external/ikˈstəːnəl/
浅	superficial/suːpəˈfiʃəl/
深	profound/prəˈfaund/
垂直轴	vertical axis/ˈvəːtikəl/ /ˈæksis/
纵轴	longitudinal axis/ˈlɔndʒiˈtjuːdinəl/ /ˈæksis/
冠状轴	coronal axis/kəˈrəunəl/ /ˈæksis/
矢状轴	sagittal axis/ˈsædʒitl/
冠状面	coronal plane/plein/
矢状面	sagittal plane
水平面	horizontal plane/hɔriˈzɔntl/

（欧叶涛　田顺亮）

第一篇 运动系统

总 论

运动系统由骨、骨连结、骨骼肌组成。骨连结可分为直接连结和间接连结。骨起到杠杆作用，关节（间接连结）起到枢纽作用。骨骼肌是运动的动力器官，故骨和关节为运动的被动部分，骨骼肌为运动的主动部分。骨借骨连结形成人体骨骼，用于负重、行走、保护内脏等。

 运动系统文化

"生生不息"是中华文化的恒动观，生命在于运动无可非议，但是过量运动往往会给机体带来伤害。奥林匹克运动追求"更高、更快、更强、更团结"，这种超强的竞技性运动在挑战人类运动极限、推动体育不断发展的同时，也给体育运动者带来了不同程度的损伤。

从医学角度讲，合理运动、平衡运动、有氧运动、放松运动应是大众健身的合理选择。

世界卫生组织规定的有氧运动原则："强度小，耐力大，有节奏，连续性，持续时间达20分钟以上。"

我国传统的太极拳符合有氧运动原则，近些年到中国学习太极拳的外国朋友越来越多，太极拳逐渐成为大众健身的最佳运动选择之一。美国《时代周刊》将太极拳誉为"最合理的运动"，国际武术联合会还把每年的五月定为"世界太极拳月"。中国传统太极拳强调整体性，强调"形""神"合一，牵一发而动全身。每一个动作首先由"神"（中枢神经系统）发出神经信号，经外周神经传至骨骼肌，最后通过肌肉的收缩，跨过关节，牵拉骨骼，而改变肢体位置，既锻炼了"形"（肉体），更锻炼了"神"（精神），从而达到"形""神"高度和谐统一的健康状态。

当今，中国已经提前进入了老龄社会，"健康中国""健康养老"已经引起了党中央国务院的高度重视。家家有老人，人人都会老，"老吾老以及人之老"，学习、研究、实践、推广中国传统太极拳既是一门康复医学，更是一门健康、长寿的医学文化……

第一章　骨与骨连结（骨骼）

【表面解剖】

在自己身上扪摸，以及同学之间相互扪摸，体会一下各个骨性标志，学会对这些结构进行定位的手法和扪摸时的感觉。

这些骨性标志在后续的内脏学、脉管学、神经系统等章节中将会反复使用，而且还会在诊断学、放射诊断学、内科学、外科学等所有临床医学和护理专业学科中频繁使用。请同学们借一两本临床专业的教材，查找其中使用了哪些骨性标志，并是如何应用这些骨性标志的。

1. 躯干骨的重要骨性标志　颈静脉切迹、胸骨角、剑突、骶角、骶正中嵴、第 7 颈椎棘突、第 4 腰椎棘突、肋弓。

2. 颅骨的重要骨性标志　乳突、颧弓、下颌头、下颌角、枕外隆凸、眉弓。

3. 上肢骨的重要骨性标志　锁骨、肩峰、肩胛冈、喙突、肩胛下角、肱骨大结节、三角肌粗隆、肱骨内上髁、肱骨外上髁、鹰嘴、尺骨茎突、桡骨头、桡骨茎突、豌豆骨。

4. 下肢骨的重要骨性标志　髂嵴、髂前上棘、髂后上棘、髂结节、耻骨结节、耻骨嵴、坐骨结节、大转子、髌骨、胫骨粗隆、内踝、腓骨头、外踝、跟骨结节。

【临床案例】

案例 1-1　患者张某某，21 岁，男性，2 年前曾经有急性感染并且在社区医院消炎治疗，2 年来反复出现不明原因发热，尤其在劳累后发病较多，使用抗生素后炎症表现迅速消退。本次发病发热伴右侧膝关节外下方局部疼痛及皮温较高，但皮肤不发红，行走时疼痛明显。既往无右侧膝关节外伤史。

查体：体温 38.2 ℃，右侧胫骨上端外下部压痛。右侧膝关节 X 线正、侧位片显示胫骨上端 2 cm× 4 cm 低密度区。

诊断：胫骨局限性骨脓肿。

（1）您在自己小腿表面能扪摸到胫骨、腓骨的哪些结构？

（2）局限性骨脓肿常常发生在胫骨、股骨、肱骨的干骺端，那么这些骨脓肿的细菌是从什么途径来的？

（3）为什么局限性骨脓肿在胫骨、股骨、肱骨等长骨的干骺端处易发生，而在骨干部不易发生？

第一节　骨学概述

骨是人体坚硬而又富有弹性的一类器官，主要由骨组织（骨细胞、胶原纤维和基质）构成，具有一定形态和构造，外被骨膜，内容骨髓，含有丰富的血管、淋巴管及神经，具有不断进行新陈代谢和生长发育、修复、再生和改建的能力。经常锻炼可促使骨良好发育，长期废用则出现骨质疏松。基质中有大量钙盐和磷酸盐沉积，是钙、磷的储存库，参与体内钙、磷代谢，骨髓还有造血功能。

成人有206块骨，分为颅骨、躯干骨和四肢骨（上肢骨、下肢骨）三部分（图1-1）。颅骨、躯干骨统称中轴骨。

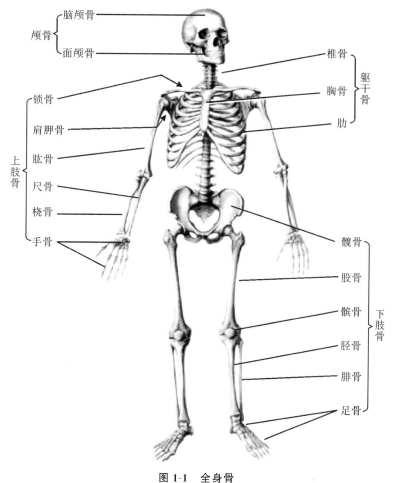

图1-1　全身骨

一、骨的形态分类

1. 长骨　呈长管状，分布于四肢，如肱骨、股骨等，分一体两端。体部又称骨干，内有空腔称骨髓腔，容纳骨髓。体表面有1～2个血管出入的孔，称滋养孔。两端膨大称骺，各有一光滑的关节面，与相邻关节面构成关节。骨干与骺相邻的部分称干骺端，幼年时保留一片软骨，称骺软骨，骺软骨细胞不断分裂繁殖和骨化，使骨不断加长。成年后，骺软骨骨化，骨干与骺融为一体，其间遗留一骺线。

2. 短骨　大多数短骨的形状近似立方体，多成群分布于联结牢固且稍灵活的部位，如手的腕骨和足的跗骨。

3. 扁骨　呈板状，主要构成颅腔、胸腔和盆腔的壁，起保护作用，如颅顶骨和肋骨等。

4. 不规则骨　形状不规则，主要分布于脊柱和颅骨，如椎骨、蝶骨、上颌骨、下颌骨等。有些不规则骨内有腔洞，称含气骨，如上颌骨、筛骨等。

骨根据发生，可分为膜化骨和软骨化骨。有的骨由膜化骨和软骨化骨组成，则称复合骨，如枕骨。发生在某些肌腱内的扁圆形小骨，称籽骨，如髌骨和第一跖骨头下的籽骨。

二、骨的表面形态

骨的表面因受肌肉附着，血管神经的经过和贯通及与脏器邻接等产生特定的形态。根据这些骨的表面形态给予一定的名称。

1. 骨面突起　从骨面突然高起为突，较尖锐的小突起称为棘；基底较广的突起称隆起，粗糙的隆起称粗隆；圆形的隆起称结节或小结节，细长的边缘称嵴，低而粗涩的嵴称线。

2. 骨面凹陷　大的凹陷称窝，小的称凹或小凹；长形的凹陷称沟，浅的凹陷称压迹。

3. 骨的空腔　骨内的腔洞称腔、窦或房，小的称小房，长形的称管。腔或管的开口，称口或孔，不整齐的口称裂孔。

4. 骨端的膨大　较圆者称头或小头。头下略细的部分称颈。椭圆的膨大称髁，髁上的突出部分称上髁。

5. 面　平滑的骨面称面。骨的边缘称缘，边缘的缺损称切迹。

6. 骨性结构　对各骨的表面形态进行命名的各个结构名称。

7. 骨性标志　骨性结构中在体表用手扪摸到的结构，可借助这些标志来判断其周围结构的位置和走行。而扪摸不到的骨性结构则不是骨性标志。

三、骨的构造

(一)骨质

骨质（图1-2）由骨组织构成，分密质和松质。骨密质，质地致密，耐压性较大，分布于骨的表面，又称骨皮质。骨松质，呈海绵状，由相互交织的骨小梁排列而成，分布于长骨两端及其他形态分类骨的内部，骨小梁的排列与骨所承受的压力和张力的方向一致，因而能承受较大的重量。颅盖骨表层为密质，分别称外板和内板，外板厚而坚韧且富有弹性，内板薄而松脆，故颅骨骨折多见于内板。两板之间的骨松质称板障，有板障静脉经过。

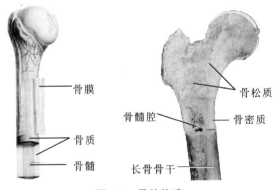

图1-2　骨的构造

(二)骨膜

除关节面的部分外，骨的表面都覆有骨膜（图1-2）。骨膜由纤维结缔组织构成，含有丰富的神经和血管，可影响骨的营养、生长、再生和感觉。骨膜可分为内外两层：外层致密，有许多胶原纤维束穿入骨质，使之固着于骨面；内层疏松，有成骨细胞和破骨细胞，分别具有产生新骨质和破坏旧骨质的功能。骨膜幼年期功能非常活跃，直接参与骨的长粗；成年时转为相对静止状态，当骨发生损伤（如骨折）时，骨膜又重新恢复功能，参与骨折端的修复愈合。如骨膜剥离太多或损伤过大，则骨折愈合困难。衬在髓腔内面和松质间隙内的骨膜称骨内膜，是菲薄的结缔组织，也含有成骨细胞和破骨细胞，有生骨和破骨的功能。

（三）骨髓

骨髓（图 1-2）充填于骨髓腔和松质间隙内。胎儿和幼儿的骨髓内含发育阶段不同的红细胞和某些白细胞，呈红色，称红骨髓，有造血功能。5 岁以后，长骨骨干内的红骨髓逐渐被脂肪组织代替，呈黄色，称黄骨髓，失去造血活力。但在慢性失血过多或重度贫血时，黄骨髓可转化为红骨髓，恢复造血功能。

而在椎骨、髂骨、肋骨、胸骨及胫骨和股骨的近侧端松质内，终身都是红骨髓（可用于骨髓移植，治疗白血病），因此，临床常选髂结节的骨松质、胸骨体等处进行骨髓穿刺（简称骨穿），用以检查红骨髓发育情况，也可用以判定患者是否存在再生障碍性贫血。

四、骨质的化学成分和物理性质

骨主要由有机质和无机质两种化学成分组成。有机质主要是骨胶原纤维束和黏多糖蛋白等，作为骨的支架，赋予骨弹性和韧性。无机质主要是碱性磷酸钙，使骨坚硬挺实。脱钙骨（去掉无机质成分）仍具原骨形状，但柔软有弹性；煅烧骨（去掉有机成分）虽形状不变，但脆而易碎。两种成分比例，随年龄的增长而发生变化。幼儿骨的有机质和无机质各占一半，故弹性较大，柔软，易发生变形，在外力作用下不易骨折或折而不断，称青枝状骨折。成年人骨的有机质和无机质比例约为 3∶7，是最合适的比例，骨具有很大硬度和一定的弹性，较坚韧，其抗压力约为 $15 \ kg/m^2$。老年人的骨，无机质所占比例更大，脆性较大，易发生骨折。

第二节　骨连结概述

骨连结可分为直接连结（无腔隙、活动度小）和间接连结（有腔隙、活动度较大）两大类，其中直接连结又包括纤维连结、软骨连结和骨性结合三类；间接连结又称滑膜关节，简称关节。

一、纤维连结

骨与骨之间借纤维组织相连，形成比较牢固的纤维连结，不活动或少许活动，有以下两种形式。

（一）韧带连结

连结两骨较长、富有弹性的纤维结缔组织为韧带（图 1-3A），如椎骨棘突之间的棘间韧带。两骨间呈膜状的结缔组织为骨间膜，如前臂骨间膜。

（二）缝

相邻颅骨边缘借薄层纤维结缔组织相连形成呈锯齿状、鱼鳞状或平直状的缝，有矢状缝和冠状缝等（图 1-3B）。随着年龄增长，缝可骨化为骨性结合。

二、软骨和骨性连结

骨与骨之间借软骨相连形成有弹性、韧性和可缓冲震荡的软骨连结，有三种形式。

(一)透明软骨结合

两骨间借透明软骨连结形成透明软骨结合。如幼儿蝶骨和枕骨间的蝶枕结合，发育到一定年龄即骨化，使软骨结合成为骨性结合。

(二)纤维软骨结合

两骨间借多量纤维软骨连结形成纤维软骨结合（图1-3A）。多位于人体躯干部，坚固性大而弹性低，如相邻两椎骨间的椎间盘和两耻骨间的耻骨间盘等，一般终身不骨化。

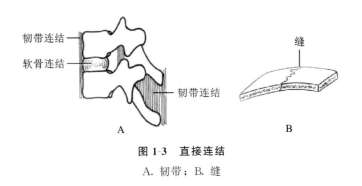

图1-3　直接连结

A. 韧带；B. 缝

(三)骨性结合

两骨间借骨组织连结形成骨性结合。两骨之间的骨组织由纤维结缔组织或透明软骨骨化而成，如骶椎间的骨性结合，髂骨、耻骨、坐骨间在髋臼处的骨性结合等。

三、滑膜关节——关节

滑膜关节（简称关节），是骨连结的最高分化形式，相对骨面间有滑液腔隙，有较大活动性，骨面间互相分离，仅借其周围的结缔组织相连结。

(一)关节的基本构造

滑膜关节具有关节面、关节囊、关节腔（图1-4）。

1. 关节面　是构成关节各骨的接触面，每一个关节至少包括两个关节面，一般凸者为关节头、凹者为关节窝。关节面表面覆盖的透明软骨（多数）为关节软骨，表面光滑，深部与关节面紧密相连。关节软骨厚度为2～7 mm，其厚薄因不同的关节、部位、年龄而异，使之与对应关节面更相适应。关节软骨具有弹性，能承受负荷和吸收震荡，减轻运动时的震荡和冲击。

2. 关节囊　为纤维结缔组织膜构成的囊，附着于关节面周缘及其附近的骨面上，并与骨膜融合，密闭关节腔，可分为内、外两层。

（1）纤维膜（外层）：由致密纤维结缔组织构成，富有血管、淋巴管和神经。纤维膜的某些部分局部增厚成为韧带，可增强骨与骨之间的连结，并限制关节的过度运动。纤维膜的厚薄和韧带的强弱与关节的运动和负重大小有关，如下肢各关节的负重较大，其关节囊的纤维膜坚厚而紧张，而上肢各关节运动灵活，则纤维膜薄而松弛。

（2）滑膜（内层）：由平滑光亮、薄而柔润的疏松结缔组织膜构成，衬贴于纤维膜内面，其边缘附着于关节软骨的周缘，包被着关节内除关节软骨、关节唇和关节盘以外的所有结构。滑膜层内富有血管、淋巴管和神经，可产生少量弱碱性的滑液，为关节提供了液态环境、保持了一定酸碱度，保证了关节软骨的新陈代谢，并增加滑润、减少摩擦，降低软骨的蚀损，促进关节的运动。

3. 关节腔　为关节面和关节囊滑膜层共同围成的密闭腔隙，内含少量滑液，可减少关节活动时关节面之间的摩擦。关节腔内为负压，有利于维持关节的稳定。

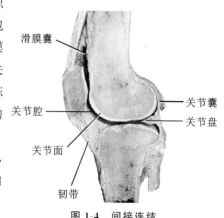

图 1-4　间接连结

（二）关节的辅助结构

某些关节为适应其特殊功能还形成了一些可增加关节的灵活性或稳固性的特殊结构。

1. 韧带　连于相邻两骨之间的致密纤维结缔组织束为韧带，可加强关节的稳固性。

位于关节囊外的称囊外韧带，有的与囊相贴，为囊的局部增厚，如髋关节的髂股韧带；有的与囊不相贴，分离存在，如膝关节的腓侧副韧带等。

位于关节囊内的称囊内韧带，被滑膜包裹，如膝关节内的前、后交叉韧带等。韧带和关节囊分布有丰富的感觉神经。

2. 关节盘　是位于两关节面之间的纤维软骨板，其周缘附着于关节囊内面，将关节腔分为两部分，使关节可产生不同的运动，从而增加了运动的形式和范围。关节盘多呈圆形，中央稍薄、周缘略厚。膝关节中的关节盘呈半月形称关节半月板。可使两关节面更为适合，减少冲击和震荡，并可增加关节的稳固性。

3. 关节唇　是附着于关节窝周缘的纤维软骨环，可加深关节窝，增大关节面，可增加关节的稳固性，如髋关节的髋臼唇、肩关节的盂唇等。

4. 滑膜襞和滑膜囊　关节的滑膜表面积大于纤维层，滑膜重叠卷折，并突向关节腔而形成滑膜襞，内含脂肪和血管为滑膜脂垫，在关节运动时，关节腔的形状、容积、压力发生改变，滑膜脂垫可起调节或充填、扩大滑膜面积作用，利于滑液的分泌和吸收。滑膜从纤维膜缺如处或薄弱处作囊状膨出，充填于肌腱与骨面之间形成滑膜囊，可减少肌肉活动时与骨面之间的摩擦。

（三）关节的运动形式

关节面的形态、运动轴的多少与方向，决定着关节的运动形式和范围，其运动形式为沿三个互相垂直的轴做三组拮抗性的运动。

1. 屈和伸　是关节沿冠状轴进行的运动。运动时，两骨间的角度变小为屈，角度增大为伸。

一般来说，关节的屈指的是向腹侧面成角，而膝关节则相反，小腿向后贴近大腿的运动叫作膝关节的屈，反之则称为伸。在足部，足上抬，足背向小腿前面靠拢为踝关节的伸（背屈）；足尖下垂为踝关节的屈（跖屈）。

2. 内收和外展　是关节沿矢状轴进行的运动。运动时，骨向身体正中矢状面靠拢称收或内收；远离者称展或外展。但手指的收展是以中指为准的靠拢、散开运动，足趾的收展是以第二趾为准的靠拢、散开运动。

3. 旋内和旋外　是关节沿垂直轴进行的运动，统称旋转。骨向前内侧旋转称旋内，向后外侧旋转称旋外。在前臂，桡骨是围绕通过桡骨头和尺骨头的轴线旋转，将手背转向前方的运动称旋前，将手掌恢复到向前而手背转向后方的运动称旋后。

有些关节还可进行环转运动，即关节头在原位转动，骨（肢体）的远侧端做圆周运动，运动时全骨（肢体）描绘出一圆锥形的轨迹。能沿二轴以上运动的关节均可做环转运动，实际为屈、外展、伸和内收的依次连续运动，如肩、髋、桡腕关节等。

（四）关节的分类

按构成关节的骨数、关节面的形态、运动轴的数目及运动方式分类如下。

单轴关节：具有一个运动轴，仅能沿轴做一组运动。

双轴关节：有两个相互垂直的运动轴，可沿二轴做两组运动，也可进行环转运动。

多轴关节：具有三个相互垂直的运动轴，可做各种方向的运动。

第三节　躯　干　骨

躯干骨包括 24 块椎骨、1 块骶骨、1 块尾骨、1 块胸骨和 12 对肋。它们分别参与脊柱、骨性胸廓和骨盆的构成（图 1-1）。

一、椎骨

幼年时椎骨为 32 或 33 块，分为颈椎 7 块，胸椎 12 块，腰椎 5 块，骶椎 5 块，尾椎 3～4 块。成年后 5 块骶椎之间的软骨连结逐渐骨化成为骨性结合，最后相互融合成为骶骨，3～4 块尾椎以相同的方式融合为尾骨。

1. 椎骨的一般形态（图 1-5）　椎骨由前方短圆柱形的椎体和后方板状的椎弓组成。

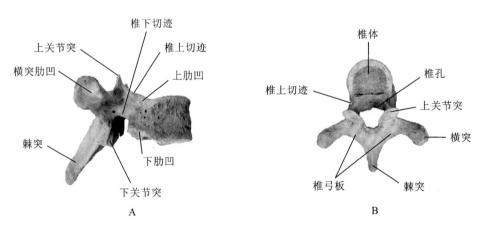

图 1-5　胸椎

A. 侧面观；B. 上面观

椎体：椎骨负重的主要部分，内部充满松质，表面的密质较薄，上下面皆粗糙，借椎间盘与邻近椎骨相接。椎体后面微凹陷，与椎弓共同围成椎孔。各椎孔上、下重叠相通，构成椎管，容纳脊髓。

椎弓由弓形骨板及其多个突起共同构成。紧连椎体的缩窄部分，称椎弓根。椎弓根的上、下缘分别是椎上、下切迹。相邻椎骨的椎上、下切迹共同围成椎间孔，有脊神经和血管通过。两侧椎弓根向后内扩展变宽称椎弓板，在中线会合。由椎弓发出如下 7 个突起。

（1）棘突：1 个，伸向后方或后下方，尖端可在体表扪到。

（2）横突：2 个，伸向两侧。棘突和横突都是肌和韧带的附着处。

（3）关节突：4 个，在椎弓根与椎弓板结合处分别向上、下方突起，即上关节突和下关节突，相邻关节突构成关节突关节。

2. 各部椎骨的主要特征

（1）颈椎（图 1-6）：椎体较小，横断面呈椭圆形。第 3～7 颈椎体上面侧缘向上突起称椎体钩。椎体钩若与上位椎体的下面两侧唇缘相接，则形成钩椎关节（Luschka 关节）；如过度增生肥大，可使椎间孔狭窄，压迫脊神经产生症状，为颈椎病。椎孔较大，呈三角形。横突有孔称横突孔，有椎动脉和椎静脉通过。第 2～6 颈椎的棘突较短，末端分叉。

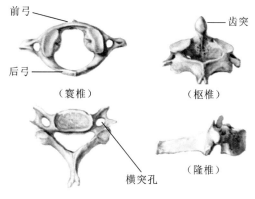

图 1-6　颈椎

第 1 颈椎（寰椎）呈环状，由前弓、后弓及侧块组成。前弓较短，后面正中有齿突凹，与枢椎的齿突相关节。侧块连接前后两弓的两端，上面各有一椭圆形关节面，与枕髁相关节；下面有圆形关节面与枢椎上关节面相关节。后弓较长，上面有横行的椎动脉沟，有椎动脉通过。

第 2 颈椎（枢椎）椎体向上伸出齿突，与寰椎齿突凹相关节。

第 7 颈椎（隆椎）棘突特别长，末端不分叉，活体易于触及，常作为计数椎骨序数的标志。

钩椎关节与颈椎病的关系

钩椎关节由第 3～7 颈椎的椎体钩与上位椎体唇缘构成。钩椎关节属于直接连结还是间接连结尚存不同看法。有学者认为钩椎关节不是恒定的典型滑膜关节，5 岁后随着脊柱颈段的运动而逐渐形成，是直接连结向间接连结分化而成的结果。

钩椎关节的重要毗邻关系：后方是脊髓、脊神经的脊膜支、椎体的血管；后外部构成椎间孔的前壁，与颈神经根相毗邻；外侧有椎动静脉、颈交感神经丛。随着年龄增长，椎体钩可以向不同方向发生骨质增生，进而压迫相应部位的结构，产生相应症状或综合征，可形成脊髓型、神经根型、椎动脉型、混合型颈椎病。

（2）胸椎（图 1-5）：椎体后外侧有半圆形的上、下肋凹，与肋骨头相关节。横突末端前面有横突肋凹，与肋结节相关节。棘突长而斜向后下方，呈叠瓦状排列。

（3）腰椎（图 1-7）：椎体粗壮，横断面呈肾形。椎孔呈卵圆形或三角形。上、下关节突粗大，关

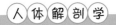
节面几呈矢状位，棘突宽短，呈板状，水平伸向后方。各棘突间的间隙较宽，临床上可于第 3～4 或第 4～5 腰椎棘突间隙，做腰椎穿刺术（腰穿、腰麻）。腰椎与胸椎、颈椎的特点比较如表 1-1 所示。

表 1-1　各部椎骨的特点比较表

椎骨结构	颈椎（C，7 块）	胸椎（T，12 块）	腰椎（L，5 块）
椎　体	较小、椭圆形	较大、心形	粗壮（大）、肾形
椎　孔	较大，三角形	较圆	三角形
横　突	横突孔	横突肋凹	乳突
棘　突	$C_{2\sim6}$短面分叉	长，向后下方倾斜	宽短、水平后伸
关节突关节面方位	水平位	冠状位	矢状位

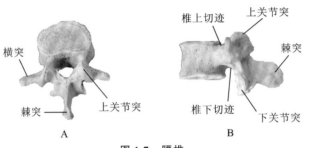

图 1-7　腰椎

A. 腰椎上面观；B. 腰椎侧面观

（4）骶骨（图 1-8）：由 5 块骶椎长合而成，呈三角形，底向上，尖向下，盆面（前面）凹陷且光滑，上缘中份向前隆凸称岬。该面有 4 对骶前孔，有骶神经前支及血管出入。后面粗糙隆凸，正中线上有骶正中嵴，嵴外侧有 4 对骶后孔，是骶神经后支及血管出入处。骶管上通椎管，下端敞开形成的裂孔称骶管裂孔，裂孔两侧有向下突出的骶角，骶管麻醉常以骶角作为标志。骶骨外侧部上宽下窄，上份有耳状面，可与髋骨的耳状面构成骶髂关节，耳状面后方骨面凹凸不平称骶粗隆。

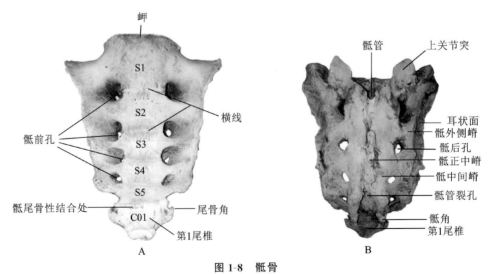

图 1-8　骶骨

A. 骶骨前面观；B. 骶骨后面观

（5）尾骨：由 3～4 块退化的尾椎长合而成。上接骶骨，下端游离为尾骨尖。

二、胸骨

胸骨（图 1-9）位于胸前壁正中，前凸后凹，可分柄、体和剑突三部分。

1. 胸骨柄　上缘中份为颈静脉切迹，两侧有锁切迹与锁骨相连结。柄与体连接处微向前突，所形成的横嵴，称胸骨角，可在体表扪到，两侧平对第 2 肋，是计数肋的重要定位标志。胸骨角向后平对第 4 胸椎体下缘。

2. 胸骨体　呈长方形，外侧缘接第 2～7 肋软骨。

3. 剑突　扁而薄，形状变化较大，下端游离。

三、肋

肋由肋骨与肋软骨构成，共 12 对。第 1～7 对肋前端与胸骨连结称真肋。第 8～10 对肋前端借助软骨与上位肋软骨连结形成肋弓，称假肋。第 11～12 对肋前端游离于腹壁肌层中，称浮肋。

1. 肋骨（图 1-10）　属扁骨，分为体和前、后两端。后端膨大称肋头，有关节面与胸椎肋凹相关节。肋头外侧稍细称肋颈。颈外侧的粗糙突起称肋结节，与相应胸椎的横突肋凹相关节。肋体长而扁，分内、外两面和上、下两缘。内面近下缘处有肋沟，有肋间神经、血管经过。体的后份急转处称肋角。前端稍宽，与肋软骨相接。

2. 肋软骨　位于各肋骨的前端，由透明软骨构成，终身不骨化。

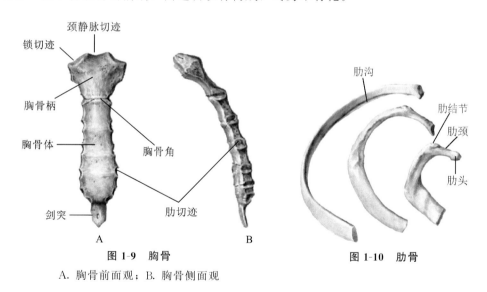

图 1-9　胸骨
A. 胸骨前面观；B. 胸骨侧面观

图 1-10　肋骨

第四节　躯干骨的连结

躯干骨的 24 块椎骨、1 块骶骨和 1 块尾骨借骨连结形成脊柱，构成人体的中轴，上承托颅，下接下肢带骨。同时，12 块胸椎、12 对肋、胸骨和它们之间的骨连结，共同形成胸廓。

一、脊柱

椎骨间的连结：各椎骨之间，借韧带、软骨和滑膜关节相连，分为椎体间连结和椎弓间连结。

（一）椎体间连结

相邻各椎体之间借椎间盘、前纵韧带和后纵韧带相连（图 1-11）。

1. **椎间盘** 是连结相邻两个椎体间的纤维软骨盘，由两部分构成，中央部为髓核，是柔软而富有弹性的胶状物质，为胚胎时脊索的残留物；周围部为纤维环，由多层纤维软骨环按同心圆排列组成，富坚韧性，牢固连结各椎体上、下面，保护髓核并限制髓核向周围膨出。椎间盘坚韧、富弹性，承受压力时被压缩、除去压力后又复原，具有"弹性垫"样缓冲作用，并允许脊柱做各个方向的运动。当脊柱前屈时，椎间盘的前份被挤压变薄，后份增厚；脊柱伸直时又恢复原状。23 个椎间盘的厚薄不同，中胸部最薄，颈部较厚，腰部最厚，所以颈、腰椎活动度较大。

颈、腰部的椎间盘前厚后薄，纤维环破裂时，髓核容易向后外侧脱出，挤压椎间孔和脊神经，临床上称为椎间盘脱出症，常造成颈肩痛或腰腿痛。

2. **前纵韧带** 位于椎体前面，宽而坚韧，上至枕骨大孔前缘，下达第 1 或第 2 骶椎体，其纤维与椎体及椎间盘牢固连结，有防止脊柱过度后伸和椎间盘向前脱出的作用。

3. **后纵韧带** 位于椎体后面，窄而坚韧，起自枢椎并与覆盖枢椎体的覆膜相续，向下达骶管，与椎间盘纤维环及椎体上下缘紧密连结，而与椎体结合较为疏松，有限制脊柱过度前屈的作用。

（二）椎弓间连结

包括椎弓板之间和各突起之间的连结（图 1-11）。

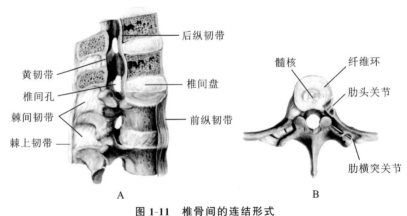

图 1-11 椎骨间的连结形式

A. 椎骨之间的连结；B. 椎间盘水平切面

1. **黄韧带** 连结相邻两椎弓板间的韧带，由黄色的弹力纤维构成，协助围成椎管，并有限制脊柱过度前屈的作用。

2. **棘间韧带** 位于相邻各棘突之间，前接黄韧带，后方移行于棘上韧带和项韧带。

3. **棘上韧带** 连结胸、腰、骶椎各棘突尖之间的纵韧带，其前方与棘间韧带融合，与棘间韧带都有限制脊柱前屈的作用。在颈部，从颈椎棘突尖向后扩展成三角形板状的弹性膜，称项韧带。

4. **横突间韧带** 连结相邻椎骨的横突之间的韧带。

5. **关节突关节** 由相邻椎骨的上、下关节突的关节面构成，属平面关节，只能做轻微滑动。

（三）脊柱的整体观及其运动

成人脊柱长约 70 cm，女性略短，其长度可因姿势不同而有差异，站立时椎间盘被压缩、静卧比站立时可长出 2～3 cm。椎间盘的总厚度约占脊柱全长的 1/4，老人因椎间盘变薄，骨质萎缩，脊柱可变短。脊柱的整体观如图 1-12 所示。

1. 脊柱前面观　椎体自上而下逐渐加宽，到第 2 骶椎为最宽，与椎体负重增加有关，自骶骨耳状面以下，重力经髋骨传至下肢骨，椎体无承重意义，体积缩小。

2. 脊柱后面观　椎骨棘突连贯形成纵嵴，位于背部正中线上。颈椎棘突短而分叉，近水平位。胸椎棘突细长，斜向后下方，呈叠瓦状。腰椎棘突呈板状，水平伸向后方。

3. 脊柱侧面观　成人脊柱有颈、胸、腰、骶 4 个生理性弯曲。其中，颈曲和腰曲凸向前，胸曲和骶曲凸向后。弯曲可增大弹性、维持重心稳定和减轻震荡，保护脑和胸、腹、盆腔脏器。胸曲和骶曲凹向前方，在胚胎时已形成；颈曲和腰曲凸向前，是在出生后获得的。当婴儿开始抬头时出现颈曲，婴儿开始坐起和站立时出现腰曲。每个弯曲都有功能意义，颈曲支持头的抬起，腰曲使身体重心垂线后移以维持身体的前后平衡，保持直立姿势，加强稳固性，而胸曲和骶曲凸向后在一定意义上扩大了胸腔和盆腔的容积。

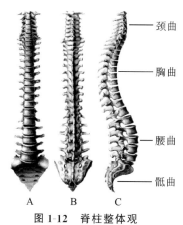

图 1-12　脊柱整体观
A. 前面；B. 后面；C. 侧面

4. 脊柱的运动　活动范围较大，可做屈、伸、侧屈、旋转和环转运动。脊柱各部的运动性质和范围不同，取决于关节突关节的方向和形状、椎间盘的厚度、韧带的位置及厚薄等，同时也与年龄、性别和锻炼程度有关。由于颈、腰部运动灵活，故损伤多见于颈、腰部。

二、胸廓

胸廓由 12 块胸椎、12 对肋、1 块胸骨和它们之间的骨连结共同构成。构成胸廓的主要关节有肋椎关节和胸肋关节（图 1-13）。

（一）肋椎关节

肋头关节由肋头关节面与相应的椎体肋凹构成，属于微动平面关节，且有短韧带加强。

肋横突关节由肋结节关节面与相应的横突肋凹构成，亦属微动平面关节，有韧带加强。

这两个关节在功能上是联合关节，运动时使肋的前部上升或下降，以增大或缩小胸廓前后径和横径，从而改变胸腔的容积。

（二）胸肋关节

由第 2～7 肋软骨与胸骨相应的肋切迹构成，属微动关节。第 1 肋与胸骨柄之间为软骨结合；第 8～10 肋软骨的前端不直接与胸骨相连，依次与上位肋软骨形成软骨间关节，在两侧各形成一个肋弓，第 11 和第 12 肋的前端游离于腹壁肌肉之中。

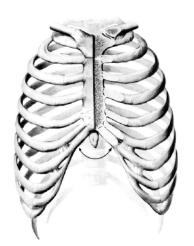

图 1-13　胸廓前面观

（三）胸廓的整体观及其运动

成人胸廓近似圆锥形，前后径小于横径，上窄下宽，容纳胸腔脏器。胸廓有上、下两口和前、后、外侧壁。胸廓上口较小，由胸骨上缘、第 1 肋和第 1 胸椎体围成，是胸腔与颈部的通道。胸廓下口宽而不整，由第 12 胸椎、第 12 及第 11 肋前端、肋弓和剑突围成。两侧肋弓在中线构成向下开放的胸骨下角。角的尖部有剑突，剑突尖约平对第 10 胸椎下缘。胸廓前壁最短，由胸骨、肋软骨及肋骨前端构成；后壁较长，由胸椎和肋角内侧的部分肋骨构成；外侧壁最长，由肋骨体构成。相邻两肋之间的间隙称肋间隙。胸廓除保护、支持功能外，主要参与呼吸运动。吸气时加大了胸廓的前后径和横径，使胸腔容积增大；呼气时胸腔容积减小。胸腔容积的改变，形成了肺呼吸。

【临床案例】

案例 1-2 患者，男，62 岁，有吸烟、饮酒史（每日吸烟 1～2 包，每日饮酒 0.25～0.5 kg）35年，患高血压病 10 年余，未进行连续规范治疗，近半年心绞痛发作，向左肩放射，伴全身出冷汗，手脚不能活动，经休息后能自行缓解。某日晨，患者在公园晨练时出现心前区疼痛、全身出冷汗，且持续 30 min 未缓解，急呼救。这时恰巧某医院的护士小唐经过，见患者突然倒地，口吐白沫，面色发绀，手脚抽搐，呼之不应，触摸颈动脉无搏动、无呼吸，判断为心跳呼吸骤停，立即拨打 120 急救电话，同时快速行胸外心脏按压，直至 120 医生赶来。120 医生继续行心脏按压，同时建立静脉通道静滴硝酸甘油，静推利多卡因 150 mg、毛花苷 C 2 mg，5 min 后患者苏醒，口吐 30 mL 白色泡沫状痰，予平卧位、吸氧、心电监护，并立即送往医院经进一步检查、治疗后好转出院。

问题：

（1）案例中患者得以抢救成功的关键是在第一时间进行了有效的胸外心脏按压和及时呼救 120。胸外心脏按压的部位如何准确定位？（胸骨下段平第 3～5 肋软骨的胸骨体上）

（2）如按压部位过高、过低或偏离胸骨会引起什么并发症？

（3）患者病情平稳后，护士应如何指导患者避免再次发生意外？

第五节 颅 骨

颅位于脊柱上方，由 23 块扁骨和不规则骨组成（中耳的 3 对听小骨未计入，图 1-14）。除下颌骨和舌骨以外，彼此借缝或软骨牢固连结，构成后上部的脑颅和前下部的面颅，两者以眶上缘和外耳门上缘、乳突、枕外隆凸的连线为其分界线，其参与围成骨性颅腔、眶腔、鼻腔和口腔。

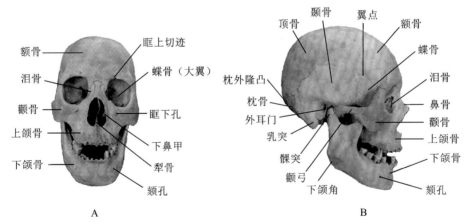

图 1-14 颅骨

A. 前面观；B. 侧面观

一、脑颅骨

脑颅骨由 8 块骨组成。其中不成对的有额骨、筛骨、蝶骨和枕骨，共 4 块；成对的有 2 对，含颞骨和顶骨。它们构成颅腔。颅腔的顶是穹隆形的颅盖，由额骨、枕骨和顶骨构成。颅腔的底由中部的蝶骨、后方的枕骨、两侧的颞骨、前方的额骨和筛骨构成。筛骨只有一小部分参与脑颅，其余构成面颅。

二、面颅骨

面颅有 15 块骨。成对的有 6 对，包含上颌骨、腭骨、颧骨、鼻骨、泪骨及下鼻甲；不成对的有 3 块，包括犁骨、下颌骨和舌骨。面颅骨围成眶腔、鼻腔和口腔。

1. 下颌骨（图 1-15） 为面颅骨最大者，分一体两支。

下颌体，为弓状板，有上、下两缘及内、外两面。下缘圆钝，为下颌底；上缘构成牙槽弓，有容纳下牙根的牙槽。体外面正中凸向前为颏隆凸。前外侧面有颏孔。内面正中有两对小棘称颏棘。其下外方有一椭圆形浅窝，称二腹肌窝。

下颌支，是体后方上耸的方形骨板，末端有两个突起，前方的称冠突，后方的称髁突，两突之间的凹陷为下颌切迹。髁突上端的膨大为下颌头，与下颌窝相关节，头下方较细处是下颌颈。下颌支后缘与下颌底相交处称下颌角。下颌支内面中央有下颌孔，孔的前缘有伸向上后方的骨突称下颌小舌。

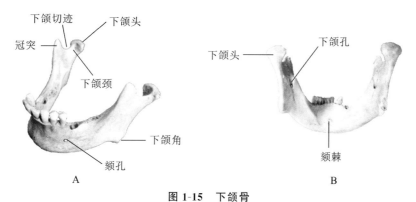

图 1-15　下颌骨

A. 下颌骨侧面观；B. 下颌骨后面观

2. 舌骨　位于下颌骨下后方，呈马蹄铁形。中间部称体，向后外延伸的长突为舌骨大角，向上的短突为舌骨小角。大角和体部都可在体表扪到。

三、颅的整体观

颅的整体观除了下颌骨和舌骨外，颅骨借膜和软骨牢固结合成一体，不能活动。全颅的形态特征，对临床应用极为重要。

1. 颅顶面观　额骨与两侧顶骨连结构成冠状缝。两侧顶骨连结为矢状缝，两侧顶骨与枕骨连接成人字缝。

2. 颅后面观　可见人字缝和枕鳞。枕鳞中央最突出部是枕外隆凸。其向两侧的弓形骨嵴称上项线，其下方有与上项线平行的下项线。

3. 颅盖内面观　颅盖内面凹陷，有许多与脑沟回对应的压迹与骨嵴。两侧有树枝状动脉沟，是脑膜中动脉及其分支的压迹。正中线上有一条浅沟为上矢状窦沟，沟两侧有许多颗粒小凹。

4. 颅底内面观（图 1-16） 高低不平，呈阶梯状的窝，分别称前、中、后窝。窝中有很多孔、裂，大都与颅底外面相通。

（1）**颅前窝**：由额骨眶部、筛骨筛板和蝶骨小翼构成。正中线上由前至后，有额嵴、盲孔、鸡冠等结构。筛板上有筛孔通鼻腔。

（2）**颅中窝**：由蝶骨体及大翼、颞骨岩部等构成。中间狭窄，两侧宽广。中央是蝶骨体，上面有垂体窝，窝前外侧有视神经管，通入眶腔，管口外侧有突向后方的前床突。垂体窝后方横位的骨隆起是鞍背。鞍背两侧角向上突起为后床突，垂体窝和鞍背统称蝶鞍，其两侧浅沟为颈动脉沟，沟向前外侧通入眶上裂，沟后端有孔称破裂孔，其续于颈动脉管内口。蝶鞍两侧，由前内向后外，依次有圆孔、卵圆孔和棘孔。脑膜中动脉沟自棘孔向外上方走行。颞骨岩部前上面的弓状隆起与颞鳞之间的薄骨板为鼓室盖，岩部尖端有一浅窝称三叉神经压迹。

（3）**颅后窝**：主要由枕骨和颞骨岩部后面构成。窝中央有枕骨大孔，孔前上方的平坦斜面称斜坡，孔前外缘上有舌下神经管内口，孔后上方有一"十"字形隆起，其交会处称枕内隆凸。由此向上延续为上矢状窦沟，向下续于枕内嵴，向两侧续于横窦沟，继转向前下内改称乙状窦沟，末端终于颈静脉孔。颞骨岩部后面中央有向前内的开口，即内耳门，通入内耳道。

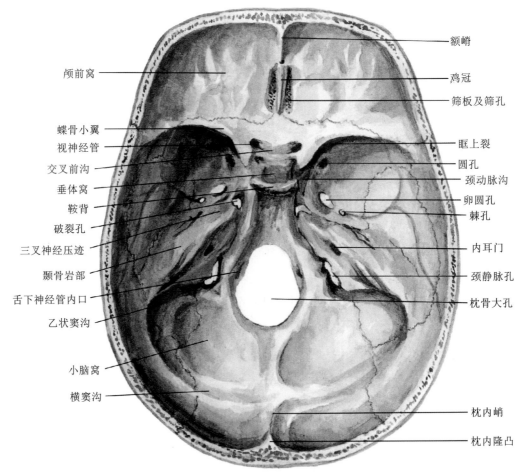

图 1-16 颅底内面观

额嵴
颅前窝
鸡冠
筛板及筛孔
蝶骨小翼
视神经管
眶上裂
交叉前沟
圆孔
垂体窝
颈动脉沟
鞍背
卵圆孔
破裂孔
棘孔
三叉神经压迹
内耳门
颞骨岩部
颈静脉孔
舌下神经管内口
枕骨大孔
乙状窦沟
小脑窝
横窦沟
枕内嵴
枕内隆凸

5. 颅底外面观（图 1-17） 颅底外面高低不平，其结构由前向后可见：由两侧牙槽突合成的牙槽弓和由上颌骨腭突与腭骨水平板构成的骨腭。骨腭正中有腭正中缝，其前端有切牙孔，通入切牙管。

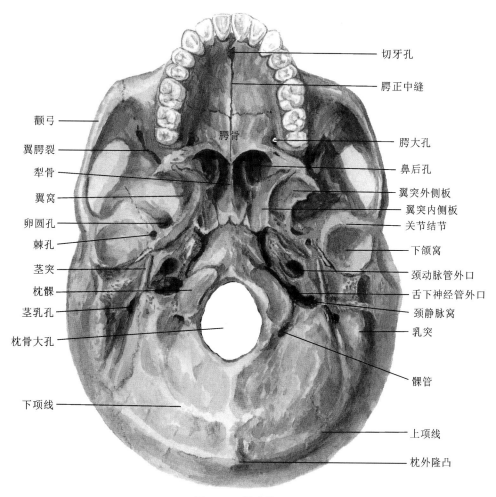

图 1-17　颅底外面观

骨腭后缘两侧有腭大孔。骨腭之上，被鼻中隔后缘分成左右两半的是鼻后孔。鼻后孔后方中央可见枕骨大孔，孔两侧有椭圆形关节面称枕髁。枕髁外侧，枕骨与颞骨岩部交界处有一不规则的孔称颈静脉孔，其前方的圆形孔为颈动脉管外口。颈静脉孔的后外侧，有细长的茎突，茎突根部后方有茎乳孔。颧弓根部后方有下颌窝，与下颌头相关节。窝前缘的隆起称关节结节。蝶骨、枕骨基底部和颞骨岩部会合处，围成不规则的破裂孔，活体状态下为软骨所封闭。

6. 颅侧面观（图 1-14）　由脑颅的额骨、蝶骨、顶骨、颞骨、枕骨，面颅的颧骨和上、下颌骨组成。侧面中部有外耳门，其后方为乳突，前方是颧弓。颧弓将颅侧面分为上方的颞窝和下方的颞下窝。颞窝的上界为颞线，起自额骨与颧骨相接处，弯向上后，经额骨、顶骨，再转向下前达乳突根部。颞窝前下部较薄，在额、顶、颞、蝶骨会合处最为薄弱，构成"H"形的缝称翼点，其内面有脑膜中动脉前支通过（常有血管沟），临床 X 线检查及手术中宜注意。

颞下窝：是上颌骨体和颧骨后方的不规则间隙。容纳有咀嚼肌和血管神经等，向上与颞窝通连。窝前壁为上颌骨体和颧骨，内壁为翼突外侧板，外壁为下颌支，下壁与后壁空缺。此窝向上借卵圆孔和棘孔与颅中窝相通，向前借眶下裂通眶，向内借上颌骨与蝶骨翼突之间的翼上颌裂通翼腭窝。

翼腭窝：为上颌骨体、蝶骨翼突和腭骨之间的窄间隙，深藏于颞下窝内侧，有神经血管由此经过。此窝向外通颞下窝，向前借眶下裂通眶，向内借腭骨与蝶骨围成的蝶腭孔通鼻腔，向后借圆孔通颅中窝，借翼管通颅底外面，向下移行于腭大管，继经腭大孔通口腔。

7. 颅前面观（图1-14）　分为额区、眶、骨性鼻腔、鼻旁窦和骨性口腔。

（1）额区：在眶之上的部分，由额鳞组成。两侧可见隆起的额结节，结节下方有与眶上缘平行的弓形隆起，称眉弓。左、右眉弓间的平坦部，称眉间。眉弓与眉间都是重要的体表标志。

（2）眶：为一对四面锥体形深腔，底朝前外，尖向后内，容纳眼球及附属结构，可分上、下、内侧、外侧四壁。

底：即眶口，朝向前外略呈四边形。眶上缘中内1/3交界处有眶上孔或眶上切迹，眶下缘中份下方有眶下孔。

尖：指向后内，尖端有一圆形孔，即视神经管，通入颅中窝。

上壁：由额骨眶部及蝶骨小翼构成，与颅前窝相邻，前外侧份有一深窝，称泪腺窝，容纳泪腺。

内侧壁：最薄，由前向后为上颌骨额突、泪骨、筛骨眶板和蝶骨体，与筛窦和鼻腔相邻。前下份有一个长圆形窝，容纳泪囊，称泪囊窝，此窝向下经鼻泪管通鼻腔。

下壁：主要由上颌骨构成，壁下方为上颌窦。下壁和外侧壁交界处后份，有眶下裂向后通入颞下窝，裂中部有前行的眶下沟，沟向前导入眶下管，管开口于眶下孔。

外侧壁：较厚，由颧骨和蝶骨构成。外侧壁与上壁交界处后份，有眶上裂向后通入颅中窝。

（3）骨性鼻腔（图1-18）：位于面颅中央，介于两眶和上颌骨之间，由犁骨和筛骨垂直板构成的骨性鼻中隔将其分为左右两半。

鼻腔顶主要由筛骨板构成，有筛孔通颅前窝。底由骨腭构成，前端有切牙管通口腔。外侧壁由上而下有3个向下弯曲的骨片，称上、中、下鼻甲，每个鼻甲下方为相应的鼻道，分别称上、中、下鼻道。上鼻甲后上方与蝶骨之间的间隙，称蝶筛隐窝。中鼻甲后方有蝶腭孔，通向翼腭窝。鼻腔前方开口称梨状孔，后方开口称鼻后孔，通咽腔。

（4）鼻旁窦：是上颌骨、额骨、蝶骨及筛骨内的含气空腔，位于鼻腔周围并开口于鼻腔。

额窦：位于眉弓深面，左右各一，窦口向后下，开口于中鼻道前部。

筛窦（筛小房、筛骨迷路）：蜂窝状，分前、中、后三群，前、中群开口于中鼻道，后群开口于上鼻道。

蝶窦：蝶骨体内，被内板隔成左右两腔，常不对称，向前开口于蝶筛隐窝。

上颌窦：腔体积最大，在上颌骨体内。窦顶为眶下壁，底为上颌骨牙槽突，与第1、2磨牙及第2前磨牙牙根紧邻。前壁的凹陷处称尖牙窝，骨质最薄。内侧壁即鼻腔外侧壁，有窦的开口通入中鼻道。窦口高于窦底，直立位时不易引流。

（5）骨性口腔：骨性口腔由上颌骨、腭骨及下颌骨围成。顶即骨腭，前壁及外侧壁由上、下颌骨牙槽部及牙围成，向后通咽，底缺空，由软组织封闭。

四、胎儿颅的特征及出生后的变化

胎儿时期由于脑及感觉器官发育早，而咀嚼和呼吸器官，尤其是鼻旁窦尚不发达，所以，脑颅比面颅大得多。新生儿面颅占全颅的1/8，而成人为1/4。额结节、顶结节和枕鳞都是骨化中心部位，发育明显，从颅顶观察，新生儿颅呈五角形。额骨正中缝尚未愈合，额窦尚未发育，眉弓及眉间不明显。

颅顶各骨尚未完全发育，骨缝间充满纤维组织膜，在多骨交接处间隙的膜较大称颅囟。前囟（额囟）位于矢状缝与冠状缝相接处，最大，呈菱形。后囟（枕囟）位于矢状缝与人字缝会合处，呈三角形。顶骨前下角的蝶囟和顶骨后下角的乳突囟。前囟在生后1～2岁时闭合，其余各囟都在生后不久闭合。

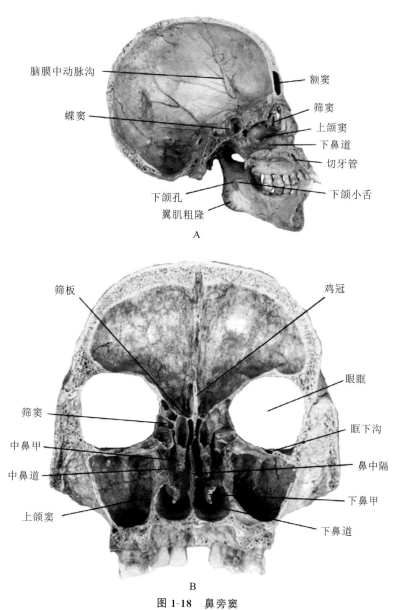

图 1-18 鼻旁窦

A. 颅骨矢状切面（内面观）；B. 颅骨冠状切面（后面观）

第六节 颅骨的连结

颅骨的连结可分为纤维连结、软骨连结和滑膜关节三种。

（一）纤维连结和软骨连结

各颅骨间借缝、软骨和骨形成较牢固的连结。

颅盖骨是在膜基础上骨化的，骨与骨间有薄层结缔组织膜构成的缝：冠状缝、矢状缝、人字缝和蝶顶缝等。随着年龄的增长，有的骨化为骨性结合。

颅底骨是在软骨基础上骨化的，骨与骨间是软骨连结。成年前蝶骨体后面与枕骨基底部间的蝶枕

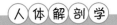
软骨结合，蝶岩、岩枕软骨结合等，随着年龄的增长，近成年时骨化为骨性结合。

（二）颞下颌关节

颞下颌关节（简称下颌关节）（图1-19）　由下颌骨的下颌头与颞骨的下颌窝和关节结节构成。其关节面表面覆盖的是纤维软骨。关节囊松弛，上方附着于下颌窝和关节结节的周围，下方附着于下颌颈，囊外有从颧弓根部至下颌颈的外侧韧带加强。囊内有纤维软骨构成的关节盘，关节盘呈椭圆形，上面如鞍状，前凹后凸，与关节结节和下颌窝的形状相对应。盘的周缘与关节囊相接，将关节腔分成上、下两部。关节囊的前部较薄弱，因此，下颌关节易向前脱位。

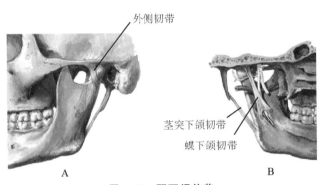

图1-19　颞下颌关节
A. 外侧面；B. 内侧面

关节的运动：两侧颞下颌关节同时运动，属于联合关节。下颌骨可做上提和下降、前进和后退及侧方运动。下颌骨上提和下降的运动发生在下关节腔，前进和后退的运动发生在上关节腔。侧方运动是一侧的下颌头对关节盘做旋转运动，而对侧的下颌头和关节盘一起对关节窝做前进的运动。张口是下颌骨下降并伴向前的运动，故大张口时，下颌骨体下降向下后方，而下颌头随同关节盘滑至关节结节的下方，如张口过大、关节囊过分松弛时，下颌头可滑至关节结节的前方，而不能退回关节窝，造成下颌关节脱位。复位时，必须先将下颌骨拉向下，超过关节结节，再将下颌骨向后推，才能将下颌头纳回下颌窝内。闭口则是下颌骨上提并伴有下颌头和关节盘一起滑回关节窝的运动。

第七节　上　肢　骨

一、上肢带骨

1. 锁骨（图1-20）　呈"～"形弯曲，架于胸廓前上方。内侧端粗大为胸骨端，与胸骨柄相关节。外侧端扁平为肩峰端，与肩胛骨的肩峰相关节。

2. 肩胛骨（图1-21）　为三角形扁骨，覆盖于胸廓后外面，介于第2～7肋骨之间，分两面、三缘、三角、三窝。

腹侧面（肋面）与胸廓相对的大浅窝称肩胛窝。背侧面的横嵴称肩胛冈，肩胛冈向外侧延伸的扁平突起称肩峰，与锁骨外侧端相接。肩胛冈上、下方的浅窝分别称冈上窝和冈下窝。上缘短而薄，外侧份有肩胛切迹，更外侧有指状突起称喙突。内侧缘（脊柱缘）薄锐，外侧缘（腋缘）肥厚邻近腋窝。上角为上缘与脊柱缘会合处，平对第2肋。下角为脊柱缘与腋缘会合处，平对第7肋或第7肋间隙，为计数肋的标志。外侧角为腋缘与上缘会合处，最肥厚，朝外侧方的浅窝称关节盂，与肱骨头相关节。

关节盂上、下方各有一粗糙隆起，分别称盂上结节和盂下结节。肩胛冈、肩峰、肩胛骨下角、内侧缘及喙突都可在体表扪到。

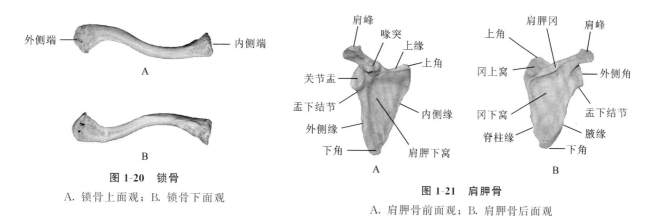

图 1-20　锁骨

A. 锁骨上面观；B. 锁骨下面观

图 1-21　肩胛骨

A. 肩胛骨前面观；B. 肩胛骨后面观

二、自由上肢骨

1. 肱骨（图 1-22）　分一体及上、下两端。

上端朝向上后内方，呈半球形的肱骨头，与肩胛骨的关节盂相关节。头周围的环状浅沟称解剖颈。肱骨头的外侧和前方有隆起的大结节和小结节，向下各延伸一嵴称大结节嵴和小结节嵴。两结节间有一纵沟称结节间沟。上端与体交界处稍细称外科颈，较易发生骨折。

肱骨体上半部呈圆柱形，下半部呈三棱柱形。中部外侧面有粗糙的三角肌粗隆。后面中部，有一自内上斜向外下的浅沟称桡神经沟，桡神经和肱深动脉沿此沟经过，肱骨中部骨折可能伤及桡神经。内侧缘近中点处有开口向上的滋养孔。

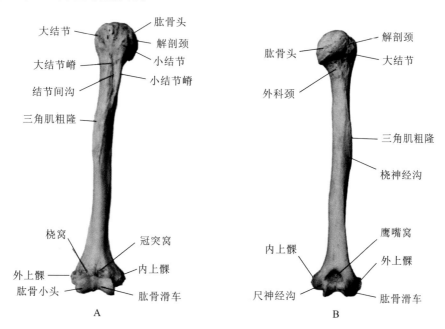

图 1-22　肱骨

A. 肱骨前面；B. 肱骨后面

下端较扁，外侧部前面有半球状的肱骨小头，与桡骨相关节；内侧部有滑车状的肱骨滑车，与尺骨形成关节。滑车前面上方有一窝称冠突窝；肱骨小头前面上方有一窝称桡窝；滑车后面上方有一深窝称鹰嘴窝，伸肘时容纳尺骨鹰嘴。小头外侧和滑车内侧各有一突起，分别称外上髁和内上髁。内上髁后方有一浅沟称尺神经沟，尺神经由此经过。下端与体交界处，即肱骨内、外上髁稍上方，骨质较薄弱，有时发生肱骨髁上骨折。肱骨大结节和内、外上髁都可在体表扪到。

2. 桡骨（图1-23）　位于前臂外侧部，分一体两端。

上端膨大称桡骨头，头上面的关节凹与肱骨小头相关节；周围的环状关节面与尺骨相关节；头下方略细称桡骨颈，颈的内下侧有突起的桡骨粗隆。

桡骨体呈三棱柱形，内侧缘为薄锐的骨间缘。

下端前凹后凸，外侧向下突出称茎突。下端内面有关节面称尺切迹，与尺骨头相关节，下面有腕关节面与腕骨相关节。桡骨茎突和桡骨头在体表可扪到。

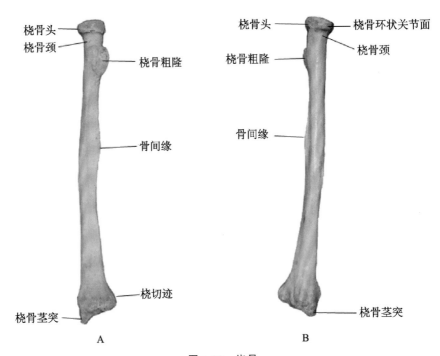

图1-23　桡骨

A. 桡骨前面；B. 桡骨后面

3. 尺骨（图1-24）　位于前臂内侧，分一体两端。

上端粗大，前面有一半圆形深凹称滑车切迹，与肱骨滑车相关节。切迹后上方的突起称鹰嘴，前下方的突起称冠突。冠突外侧面有桡切迹，与桡骨头相关节；冠突下方的粗糙隆起称尺骨粗隆。

尺骨体上段粗，下段细，外侧缘锐利，为骨间缘，与桡骨相对。

下端为尺骨头，其前、外、后有环状关节面与桡骨的尺切迹相关节，下面光滑，借三角形的关节盘与腕骨隔开。头后内侧的锥状突起称尺骨茎突。在正常情况下，尺骨茎突比桡骨茎突约高1 cm。鹰嘴、后缘全长、尺骨头和茎突都可在体表扪到。

4. 手骨（图1-25）　包括腕骨、掌骨和指骨。

（1）腕骨：属于短骨，8块排成近远两列。近侧列由桡侧向尺侧为手舟骨、月骨、三角骨和豌豆骨。远侧列为大多角骨、小多角骨、头状骨和钩骨。8块腕骨构成一掌面凹陷的腕骨沟。各骨相邻的关

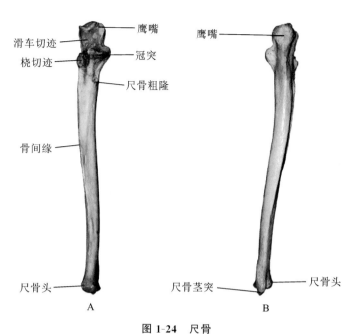

图 1-24　尺骨

A. 尺骨前面；B. 尺骨后面

节面，形成腕骨间关节。手舟骨、月骨和三角骨近端形成的椭圆形关节面，与桡骨腕关节面及尺骨下端的关节盘构成桡腕关节。腕骨的排列顺序口诀：舟月三角豆，大小头状钩。

（2）掌骨：5 块。由桡侧向尺侧，为第 1～5 掌骨。近端为底，接腕骨；远端为头，接指骨，中间部为体。第 1 掌骨最短而粗，其底有鞍状关节面，与大多角骨的鞍状关节面相关节。

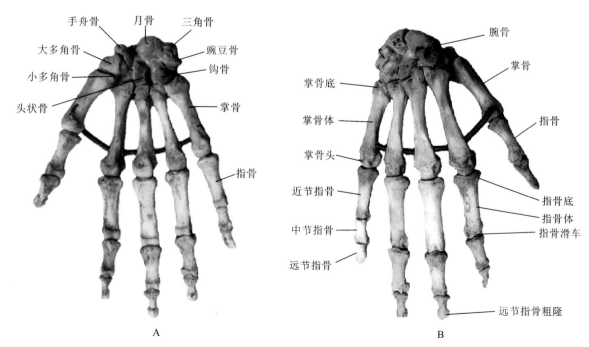

图 1-25　手骨

A. 手骨前面；B. 手骨后面

（3）指骨：属长骨，共 14 块。拇指有 2 节，其余各指为 3 节，为近节指骨、中节指骨和远节指骨。每节指骨的近端为底，中间部为体，远端为滑车。远节指骨远端掌面粗糙，又称远节指骨粗隆。

第八节　上肢骨的连结

一、上肢带骨的连结

1. 胸锁关节（图 1-26）　由锁骨的胸骨端与胸骨的锁切迹及第 1 肋软骨的上面构成，属于多轴关节。关节囊坚韧，周围被韧带增强。囊内有纤维软骨构成的关节盘，将关节腔分为外上和内下两部分。关节盘使关节头和关节窝相适应，由于关节盘下缘附着于第 1 肋软骨，所以能阻止锁骨向内上方脱位。胸锁关节允许锁骨外侧端向前、向后运动 20°～30°，向上、向下运动约 60°，并绕额状轴做微小的旋转和环转运动。胸锁关节的活动度虽小，但以此为支点，扩大了上肢的活动范围。

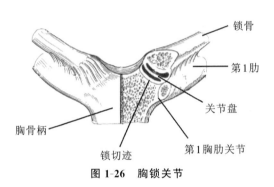

图 1-26　胸锁关节

2. 肩锁关节　由锁骨的肩峰端与肩峰的关节面构成，属于平面关节，是肩胛骨活动的支点。关节的上方有肩锁韧带增强，囊和锁骨下面有坚强的喙锁韧带连于喙突。囊内有时也有关节盘存在，关节活动度小。

二、自由上肢骨的连结

1. 肩关节（亦称盂肱关节）（图 1-27）　由肱骨头与肩胛骨关节盂构成。关节盂浅而小，周缘有纤维软骨构成的盂唇，使之略为加深，仅容纳肱骨头的 1/4～1/3，肩关节的运动幅度较大。

关节囊薄而松弛，肩胛骨端附着于关节盂周缘，肱骨端附着于肱骨解剖颈，其内侧可达外斜颈。滑膜层可形成滑液鞘或滑膜囊，利于肌腱活动。肱二头肌长头起于盂上结节，行于关节囊内，经结节间沟出关节囊外，在关节囊内的一段被滑膜包绕，形成结节间滑液鞘。

关节囊的韧带少且弱，囊的上壁有喙肱韧带，连接喙突至肱骨大结节，部分纤维编织于关节囊的纤维层，囊的前壁和后壁，也有许多肌腱的纤维编入关节囊的纤维层，以增加关节的稳固性。囊的下壁没有肌腱和韧带加强，最为薄弱，故肩关节脱位时，肱骨头常从下壁脱出，发生前下方脱位。

肩关节为全身最灵活的关节，属球窝关节，可做三轴性运动：即冠状轴上的屈、伸，矢状轴上的收、展，垂直轴上的旋内、旋外及环转运动。臂外展超过 40°～60°，继续抬高至 180°时，常伴随着胸锁与肩锁关节的运动及肩胛骨的旋转运动。

2. 肘关节（图 1-28）　肘关节是由肱骨下端与尺骨、桡骨上端构成的复关节，包括以下 3 个关节。

（1）肱尺关节：由肱骨滑车和尺骨滑车切迹构成。

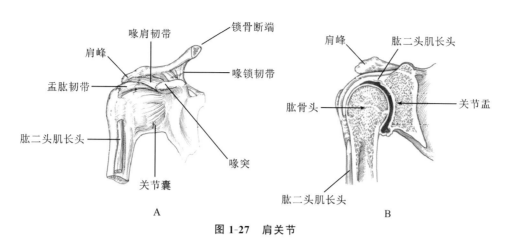

图 1-27　肩关节

A. 肩关节前面观；B. 肩关节冠状切面

（2）肱桡关节：由肱骨小头和桡骨关节凹构成。

（3）桡尺近侧关节：由桡骨环状关节面和尺骨桡切迹构成。

3 个关节包在一个关节囊内。囊的近侧端分别附着手肱骨冠突窝、桡窝和鹰嘴窝的上缘及肱骨滑车内侧和小头外侧；囊的远侧端附着于尺骨滑车切迹关节面周缘和桡骨环状韧带。肘关节囊前、后壁薄而松弛，两侧壁厚而紧张，并有韧带加强。囊的后壁最薄弱，故常见桡、尺二骨向后脱位，此时，桡骨、尺骨移向肱骨的后上方。

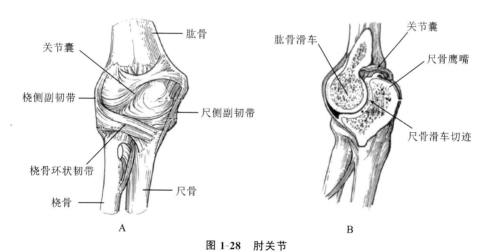

图 1-28　肘关节

A. 肘关节前面观；B. 肘关节矢状切面

肘关节的韧带包括如下几种。

（1）桡侧副韧带：位于囊的桡侧，由肱骨外上髁向下扩展，止于桡骨环状韧带。

（2）尺侧副韧带：位于囊的尺侧，由肱骨内上髁向下呈扇形扩展，止于尺骨滑车切迹内侧缘。

（3）桡骨环状韧带：位于桡骨环状关节面的周围，两端附着于尺骨桡切迹的前、后缘，与尺骨桡切迹共同构成一个上口大、下口小的骨纤维环，容纳桡骨头，防止桡骨头脱出。

肘关节的运动以肱尺关节为主，肱尺关节属滑车关节，主要行冠状轴上的屈伸运动。

肱骨内、外上髁和尺骨鹰嘴都易在体表扪到，当肘关节伸直时，此三点位于一条直线上，当肘关节屈至 90°时，此三点的连线构成一尖端朝下的等腰三角形。肘关节发生后脱位时，鹰嘴向后上移位，三点位置关系发生改变。肱骨髁上骨折时，此三点位置关系不变。

3. 桡尺连结

（1）桡尺近侧关节：见肘关节。

（2）桡尺远侧关节：由尺骨头环状关节面构成关节头，由桡骨的尺切迹及自其下缘至尺骨茎突根部的关节盘共同构成关节窝。桡尺近侧和远侧关节是联合关节，属于车轴关节。前臂可沿旋转轴做旋转运动，其旋转轴为通过桡骨头中心至尺骨头中心的连线，运动时，桡骨头在原位自转，而桡骨下端连同关节盘围绕尺骨头旋转，所以，实际上只是桡骨做旋转运动。当桡骨转至尺骨前方并与之相交叉时，手背向前称为旋前。与此相反的运动，即桡骨转回到尺骨外侧称为旋后。旋前、旋后运动的总幅度可达 180°，臂伸直连同肩关节旋转时，运动范围可达 360°。

（3）前臂骨间膜：连结于尺骨和桡骨的骨间缘之间，是一坚韧的纤维膜。当前臂处于旋前或旋后时，骨间膜松弛，前臂处于半旋前时，骨间膜最紧张、最宽（图 1-29）。

4. 手关节（图 1-30）

（1）腕关节（桡腕关节）：是典型的椭圆关节，由桡骨的腕关节面和尺骨头下方的关节盘构成关节窝，手舟骨、月骨和三角骨的近侧关节面构成关节头。关节囊松弛，关节腔宽广，关节的前、后、两侧均有韧带加强，其中掌侧韧带较坚韧，因而腕后伸运动受到限制。桡腕关节可做屈、伸、展、收及环转运动。

（2）腕骨间关节：为相邻各腕骨之间构成的关节，可分为近侧列腕骨间关节、远侧列腕骨间关节、近侧列与远侧列腕骨之间的腕中关节。但各骨又借韧带连结成一整体，各关节腔彼此相通，属微动关节，只能做轻微的滑动和转动。

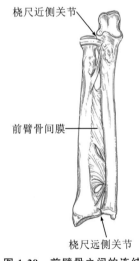

图 1-29　前臂骨之间的连结

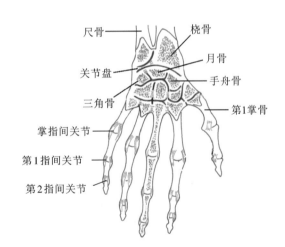

图 1-30　手关节

（3）腕掌关节：由远侧列腕骨与 5 个掌骨底构成。除拇指和小指的腕掌关节外，其余各指的腕掌关节运动范围极小。

拇指腕掌关节由大多角骨与第 1 掌骨底构成，是典型的鞍状关节，为人类及灵长目所特有。关节囊松弛，可做屈、伸、收、展、环转和对掌运动。对掌运动是拇指向掌心，拇指尖与其余 4 个指的掌侧面指尖相接触的运动，这一运动加深了手掌的凹陷，是人类进行握持和精细操作时所必需的主要动作。

（4）掌骨间关节：是第 2～5 掌骨底相互之间的平面关节，其关节腔与腕掌关节腔交通。

（5）掌指关节：共 5 个，由掌骨头与近节指骨底构成。关节囊薄而松弛，其前、后有韧带增强，前面有掌侧韧带，较坚韧，并含有纤维软骨板；握拳时，掌指关节显露于手背的凸出处是掌骨头。

（6）指骨间关节：共9个，由各指相邻两节指骨的底与滑车构成，属典型的滑车关节。除拇指外，各指均有近侧和远侧两个手指间关节。

第九节 下 肢 骨

一、下肢带骨

髋骨（图1-31）是不规则骨，由髂骨、耻骨和坐骨组成；三骨会合处，年幼时以软骨连结，16岁左右完全骨化融合为髋骨。髋骨上部扁阔，中部窄厚，有朝向下外的深窝称髋臼。髋臼内半月形的关节面称月状面。髋臼中央未形成关节面的部分称髋臼窝。髋臼边缘下部的缺口称髋臼切迹。髋臼下方有一大孔称闭孔。左右髋骨与骶、尾骨组成骨盆。

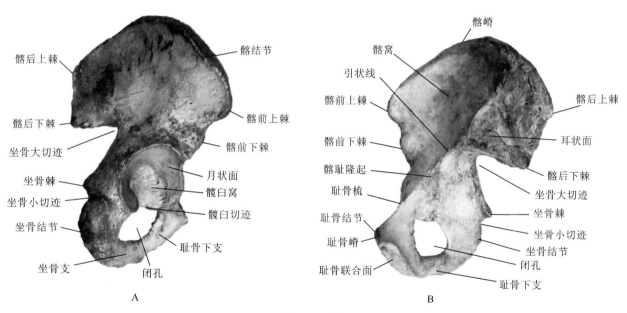

图 1-31　髋骨

A. 髋骨外面；B. 髋骨内面

1. 髂骨　形成髋骨上后部，分为扁阔的髂骨翼（位于髂骨上部）和肥厚的髂骨体（位于髂骨下部）。髂骨体组成髋臼前下 2/5，髂骨翼上缘肥厚呈弓形，称髂嵴。髂嵴前端为髂前上棘，后端为髂后上棘。髂前上棘后方5～7 cm处，髂嵴外唇向外突起称髂结节，它们在体表皆可扪及。在髂前、后上棘的下方各有一突起分别称髂前下棘和髂后下棘。髂后下棘下方有深陷的坐骨大切迹。髂骨翼内面的浅窝称髂窝，髂窝下界有圆钝骨嵴称弓状线。髂骨翼后下方粗糙的耳状面与骶骨的耳状面相关节。耳状面后上方为髂粗隆，与骶骨之间借韧带相连结。髂骨翼外面称为臀面，有臀肌附着。

2. 坐骨　形成髋骨下部，分坐骨体和坐骨支。坐骨体部粗壮，构成髋臼的后下 2/5，后缘有尖形的突起称坐骨棘，棘下方是坐骨小切迹。坐骨棘与髂后下棘之间为坐骨大切迹。坐骨体下后部向前、上、内延伸为较细的坐骨支，其末端与耻骨下支结合。坐骨体与坐骨支移行处的后部是粗糙的隆起，为坐骨结节，是坐骨最低部，可在体表扪及。

3. 耻骨 形成髋骨前下后部,分体部和上支、下支。体部组成髋臼前下 1/5,与髂骨体的结合处骨面粗糙隆起称髂耻隆起,由此向前内伸出耻骨上支,其末端急转向下,成为耻骨下支。耻骨上支上面有一条锐嵴称耻骨梳,向后移行于弓状线,向前终于耻骨结节。耻骨结节到中线的粗钝上缘为耻骨嵴,在体表可扪到。耻骨上、下支相互移行处内侧的椭圆形粗糙面称耻骨联合面,两侧联合面借软骨相接构成耻骨联合。耻骨下支伸向后下外,与坐骨支结合。耻骨与坐骨共同围成闭孔。

二、自由下肢骨

1. 股骨(图 1-32) 是人体最长之骨,长度约为身高的 1/4,分一体两端。

上端朝向内上的股骨头,与髋臼相关节。头中央稍下有小的股骨头凹。头下外侧的狭细部称股骨颈。颈与体连接处向上外侧的方形隆起称大转子;内下方的隆起称小转子。大、小转子之间,前面有转子间线,后面有转子间嵴。

股骨体略弓向前。体部后面有纵行骨嵴为粗线。此线上端分叉,向上外延续于粗糙的臀肌粗隆,向上内侧延续为耻骨肌线。粗线下端也分为内、外两线,两线间的骨平面为腘面。

下端有两个向后突出的膨大,为内侧髁和外侧髁。内、外侧髁的前面、下面和后面光滑为关节面。两髁前方的关节面彼此相连形成髌面,与髌骨相接。两髁后份之间的深窝称髁间窝。两髁向内、外侧面最突起处,分别为内上髁和外上髁。内上髁上方的小突起称收肌结节。

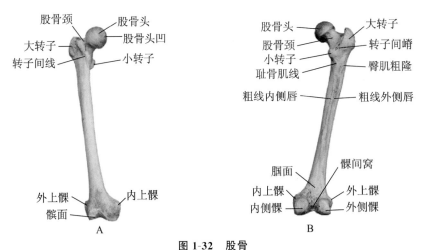

图 1-32 股骨

A. 股骨前面;B. 股骨后面

2. 髌骨(图 1-33) 人体最大的籽骨,位于股骨下端前面,在股四头肌腱内,上宽下尖,前面粗糙,后面为关节面,与股骨髌面相关节。髌骨可在体表扪到。

3. 胫骨(图 1-34) 位于小腿内侧,是粗大的长骨,分一体两端。

上端膨大,向内、外两侧突出,形成内侧髁和外侧髁。两髁上面各有微凹的关节面,与股骨内、外侧髁相关节。两关节面之间向上小隆起称髁间隆起。外侧髁后下方有腓关节面与腓骨头相关节。胫骨上端前面的粗糙隆起称胫骨粗隆。内外侧髁和胫骨粗隆于体表可扪到。

胫骨体呈三棱柱形,较锐的前缘和内侧面直接位于皮下,外侧缘有小腿骨间膜附着,称骨间缘。后面上份有外上斜向内下的比目鱼肌线。

下端稍膨大。其内下有一突起称内踝。下端下面和内踝外面有关节面与距骨滑车相关节。下端的外侧面有腓切迹与腓骨相接。内踝可在体表扪到。

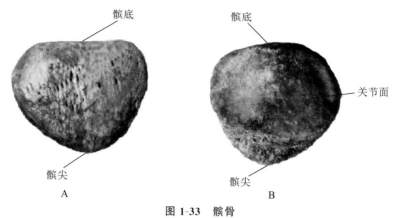

图 1-33 髌骨

A. 髌骨前面；B. 髌骨后面

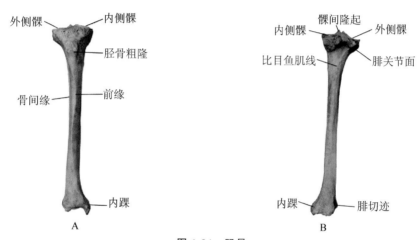

图 1-34 胫骨

A. 胫骨前面；B. 胫骨后面

4. 腓骨（图 1-35） 细长，位于胫骨外后方，分一体两端。

上端稍膨大称腓骨头，有腓骨头关节面与胫骨相关节。头下方缩窄称腓骨颈。体部内侧缘锐利称骨间缘，有小腿骨间膜附着。下端膨大形成外踝。其内侧有外踝关节面，与距骨相关节。腓骨头和外踝都可在体表扣到。

5. 足骨（图 1-36） 包括跗骨、跖骨和趾骨。

（1）跗骨：7 块，属短骨。分前、中、后三列。后列包括上方的距骨和下方的跟骨；中列为位于距骨前方的足舟骨；前列为内侧楔骨、中间楔骨、外侧楔骨，以及跟骨前方的骰骨。与下肢支持和负重功能相适应，跗骨几乎占据全足的一半，距骨上面有前宽后窄的关节面，称距骨滑车，与内、外踝和胫骨的下关节面相关节。距骨下方与跟骨相关节。跟骨后端隆突，为跟骨结节。距骨前接足舟骨，足舟骨前方与 3 块楔骨相关节，外侧的骰骨与跟骨相接。

（2）跖骨：5 块，为第 1～5 跖骨。每一跖骨近端为底，与跗骨前列的 4 骨相接，中间为体，远端称头，与近节趾骨相接。第 5 跖骨底向后突出，称第 5 跖骨粗隆，在体表可扣到。

（3）趾骨：共 14 块。拇指趾为 2 节，其余各趾为 3 节。形态和命名与指骨相同，拇指骨粗壮，其余趾骨细小，第 5 趾的远节趾骨甚小，往往与中节趾骨长合。

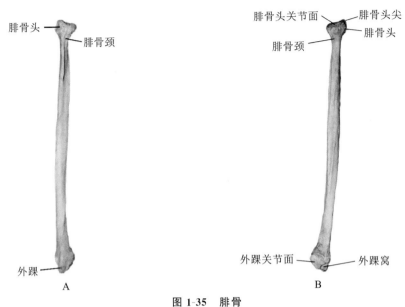

图 1-35 腓骨

A. 腓骨外侧面；B. 腓骨内侧面

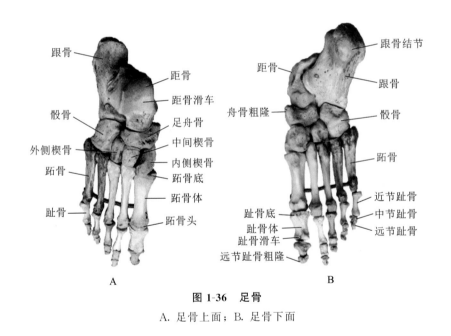

图 1-36 足骨

A. 足骨上面；B. 足骨下面

第十节 下肢骨的连结

一、下肢带骨连结

1. 骶髂关节（图 1-37）　由骶骨和髂骨的耳状面构成，关节面凸凹不平，彼此结合很紧密。关节囊紧张，其前、后面均有韧带加强，分别称为骶髂前、后韧带。此外，后方尚有强厚的骶髂骨间韧带连于相对的骶、髂骨粗隆之间。骶髂关节结构牢固，活动性极小，适应下肢支持体重的功能。在妊娠后期其活动度可稍增大，以适应分娩功能。

2. 髋骨与脊柱间的韧带连结（图 1-37）

（1）髂腰韧带：强韧肥厚，由第 5 腰椎横突横行放散至髂嵴的后上部，有防止腰椎向下脱位的作用。

（2）骶结节韧带：位于骨盆后方，起自骶、尾骨的侧缘，呈扇形，集中附于坐骨结节内侧缘。

（3）骶棘韧带：位于骶结节韧带的前方，起自骶、尾骨侧缘，呈三角形，止于坐骨棘，其起始部为骶结节韧带所遮掩。

骶棘韧带与坐骨大切迹围成坐骨大孔，骶棘韧带、骶结节韧带和坐骨小切迹围成坐骨小孔。有肌肉、血管和神经等从盆腔经此二孔达臀部和会阴。

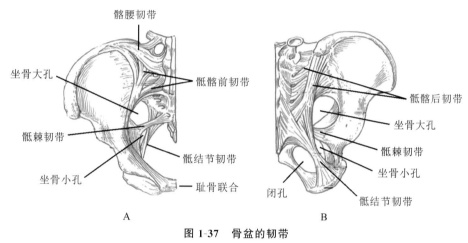

图 1-37　骨盆的韧带
A. 前面观；B. 后面观

3. 耻骨联合　由两侧耻骨联合面借纤维软骨构成的耻骨间盘连结构成。耻骨间盘中往往出现一矢状位的裂隙，女性较男性的厚，裂隙也较大，孕妇和经产妇尤为显著。在耻骨联合的上方有连结两侧耻骨的耻骨上韧带，在下方有耻骨弓状韧带。耻骨联合的活动甚微，但在分娩过程中，可有轻度分离，以增大骨盆的径线。

4. 髋骨的固有韧带　即闭孔膜，封闭闭孔并供盆内、外肌肉附着。膜上部与闭孔沟围成闭膜管，有神经、血管通过。

5. 骨盆（图 1-38）　由左、右髋骨和骶、尾骨及其间的骨连结构成。人体直立时，骨盆向前倾斜，两髂前上棘与两耻骨结节位于同一冠状面内，此时，尾骨尖与耻骨联合上缘居同一水平面上。骨盆以界线为界，分为上方的大骨盆和下方的小骨盆。界线是由骶骨的岬向两侧经弓状线、耻骨梳、耻骨结节至耻骨联合上缘构成的环形线，为大、小骨盆的分界。

小骨盆分为骨盆上口、骨盆下口和骨盆腔。骨盆上口由上述界线围成。骨盆下口由尾骨尖、骶结节韧带、坐骨结节、坐骨支、耻骨支和耻骨联合下缘（附有耻骨弓状韧带）围成，呈菱形。两侧坐骨支与耻骨下支连成耻骨弓，它们之间的夹角称为耻骨下角，男性为 70°～75°，女性为 90°～100°。骨盆上、下口之间的腔称骨盆腔，它是一前壁短、侧壁及后壁长的弯曲的管道，其中轴为骨盆轴，分娩时，胎儿循此轴娩出。

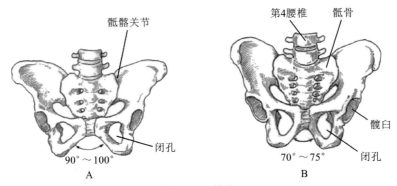

图 1-38 骨盆

A. 女性；B. 男性

二、自由下肢骨的连结

1. **髋关节**（图 1-39） 由髋臼与股骨头构成，是典型的杵臼关节。髋臼的周缘附有纤维软骨构成的髋臼唇，以增加髋臼的深度。髋臼切迹被髋臼横韧带封闭，从而使髋臼内的半月形的关节面扩大为环形的关节面，增大了髋臼与股骨头的接触面。股骨头的关节面约为圆球的 2/3，几乎全部纳入髋臼内，与髋臼的关节面接触，髋臼窝内充填有脂肪组织。

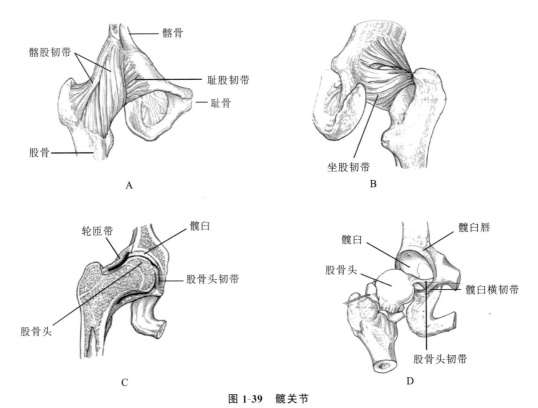

图 1-39 髋关节

A. 前面观；B. 后面观；C. 额状切面；D. 打开关节囊

关节囊紧张而坚韧，向上附着于髋臼周缘及横韧带，向下附着于股骨颈，前面达转子间线，后面仅包罩股骨颈的内侧 2/3。故股骨颈骨折可分为囊内、囊外骨折。关节囊周围有韧带加强，其中以前方的髂股韧带最为强大。髂股韧带起自髂前下棘，向下呈"人"字形，经关节囊前方止于转子间线。此韧带除增强关节囊外，还可限制大腿过伸，对维护人体直立姿势有很大作用。关节囊后下部较薄弱，脱位时，股骨头易向下方脱位。关节囊内有股骨头韧带，连结于股骨头凹和髋臼横韧带之间，为滑膜所包被，内含营养股骨头的血管。

髋关节可做三轴性运动，即在额状轴上的前屈、后伸，矢状轴上的内收、外展，垂直轴上的旋内、旋外及环转运动。但由于股骨头深藏于髋臼内，关节囊紧张而坚韧，又受各种韧带的限制，故其运动幅度远不及肩关节，而具有较大的稳固性，以适应其承重和下肢行走的功能。

髋关节与肩关节的对比如表1-2所示。

表1-2　肩关节和髋关节的异同比较

比较项目		肩关节	髋关节
	相同	三轴关节，可做屈伸、收展、旋转、环转运动，有关节唇	
不同	关节面	面差比例大 头大，盂小而浅 只容纳肱骨头的 1/4～1/3	面差比例小 头小，髋臼深而大 几乎全部容纳在髋臼内
	关节囊	薄而松弛	厚而紧张
	囊内结构	肱二头肌长头腱	股骨头韧带
	关节唇	盂唇低矮，使关节窝略加深	髋臼唇较高，使关节窝更深
	韧带	少，关节上方有喙肩韧带	多，壁的四周均有囊外韧带
	关节脱位	肱骨头从下方滑出，前下脱位	股骨头向下方脱出

2. 膝关节（图1-40）　是人体最大、最复杂的关节，由股骨下端、胫骨上端和髌骨构成。髌骨与股骨的髌面相接，股骨的内、外侧髁分别与胫骨的内、外侧髁相对。

膝关节的关节囊薄而松弛，附于各关节面的周缘，周围有韧带加固，以增加关节的稳定性。囊的前壁有股四头肌腱和髌骨，以及起于髌骨下缘、止于胫骨粗隆的髌韧带，它是股四头肌腱的下续部分。囊的外侧有索状的腓侧副韧带，上方附于股骨外上髁，下方附于腓骨头，与关节囊之间留有间隙。囊的内侧有胫侧副韧带，起自股骨内上髁，止于胫骨内侧髁的内侧面，与关节囊和内侧半月板紧密结合。胫侧副韧带和腓侧副韧带在伸膝时紧张，屈膝时松弛，半屈膝时最松弛，因此，半屈膝时允许膝关节做少许内旋和外旋运动。囊的后壁有腘斜韧带，起自胫骨内侧髁，斜向上外方，与关节囊融合，止于股骨外上髁，可防止膝关节过度前伸。

关节内还有由滑膜衬覆的膝交叉韧带。膝交叉韧带有前、后两条：前交叉韧带起自胫骨髁间隆起的前方，斜向后上外方，附于股骨外侧髁的内侧面；后交叉韧带起自胫骨髁间隆起的后方，斜向前上内方，附于股骨内侧髁的外侧面。膝交叉韧带牢固地连结股骨和胫骨，可防止胫骨沿股骨向前、后移位。前交叉韧带在伸膝时最紧张，能限制胫骨前移，后交叉韧带在屈膝时最紧张，可限制胫骨后移。

在股骨内、外侧髁与胫骨内、外侧髁的关节面之间，垫有两块由纤维软骨构成的半月板，分别称内侧半月板和外侧半月板。半月板下面平坦，上面凹陷，外缘厚，内缘薄；两端借韧带附着于胫骨髁间隆起，内侧半月板较大，呈"C"形，前端窄后端宽，外缘与关节囊及胫侧副韧带紧密相连。外侧半月板较小，近似"O"形，外缘亦与关节囊相连，但囊和腓侧副韧带之间隔有腘肌腱。半月板的存在的

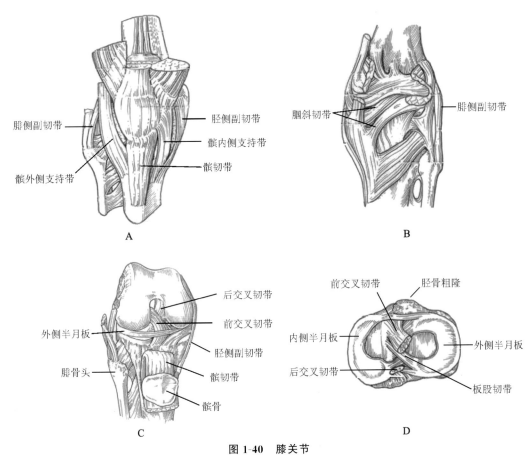

图 1-40 膝关节

A. 前面观；B. 后面观；C. 关节内前面观；D. 上面观

作用：①使关节面适合，既增大了关节窝的深度，使膝关节稳固，又可同股骨髁一起对胫骨做旋转运动；②缓冲压力，吸收震荡，起弹性垫作用。由于半月板随着膝关节的运动而移动，因此，在强力骤然动作时，易造成损伤或撕裂。

关节囊的滑膜层宽阔，附着于各骨关节面周缘，除关节软骨和半月板以外，覆盖关节内所有结构。滑膜在髌骨上缘以上，沿股骨下端的前面，向上突出于股四头肌腱的深面，达 5 cm 左右，形成髌上囊，与关节腔相通。另外，还有不与关节腔相通的滑液囊，如位于髌韧带与胫骨上端之间的髌下深囊。在髌骨下方中线的两侧，滑膜层部分突向关节腔内，形成一对翼状襞，襞内含有脂肪组织，充填于关节腔内的空隙。

膝关节属于屈戌关节，主要做屈、伸运动。膝在半屈位时，小腿尚可做旋转运动，即胫骨髁沿垂直轴对半月板和股骨髁的运动，总共可达 40°。半月板的形态和位置，随膝关节的运动而改变，屈膝时，半月板滑向后方，伸膝时滑向前方；屈膝旋转时，一个半月板滑向前，另一个滑向后。例如，伸膝时，胫骨两髁连同半月板，沿股骨两髁的关节面，由后向前滑动。

3. 胫腓连结　胫、腓二骨的连结紧密，上端由胫骨外侧髁的腓关节面与腓骨头构成微动的胫腓关节，两骨干间有坚韧的小腿骨间膜连结；下端借胫腓前、后韧带构成坚强的韧带连结。所以小腿两骨间活动度甚小。必要时腓骨可以部分切除，切除后，并不影响下肢的功能。

4. 足关节（图 1-41）

（1）踝关节（距小腿关节）：由胫、腓骨的下端与距骨滑车构成，关节囊附着于各关节面的周围，其前、后壁薄而松弛，两侧有韧带加强。内侧有内侧韧带（三角韧带），起自内踝尖，向下呈扇形展开，止于足舟骨、距骨和跟骨，很坚韧。外侧有 3 条独立的韧带：前为距腓前韧带，中为跟腓韧带，后为距腓后韧带，3 条韧带均起自外踝，分别向前、向下、向后内，止于距骨和跟骨，均较薄弱。

踝关节属屈戌关节，能做背屈（伸）和跖屈（屈）运动。距骨滑车前宽后窄，当背屈时，较宽的滑车前部嵌入关节窝内，关节较稳定；但在跖屈时，由于较窄的滑车后部进入关节窝内，于是足能做轻微的侧方运动，此时关节不够稳定，故踝关节扭伤多发生在跖屈的情况下。

（2）跗骨间关节：数目较多，以距跟关节（距下关节）、距跟舟关节和跟骰关节较为重要。距跟关节和距跟舟关节在功能上是联合关节，运动时，跟骨与舟骨连同其余的足骨对距骨做内翻或外翻运动。足的内侧缘提起，足底转向内侧称内翻；足的外侧缘提起，足底转向外侧称外翻。内、外翻常与踝关节协同运动。即内翻常伴以足的跖屈，外翻常伴以足的背屈。跟骰关节和距跟舟关节联合构成跗横关节，其关节线横过跗骨中份，呈横位的"S"形，内侧部凸向前，外侧部凸向后，实际上由于两关节的关节腔互不相通，因此，在解剖学上实为两个独立的关节。临床上常沿此线进行足的离断。

跗骨间还借许多坚强的韧带相连结，主要的韧带有：跟舟足底韧带，又名跳跃韧带，连于跟骨与足舟骨之间，位于足底，对维持足弓起重要作用；分歧韧带，呈"V"字形，起自跟骨背面，向前分为两股，分别止于足舟骨和骰骨；在足底，尚有一些强韧的韧带，连结跟骨、骰骨和跖骨底，对维持足的纵弓具有重要意义。

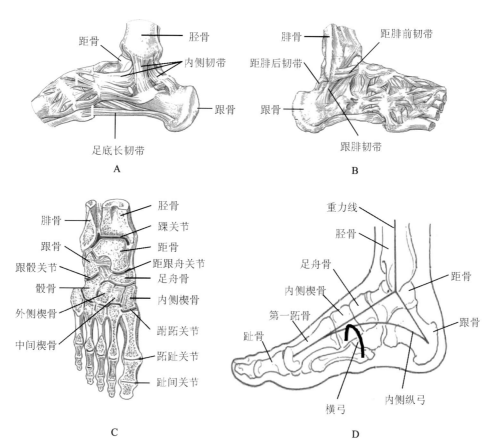

图 1-41　足关节与足弓
A. 足内侧面；B. 足外侧面；C. 足关节水平切面；D. 足弓

（3）跗跖关节：由3块楔骨和骰骨的前端与5块跖骨的底构成，属平面关节，可做轻微滑动及屈、伸运动。

（4）跖骨间关节：由第2～5跖骨底毗邻面构成，属平面关节，连结紧密，活动甚微。

（5）跖趾关节：由跖骨头与近节趾骨底构成，可做轻微的屈、伸和收、展运动。

（6）趾骨间关节：由各趾相邻的两节趾骨的底与滑车构成，可做屈、伸运动。

5.足弓（图1-41）　跗骨和跖骨借其连结而形成的凸向上的弓，称足弓，分为前后方向的内、外侧纵弓和一个内外方向的横弓。

内侧纵弓由跟骨、距骨、舟骨、3块楔骨及内侧3个跖骨连结构成，弓的最高点为距骨头。此弓前端的承重点在第1跖骨头，后端的承重点是跟骨的跟结节。

外侧纵弓由跟骨、骰骨和外侧2个跖骨构成，弓的最高点在骰骨，其前端的承重点在第5跖骨头。内侧纵弓较外侧纵弓为高。

横弓由骰骨、3块楔骨和跖骨构成，最高点在中间楔骨。

足弓增加了足的弹性，使足成为具有弹性的"三足架"。人体的重力从踝关节经距骨向前、向后传到距骨头和跟骨结节，从而保证直立时足底着地支撑的稳固性，在行走和跳跃时发挥弹性和缓冲震荡的作用，同时还可保护足底的血管和神经免受压迫，减少地面对身体的冲击，以保护体内器官，特别是脑免受震荡。足弓的维持，除各骨的连结外，足底的韧带及足底的长、短肌腱的牵引对足弓的维持也起着重要作用。这些韧带虽很坚韧，但它们缺乏主动收缩能力，一旦被拉长或受到损伤，足弓便有可能塌陷，成为扁平足，在行走时易挤压足底的血管和神经，造成"间歇性跛行"。

♣ 常用专业名词中英文对照表

一、骨学词汇

骨学	osteology/ˌɔstiˈɔlədʒi/
骨干	diaphysis/daiˈæfisis/
髓腔	medullary cavity/ˈmedələri/
骨髓	bone marrow/ˈmærəu/
长骨	long bone
短骨	short bone
扁骨	flat bone
不规则骨	irregular bone
籽骨	sesamoid bone
骨密质	compact bone/kəmˈpækt，ˈkɔmpækt/
骨松质	spongy bone/ˈspʌndʒi/
骨膜	periosteum/ˌperiˈɔstiəm/
椎骨	vertebrae/ˈvəːtibriː/
椎孔	vertebral foramen/ˈvəːtibrəl/ /fəˈreimen/
椎间孔	intervertebral foramina/intəˈvəːtibrəl/
颈椎	cervical vertebrae/ˈsəːvikəl/
胸椎	thoracic vertebrae/θɔːˈræsik/

腰椎	lumbar vertebrae/ˈlʌmbə/
横突孔	transverse foramen
骶骨	sacrum/ˈseikrəm/
岬	promontory/ˈprɔməntəri/
骶角	sacral cornu/ˈseikrəl/ /ˈkɔːnuː/
骶管裂孔	sacral hiatus/ˈseikrəl/ /haiˈeitəs/
尾骨	coccyx/ˈkɔksiks/
胸骨	sternum/ˈstəːnəm/
胸骨柄	sternal manubrium/ˈstəːnəl/ /məˈnjuːbriːəm/
胸骨体	sternal body
胸骨角	sternal angle/ˈstəːnəl/ /ˈæŋgl/
剑突	xiphoid process/ˈzifɔid/
肋骨	costal bone/ˈkɔstəl/
肋软骨	costal cartilage/ˈkɑːtilidʒ/
肋沟	costal groove/ɑːtʃ/
肋弓	costal arch/ɑːtʃ/
额骨	frontal bone/ˈfrʌntəl/
顶骨	parietal bone/pəˈraiitəl/
颞骨	temporal bone/ˈtempərəl/
蝶骨	sphenoid bone/ˈsfiːnɔid/
枕骨	occipital bone/ɔkˈsipitəl/
筛骨	ethmoidal bone/eθˈmɔid/
舌骨	hyoid bone/ˈhaiɔid/
上颌骨	maxilla/mækˈsilə/
下颌	mandible/ˈmændibl/
腭骨	palatine bone/ˈpælətain/
颧骨	zygomatic bone/ˌzaigəˈmætik/
翼点	pterion/ˈ（p）tiəriɔn/
鼻旁窦	paranasal sinuses/ˌpærəˈneizəl/
额窦	frontal sinus/ˈsainəs/
蝶窦	sphenoidal sinus/ˈsainəs/
上颌窦	maxillary sinus/ˈsainəs/
筛窦	ethmoidal sinus/ˈsainəs/
颅囟	cranial fontanelles/ˈkreiniəl/ /ˌfɔntəˈnel/
前囟	anterior fontanelle/ænˈtiəriə/
冠状缝	coronal suture/ˈsuːtʃə/
矢状缝	sagittal suture/ˈsuːtʃə/
人字缝	lambdoid suture/ˈlæmdɔid/ /ˈsuːtʃə/
垂体窝	hypophysial fossa
视神经管	optic canal/ˈɔptik/

三叉神经压迹	trigeminal impression/trai'ʤeminəl/
枕骨大孔	large foramen of occipital bone
内耳门	internal acoustic pore/ə'ku:stik/ /pɔ:/
乳突	mastoid process/'mæstɔid/
下颌角	angle of mandible
髁突	condylar process/'kɔndilə/
枕外隆凸	external occipital protuberance/ik'stə:nəl/ /ɔk'sipitl/ /prəu'tu:bərəns/
锁骨	clavicle/'klævikl/
肩胛冈	spine of scapula/'skæpjulə/
肩峰	acromion/ə'krəumiən/
喙突	coracoid process/'kɔ:rə，kɔid/
关节盂	glenoid cavity/'gli:nɔid/
肱骨头	head of humerus/'hju:mərəs/
小结节	lesser tubercle/'tju:bəkl/
大结节	greater tubercle/'greitə/ /'tju:bəkl/
外科颈	surgical neck/'sə:ʤikəl/
三角肌粗隆	deltoid tuberosity/'deltɔid，tju:bə'rɔsiti/
桡神经沟	sulcus of radial nerve
内上髁	medial epicondyle/ˌepi'kɔndail/
外上髁	lateral epicondyle/ˌepi'kɔndail/
桡骨	radius/'reidiəs/
桡骨粗隆	radial tuberosity/'reidiəl/
茎突	styloid process/'stailɔid/
尺骨	ulna/'ʌlnə/
滑车切迹	trochlear notch/'trɔkliə/
鹰嘴	olecranon/ˌəulik'reinən，əu'lekrənən/
冠突	coronoid process/'kɔrənɔid/
腕骨	carpal bones/'kɑ:pəl/
髋骨	hip bone/hip/
髋臼	acetabulum/æsi'tæbjuləm/
髋臼窝	acetabular fossa/ˌæsə'tæbjulə/ /'fɔsə/
闭孔	obturator foramen/'ɔbtjuəreitə/ /fə'reimen/
髂骨	ilium/'iliəm/
弓状线	arcuate line/'ɑ:kjueit/ /lain/
髂嵴	iliac crest/'iliæk/ /krest/
髂后下棘	posterior inferior iliac spine
髂后上棘	posterior superior iliac spine
髂前下棘	anterior inferior iliac spine
髂前上棘	anterior superior iliac spine
耻骨	pubis/'pju:bis/

耻骨联合面	symphsial surface
耻骨上支	superior ramus of pubis/ˈreiməs/
耻骨下支	inferior ramus of pubis/ˈreiməs/
坐骨	ischium/ˈiskiəm/
坐骨大（小）切迹	greater (lesser) sciatic notch/ˈgreitə/ /saiˈætik/ /nɔtʃ/
股骨	femur/ˈfiːmə/
股骨头凹	fovea of femoral head/ˈfəuviə/ /ˈfemərəl/
臀肌粗隆	gluteal tuberosity/gluːˈtiəl/ /tjuːbəˈrɔsiti/
内侧髁	medial condyle
外侧髁	lateral condyle
收肌结节	adductor tubercle/əˈdʌktə/
髁间窝	intercondylar fossa/ˈfɔsə/
内上髁	medial epicondyle
外上髁	lateral epicondyle
髌骨	patella/pəˈtelə/
胫骨	tibia/ˈtibiə/
胫骨粗隆	tibial tuberosity/ˌtjuːbəˈrɔseti/
内踝	medial malleolus/ˈmiːdjəl/ /məˈliːələs/
外踝	lateral malleolus/məˈliːələs/
腓骨	fibula/ˈfibjulə/
跗骨	tarsal bones/ˈtɑːsəl/
距骨	talus/ˈteiləs/
跟骨	calcaneus/kælˈkeiniəs/

二、骨连结词汇

关节学	synosteology/sinɔstiˈɔlədʒi/
连结，关节	articulation/ɑːˌtikjuˈleiʃən/；joint/dʒɔint/
滑膜关节	synovial joints/siˈnəuviəl/
纤维连结	fibrous/ˈfaibrəs/
韧带连结	syndesmosis/ˌsindesˈməusis/
软骨连结	cartilaginous joints/ˌkɑːtiˈlædʒinəs/
透明软骨结合	synchondrosis（pl. synchondroses）/ˌsiŋkənˈdrəusis/
纤维软骨联合	symphysis（pl. symphyses）/ˈsimfisis/
骨性结合	synostosis（pl. synostoses）/ˌsinɔsˈtəusis/
关节面	articular surface/ɑːˈtikjulə/
关节囊	articular capsule/ɑːˈtikjulə/ /ˈkæpsjuːl/
关节腔	articular cavity/ɑːˈtikjulə/
关节盘	articular disk/ɑːˈtikjulə/
关节唇	articular labrum/ɑːˈtikjulə/ /ˈleibrəm/
纤维层	fibrous layer/ˈfaibrəs/

滑膜层	synovial layer/siˈnəuviəl/
滑膜襞	synovial fold/fəuld/
滑液	synovial fluid/ˈfluːid/
韧带	ligament/ˈligəmənt/
囊内韧带	intracapsular ligament/ˈligəmənt/
囊外韧带	extracapsular ligament/ˌekstrəˈkæpsjulə/ /ˈligəmənt/
屈	flexion/ˈflekʃən/
伸	extension/iksˈtenʃən/
收	adduction/əˈdʌkʃən/
展	abduction/əbˈdʌkʃən/
旋内	medial rotation/ˈmiːdjəl/ /rəuˈteiʃən/
旋外	lateral rotation/ˈlætərəl/ /rəuˈteiʃən/
旋前	pronation/prəuˈneiʃən/
旋后	supination/ˌsjuːpiˈneiʃən/
环转运动	circumduction/ˌsəːkəmˈdʌkʃən/
椎间盘	interverbral discs/intəˈvəːtibrəl/
纤维环	fibrous rings/ˈfaibrəs/
髓核	pulpiform nucleus/ˈnjuːkliəs/
颞下颌关节	temporomandibular joint/ˌtempərəumænˈdibjulə/
肩锁关节	acromioclavicular joint/əˌkrəumiəukləˈvikjulə/
胸锁关节	sternoclavicular joint/ˌstəːnəukləˈvikjulə/
肩关节	shoulder joint/ˈʃəuldə/
肘关节	elbow joint/ˈelbəu/
桡腕关节	radiocarpal joint
腕关节	wrist joint
肱尺关节	humeroulnar joint/ˌhjuːmərəuˈʌlnə/
肱桡关节	humeroradial joint/ˌhjuːmərəuˈreidjəl/
耻骨联合	pubic symphysis/ˈpjuːbik/ /ˈsimfisis/
耻骨弓	pubic arch/ˈpjuːbik/
耻骨间盘	interpubic disc/ˌintəˈpjuːbik/ /disk/
骶髂关节	sacroiliac joint/ˌseikrəuˈiliæk/
骶结节韧带	sacrotuberous ligament
坐骨大孔	greater sciatic foramen/saiˈætik/ /fəˈreimen/
坐骨小孔	lesser sciatic foramen/saiˈætik/ /fəˈreimen/
界线	terminal line/ˈtəːminəl/
大骨盆	greater pelvis/ˈpelvis/
小骨盆	lesser pelvis/ˈpelvis/
耻骨下角	subpubic angle/sʌbˈpjuːbik/
髋关节	hip joint
膝关节	knee joint

距小腿关节   talocrural joint/ˌteiləuˈkrurəl/

踝关节   ankle joint

髋臼横韧带   transverse acetabular ligament

股骨头韧带   ligament of head of femur/ˈligəmənt/ /ˈfiːmə/

内侧半月板   medial meniscus/ˈmiːdiəl/ /miˈniskəs/

外侧半月板   lateral meniscus/miˈniskəs/

前交叉韧带   anterior cruciate ligament/ænˈtiəriə/ /ˈkruːʃiit/

后交叉韧带   posterior cruciate ligament/pəˈstiəriə/ /ˈkruːʃiit/

腓侧副韧带   fibular collateral ligament/ˈfibjulə/

胫侧副韧带   tibial collateral ligament/ˈtibiə/

髌韧带   ligament of patella/pəˈtelə/

胫腓关节   tibiofibular joint/ˌtibiəuˈfibjulə/

足弓   arch of foot

内侧纵弓   medial longitudinal arch/ˌlɔnʤiˈtjuːdinəl/

外侧纵弓   lateral longitudinal arch/ˌlɔnʤiˈtjuːdinəl/

横弓   transverse arch/trænzˈvəːs/

（于兰　李厚忠）

第二章 肌　　学

人体主要体表肌性标志如下。

1. 胸锁乳突肌、背阔肌、斜方肌、胸大肌、三角肌、肱二头肌、肱三头肌、腹直肌、臀大肌、股四头肌、小腿三头肌的位置和轮廓触摸方法　一边将肌肉收缩、舒张交替进行，并且完成该肌肉的相应功能，一边用手扪摸该肌肉，即可对该肌肉的位置轮廓进行定位。

2. 肱二头肌肌腱　屈肘关节状态下，触及该肌腱，于该肌腱内侧可以触及肱动脉的搏动。进行神经系统疾病的检查时，叩击肱二头肌肌腱可以帮助我们判断肱二头肌的收缩状态（收缩过强，即称为腱反射亢进；收缩弱或无力，即称为腱反射减弱或消失），以及肌皮神经的连续性或反应性是否良好。

3. 肱三头肌肌腱　进行神经系统疾病的检查时，在尺骨鹰嘴上方叩击肱三头肌肌腱可以帮助我们判断肱三头肌的收缩状态，以及桡神经的连续性或反应性是否良好。

4. 髌韧带　进行神经系统疾病的检查时，在髌骨与胫骨粗隆之间，叩击髌韧带可以帮助我们判断股四头肌的收缩状态，以及股神经的连续性或反应性是否良好。

5. 跟腱　进行神经系统疾病的检查时，在跟骨结节上方条索状隆起处，叩击跟腱可以帮助我们判断小腿三头肌的收缩状态，以及胫神经的连续性或反应性是否良好。

6. 股二头肌、半腱肌、半膜肌的肌腱　进行神经系统疾病的检查时，在腘窝上内侧界呈条索状隆起处，叩击半腱肌、半膜肌的肌腱；在腘窝上外侧界呈条索状隆起处，叩击股二头肌的肌腱；可以帮助我们判断股二头肌、半腱肌、半膜肌的收缩状态，以及坐骨神经的连续性或反应性是否良好。

【临床案例】

案例 2-1　患者，男性，18 岁，因高热（体温 39.6 ℃）医嘱予复方氨基比林 2 mL 肌内注射治疗。实习护士李某为患者进针时，患者立即出现注射部位的剧烈疼痛，向注射部位下肢放射，同时伴有患侧下肢运动障碍、外侧麻木感。经调查核实，此事件是因护士李某肌内注射部位选择不当（注射部位恰好在坐骨神经的体表投影处）导致坐骨神经损伤所致。

臀大肌注射部位定位方法有几种？①"十"字法：从臀裂顶点向左或右划一水平线，然后从髂嵴最高点做一垂直线，将臀部分为 4 个象限，其外上象限并避开内角（从髂后上棘至大转子连线）即为注射区。②连线法：取髂前上棘和尾骨尖连线的外上 1/3 处为注射部位。

问题：

（1）您能否在自己的身上准确、快速地扪到以下骨性标志：髂嵴最高点、髂后上棘、股骨大转子、髂前上棘和尾骨尖？

（2）臀大肌、臀中肌、臀小肌、梨状肌的深浅层次关系如何？

（3）梨状肌上、下孔各有什么结构出入？怎样在体表给坐骨神经进行定位？

（4）您认为作为一名护士应如何正确为患者实施肌内注射，可以选择的肌注部位有哪些？

第一节　概　　述

骨骼肌分布广泛，约占体重的 40％。它有一定的形态、结构、位置和辅助装置且有丰富的血管和淋巴管分布，并接受神经的支配，从而执行和完成一定的收缩和舒张功能。每块骨骼肌都可看成是一个动力器官，支配和营养骨骼肌的神经和血管进出骨骼肌的部位，称为肌门，是相关手术时需要注意的部位。

一、肌的形态和构造

骨骼肌由中间的肌性部分和两端的腱性部分构成。肌性部分主要由肌纤维组成，色红柔软，具有一定的收缩和舒张功能。肌的外面包有结缔组织的肌外膜。由肌外膜发出若干纤维隔进入肌内将其分割为较小的肌束，包被肌束的结缔组织称为肌束膜。肌束内每条肌纤维还包有一层薄的结缔组织膜，为肌内膜。供应肌的血管、神经和淋巴管等沿着这些结缔组织深入肌内。腱性部分主要由平行致密的胶原纤维束构成，色白、强韧而无收缩功能，位于肌性部分的两端，肌借腱附着于骨骼。

长肌的肌性部分呈梭形称肌腹；腱性部分呈圆索状，称肌腱。阔肌的腱性部分呈薄片状，亦称腱膜。

肌按其形态，分为长肌、短肌、阔肌和轮匝肌 4 类（图 2-1）。

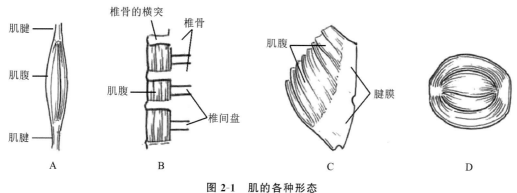

图 2-1　肌的各种形态

A. 长肌；B. 短肌；C. 阔（扁）肌；D. 轮匝肌

长肌　肌束通常与肌的长轴平行，收缩时肌显著缩短，可引起大幅度的运动，多见于四肢。有些长肌的起端有两个以上的头，以后聚成一个肌腹，可被称为二头肌、三头肌或四头肌；有的肌腹分出若干长腱，止于不同的骨面；还有些长肌肌腹被中间腱划分成两个肌腹，称二腹肌；有的有多个肌腹融合而成，中间隔以腱划，如腹直肌。如图 2-2 所示。

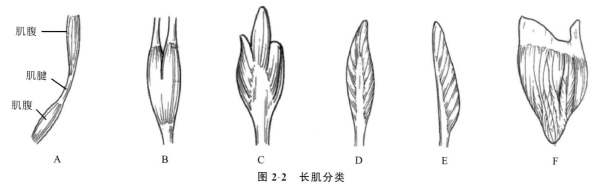

图 2-2　长肌分类

A. 二腹肌；B. 二头肌；C. 三头肌；D. 羽肌；E. 半羽肌；F. 多羽肌

短肌　小而短，有明显的节段性，收缩幅度较小，多见于躯干深层。

阔肌　宽扁呈薄片状，多见于胸腹壁，有运动功能和保护内脏的作用。

轮匝肌　主要由环形的肌纤维构成，位于孔裂的周围，收缩时可以关闭孔裂。

二、肌的起止、配布和作用

肌通常以两端附着于两块或两块以上的骨面上，中间跨过一个或多个关节。肌收缩时使两骨彼此靠近而产生运动。通常把接近身体正中面或四肢部靠近近侧的附着点看作肌肉的起点或定点；把另一端则看作止点或动点（图2-3）。由于运动复杂多样化，肌肉的定点和动点在一定条件下，可以相互置换。例如，胸大肌起于胸廓，止于肢骨，通常收缩时使上肢向胸廓靠拢，但在做引体向上动作时，胸大肌的动、定点易位，止于肱骨的一端被固定，而附着于胸廓的一端作为动点，收缩时使胸廓向上肢靠拢，故能引体向上。

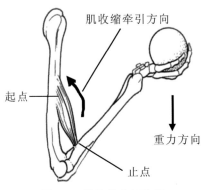

图 2-3　肌的起止与作用

肌在关节周围配布的方式和多少与关节的运动类型密切相关。能做屈、伸运动的关节，肘关节的肌配布，前方有屈肌，后方有伸肌，从而使肘关节完成屈和伸的运动。具有屈、伸、内收和外展四类运动能力的关节，如桡腕关节，除有屈肌和伸肌外，还配布有内收肌和外展肌。在多种运动形式的关节周围，如肩关节除屈、伸、内收和外展肌外，还配布有旋内和旋外两组肌。因此，每一个关节至少配布有两组运动方向完全相反的肌，这些在作用上相互对抗的肌称为拮抗肌。拮抗肌在功能上既相互对抗，又相互协调和依存。如果拮抗肌中的一组功能丧失，则该关节的有关运动也随之丧失。此外，关节在完成某一种运动时，常常不是单独一块肌收缩的结果，而是有赖于若干成群的肌配合。例如，屈桡腕关节时，经过该关节前方的肌同时收缩，这些功能相同的肌称为协同肌。一块肌往往和两个以上的关节运动有关，可产生两个以上的动作，如前臂的尺侧腕屈肌能屈桡腕关节，也可使桡腕关节内收，所以屈腕时，它属屈肌组；腕内收时，又属于收肌组。

肌的配布也反映人类直立和从事劳动的特点，由于身体的重力线是通过枢椎齿突、脊柱胸段的前方、髋关节中心的后方，膝、踝两关节的前方，落在足弓上。因此为适应人体的直立姿势，项背部、臀部和小腿后面及维持足弓的肌都特别发达，以克服重力的影响，保持人体的直立平衡。由于上、下肢的分工和劳动的影响，下肢肌比上肢肌强大，上肢的屈肌比伸肌强大，手肌比足肌分化程度高。人类有语言和思维活动，舌肌、喉肌和面肌也得到高度的分化。

三、骨骼肌的辅助装置

在肌的周围有辅助装置协助肌的活动，具有保持肌的位置，减少运动时的摩擦和保护等功能，它们包括筋膜、滑膜囊和腱鞘。

（一）筋膜

筋膜遍布全身，分浅筋膜和深筋膜两种（图 2-4）。

1. **浅筋膜（皮下筋膜）**　位于真皮之下，包被全身各部，由疏松结缔组织构成。内含浅动脉、皮下静脉、皮神经、淋巴管及脂肪等，有些局部还可有乳腺和皮肌。浅筋膜对位于它深部的肌、血管和神经有一定的保护作用，如手掌和足底的浅筋膜均较发达，能对加压起缓冲作用。

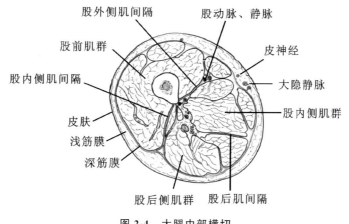

图 2-4　大腿中部横切

2. **深筋膜（固有筋膜）**　由致密结缔组织构成，位于浅筋膜的深面，它包被体壁、四肢的肌和血管神经等。深筋膜与肌的关系非常密切，随肌的分层而分层。在四肢，深筋膜插入肌群之间，并附着于骨，构成肌间隔；包绕肌群的深筋膜构成筋膜鞘；深筋膜还包绕血管、神经形成血管神经鞘；在肌数目众多而骨面不够广阔的部位，它可供肌的附着或作为肌的起点。筋膜的厚薄与肌的强弱有关，如大腿肌较发达，大腿的深筋膜就显得特别强厚、坚韧。深筋膜除能保护肌免受摩擦外，还可以约束肌的活动，分隔肌群或肌群中的各个肌，以保证肌群或各肌能单独进行活动。它还能形成一些结构，如在腕部和踝部，深筋膜增厚形成支持带，对经过其深部的肌腱有支持和约束作用，并能改变肌的牵引方向，以调节肌的作用。由于血管和神经都沿着肌间或肌群之间的筋膜间隙行走，所以掌握筋膜的知识有助于寻找血管、神经。在病理的情况下，筋膜可潴留脓液、限制炎症的扩散。根据筋膜的间隙通向又可推测积液的蔓延方向。

（二）滑膜囊

滑膜囊为封闭的结缔组织小囊，壁薄，内有滑液，多位于腱与骨面相接触处，以减少两者之间的摩擦。有的滑膜囊在关节附近和关节腔相通。滑膜囊炎症可影响肢体局部的运动功能。

（三）腱鞘

腱鞘（图 2-5）是包围在肌腱外面的鞘管，存在于活动性较大的部位，如腕、踝、手指和足趾等处，它使腱固定于一定的位置，并减少腱与骨面的摩擦。腱鞘可分纤维层和滑膜层两部分。腱鞘的纤维层又称腱纤维鞘，它位于外层，为深筋膜增厚所形成的骨性纤维性管道，它对肌腱起滑车和约束作用。腱鞘的滑膜层又称腱滑膜鞘，位于腱纤维鞘内，由滑膜构成，为双层圆筒形的鞘。鞘的内层包在肌腱的表面，称为脏层；外层贴在腱纤维层的内面和骨面，称为壁层。脏、壁两层之间含少量滑液，所以肌腱能在这个鞘内自由滑动。若手指不恰当地做长期、过度而快速的活动，可导致腱鞘损伤，产生疼痛并影响肌腱的滑动，临床上称为腱鞘炎，为常见多发病之一。腱滑膜鞘在骨面移行到肌腱的两层滑膜部分，称为腱系膜，其中有供应肌腱的血管通过。由于肌腱经常运动，腱系膜大部分消失，仅在血管神经出入处保留下来，称为腱组。

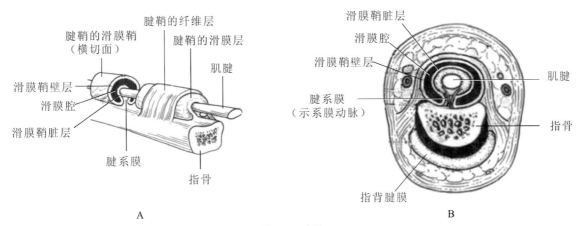

图 2-5　腱鞘

A. 示意图；B. 横切面

第二节　头　　肌

头肌可分为面肌和咀嚼肌两部分（图 2-6）。

一、面肌

面肌（亦称表情肌）为扁薄的皮肌，位置浅表，大多起自颅骨的不同部位，止于面部皮肤，主要分布于面部孔裂周围，如眼裂、口裂和鼻孔周围，可分为环形肌和辐射肌两种，有闭合或开大上述孔

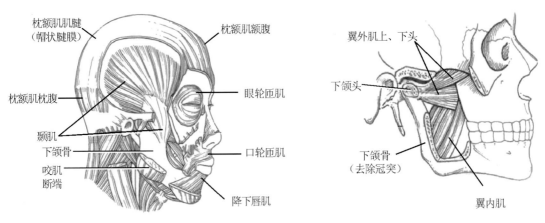

图 2-6　头肌

裂的作用，同时牵动面部皮肤显示喜怒哀乐等各种表情。人类面肌较其他动物发达，这与人类大脑皮质的高度发展，思维和语言活动有关，人耳周围肌已明显退化。

（一）颅顶肌

颅顶肌阔而薄，左、右各有一块枕额肌，它由两个肌腹和中间的帽状腱膜构成。前方的肌腹位于额部皮下称额腹，后方的肌腹位于枕部皮下称枕腹。帽状腱膜很坚韧，连于两肌腹，并与头皮紧密结合，而与深部的骨膜则隔以疏松的结缔组织。枕腹起自枕骨，额腹止于眉部皮肤。

作用：枕腹可向后牵拉帽状腱膜，额腹收缩时可提眉并使额部皮肤出现皱纹。

（二）眼轮匝肌

眼轮匝肌位于眼裂周围，呈扁椭圆形。作用：使眼裂闭合。由于少量肌束附着于泪囊后面，故当肌收缩闭眼时，可同时扩张泪囊，促使泪液经鼻泪管流向鼻腔。

（三）口周围肌

口周围肌位于口裂周围，包括辐射状肌和环形肌。辐射状肌分别位于口唇的上、下方，能上提上唇，降下唇，拉口角向上、向下或向外。在面颊深部有一对颊肌，此肌紧贴口腔侧壁，可使唇、颊紧贴牙齿，帮助咀嚼和吸吮，还可以外拉口角。环绕口裂的环形肌称口轮匝肌，收缩时关闭口裂（闭嘴）。

（四）鼻肌

鼻肌不发达，为几块扁薄小肌，分布在鼻孔周围，有开大或缩小鼻孔的作用。

二、咀嚼肌

咀嚼肌包括咬肌、颞肌、翼外肌和翼内肌，共 4 对，它们均配布于下颌关节周围，参加咀嚼运动，如表 2-1 所示。

（一）咬肌

咬肌起自颧弓的下缘和内面，向后下止于下颌支和下颌角的外面。

（二）颞肌

颞肌起自颞窝，肌束如扇形向下会聚，通过颧弓的深方，止于下颌骨的冠突。

（三）翼内肌

翼内肌起自翼窝，向下外方止于下颌角的内面。

（四）翼外肌

翼外肌在颞下窝内，起自蝶骨大翼的下面和翼突的外侧，向外方止于下颌颈。

表 2-1　各咀嚼肌的名称、起止点及主要作用和神经分布小结

肌名	起点	止点	主要作用	神经支配
咬肌	上颌骨颧突及颧弓下缘	咬肌粗隆	上提下颌骨	咬肌神经
颞肌	颞窝	冠突	上提下颌骨	颞深神经
翼外肌	蝶骨大翼颞下面、颞下嵴、翼突外板	下颌颈翼肌窝	牵引髁突和关节盘向前、下颌偏向对侧	翼外肌神经
翼内肌	上颌结节、翼突外板	下颌角内面（翼肌粗隆）	上提下颌骨	翼内肌神经

第三节　颈　　肌

颈肌可依其所在位置分为颈浅肌群，舌骨上、下肌群，颈深肌群三组（图2-7）。

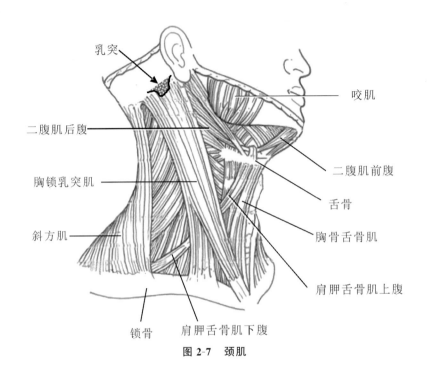

图2-7　颈肌

一、颈浅肌群

1. 颈阔肌　位于颈部浅筋膜中，为一皮肌，薄而宽阔，起自胸大肌和三角肌表面的筋膜，向上止于口角。作用：拉口角向下，并使颈部皮肤出现皱褶。

2. 胸锁乳突肌　斜列于颈部两侧，大部分为颈阔肌所覆盖，是一对强有力的肌。起自胸骨柄前面和锁骨的胸骨端，二头会合斜向后上方，止于颞骨的乳突。作用：一侧肌收缩使头向同侧倾斜，脸转向对侧；两侧收缩可使头后仰。

二、舌骨上、下肌群

1. 舌骨上肌　在舌骨与下颌骨和颅底之间，每侧由4块肌组成。

（1）二腹肌：在下颌骨的下方，有前、后二腹。前腹起自下颌骨二腹肌窝，斜向后下方；后腹起自乳突内侧，斜向前下；两个肌腹以中间腱相连，中间腱借筋膜形成滑车系于舌骨。

（2）下颌舌骨肌：宽而薄，在二腹肌前腹的深部，起自下颌骨，止于舌骨，并与对侧肌会于正中线，组成口腔底。

（3）茎突舌骨肌：居二腹肌后腹之上，并与之伴行，起自茎突，止于舌骨。

（4）颏舌骨肌：在下颌舌骨肌深面，起自颏棘，止于舌骨。

舌骨上肌的作用：上提舌骨，并可使舌升高，因而能协助推进食团入咽。当舌骨固定时，下颌舌骨肌、颏舌骨肌和二腹肌前腹均能拉下颌骨向下而张口。

2. 舌骨下肌　位于颈前部，在舌骨下方正中线的两旁，居喉、气管、甲状腺的前方。每侧也有 4 块肌，分浅、深两层排列。

（1）胸骨舌骨肌：为薄片带状肌，在颈部正中线的两侧。

（2）肩胛舌骨肌：在胸骨舌骨肌的外侧，为细长带状肌，分为上腹、下腹和中间腱。

（3）胸骨甲状肌：在胸骨舌骨肌深面。

（4）甲状舌骨肌：为一块短小的肌，在胸骨甲状肌的上方，被胸骨舌骨肌遮盖。

舌骨下肌的作用：下降舌骨和喉。甲状舌骨肌在吞咽时可提喉使靠近舌骨。

三、颈深肌群

颈深肌群可分成内、外侧两群肌。

1. 外侧群　位于脊柱颈段的两侧，有前斜角肌、中斜角肌和后斜角肌。各肌均起自颈椎横突，其中前、中斜角肌止于第 1 肋，后斜角肌止于第 2 肋，前、中斜角肌于第 1 肋之间的空隙为斜角肌间隙，有锁骨下动脉和臂丛通过。作用：一侧肌收缩，使颈侧屈；两侧肌同时收缩可上提第 1、第 2 肋，助深吸气。如肋骨固定，则可使颈前屈。

2. 内侧群　在脊柱颈段的前方，有头长肌和颈长肌等，合称椎前肌。作用：椎前肌能使头前俯、颈前屈。

四、颈部筋膜

颈部筋膜较为复杂，可分为数层。包绕颈阔肌的浅筋膜，为全身浅筋膜的一部分，其深面的颈部深筋膜，称颈筋膜，它围绕颈、项部的诸肌及颈部器官、血管和神经等形成筋膜鞘或间隙。可分为浅、中、深三层。

1. 颈浅筋膜（封套筋膜）　包绕斜方肌和胸锁乳突肌，形成两肌的肌鞘。在下颌下腺和腮腺区又分两层，包绕着下颌下腺和腮腺，形成两腺的筋膜鞘，为下颌下腺囊和腮腺囊。封套筋膜在舌骨下方、胸锁乳突肌的深面，又分两层包绕舌骨下肌，形成舌骨下肌筋膜鞘，向下附于胸骨柄和锁骨。

2. 气管前层（气管前筋膜或内脏筋膜）　紧贴舌骨下肌群的后方，并与其筋膜相愈合，此层筋膜包绕颈部脏器在甲状腺区分成两层，包绕甲状腺形成甲状腺鞘（外层被囊）。

3. 颈动脉鞘　是颈筋膜包绕颈部的大血管和迷走神经周围形成的血管神经鞘，它向两侧包绕颈总动脉、颈内静脉和迷走神经等，称颈动脉鞘。

4. 椎前层（椎前筋膜）　为颈筋膜深层。覆盖在椎前肌和斜角肌的前方，向下与胸内筋膜相续。此层筋膜深面有颈交感干、膈神经、臂丛和锁骨下动脉等，并向下外侧包绕腋血管和臂丛，形成腋鞘。

第四节　躯　干　肌

一、背肌

脊肌为位于躯干后面的肌群（图 2-8）。肌的数目众多，分层排列，可分为浅、深两群。浅群主要为阔肌，如斜方肌、背阔肌、肩胛提肌和菱形肌，它们起自脊柱的不同部位，止于上肢带骨或肱骨。深群位于棘突两侧的脊柱沟内，可分为数层：浅层有夹肌，主要是长的竖脊肌；深层为节段性比较明

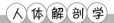

显的短肌，能运动相邻的椎骨，也能加强椎骨间的连结。

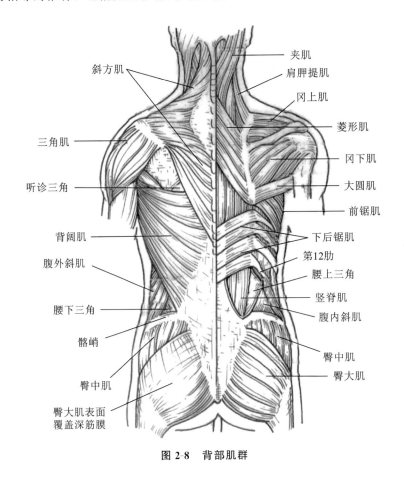

图 2-8　背部肌群

（一）斜方肌

斜方肌位于项部和背上部的浅层，为三角形的阔肌，左右两侧合在一起呈斜方形，起自上项线、枕外隆凸、项韧带、第 7 颈椎和全部胸椎的棘突，上部的肌束斜向外下方，中部的平行向外，下部的斜向外上方，止于锁骨的外侧 1/3 部分、肩峰和肩胛冈。作用：使肩胛骨向脊柱靠拢；上部肌束可上提肩胛骨；下部肌束使肩胛骨下降。如果肩胛骨固定，一侧肌收缩使颈向同侧屈、脸转向对测，两侧同时收缩可使头后仰。

（二）背阔肌

背阔肌为全身最大的扁肌，位于背的下半部及胸的后外侧，以腱膜起自下 6 个胸椎的棘突、全部腰椎的棘突、骶正中嵴及髂嵴后部等处，肌束向外上方集中，以扁腱止于肱骨结节间沟底。作用：使肱骨内收、旋内和后伸。当上肢上举被固定时，可引体向上。

（三）竖脊肌

竖脊肌（骶棘肌）为背肌中最长、最大的肌，纵列于躯干的背面，脊柱两侧的沟内，居上述 5 块肌的深部。起自骶骨背面和髂嵴的后部，向上分出三群肌束，沿途止于椎骨和肋骨，并到达颞骨乳突。作用：使脊柱后伸和仰头。竖脊肌深部为短肌，有明显的节段性，连于相邻两个椎骨或数个椎骨之间，加强椎骨之间的连结和脊柱运动的灵活性。

二、胸肌

胸肌可分为胸上肢肌和胸固有肌（图 2-9）。

（一）胸上肢肌

胸上肢肌均起自胸廓外面，止于上肢带骨或肱骨。

1. **胸大肌**　位置表浅，覆盖胸廓前壁的大部，呈扇形，宽而厚。起自锁骨的内侧半、胸骨和第 1~6 肋软骨等处。各部肌束聚合向外，以扁腱止于肱骨大结节嵴。作用：使肱骨内收、旋内和前屈。如上肢固定则可上提躯干，也可上提肋以助吸气。

2. **胸小肌**　位于胸大肌深面，呈三角形，起自第 3~5 肋骨，往上止于肩胛骨的喙突。作用：拉肩胛骨向前下方。当肩胛骨固定时，可上提肋以助吸气。

3. **前锯肌**　位于胸廓侧壁，以数个肌齿起自上 8 个或 9 个肋骨，肌束斜向上内方，经肩胛骨的前方，止于肩胛骨内侧缘和下角。作用：拉肩胛骨向前和紧贴胸廓；下部肌束使肩胛骨下角旋外，助臂上举，当肩胛骨固定时，可上提肋骨助深吸气。

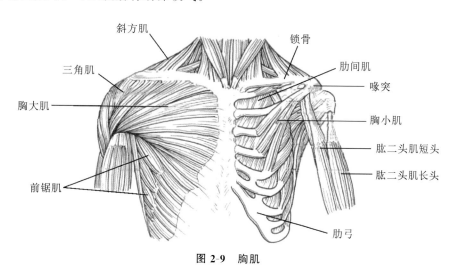

图 2-9　胸肌

（二）胸固有肌

胸固有肌参与构成胸壁，如位于 11 个肋间隙内的肋间内、外肌。

1. **肋间外肌**　位于各肋间隙的浅层，起自肋骨下缘，肌束斜向前下，止于下一肋骨的上缘，其前部肌束仅达肋骨与肋软骨的结合处，在肋软骨间隙处，移行为一片结缔组织膜，称肋间外膜。

2. **肋间内肌**　位于肋间外肌的深面，肌束方向与肋间外肌相反，前部肌束达胸骨外侧缘，后部肌束只到肋角，自此向后为肋间内膜所代替。作用：肋间外肌能提肋助吸气，肋间内肌可降肋助呼气。

3. **肋间最内肌**　位于肋间内肌的深层，肌束方向和肋间内肌相同。

三、膈

膈（图 2-10）为向上膨隆呈穹隆形的扁薄阔肌，位于胸、腹腔之间，成为胸腔的底和腹腔的顶。膈的肌束起自胸廓下口的周缘和腰椎前面，可分为三部：胸骨部，起自剑突后面；肋部，起自下 6 对肋骨和肋软骨；腰部，以左、右两个膈脚起自上 2~3 个腰椎。各部肌束均止于中央的中心腱，所以膈的外周是肌性部，而中央部分是腱膜。

膈上有 3 个裂孔：在第 12 胸椎前方，左、右两个膈脚与脊柱之间有**主动脉裂孔**，有主动脉和胸导管通过；主动脉裂孔的左前上方，约在第 10 胸椎水平，有食管裂孔，有食管和迷走神经前、后干通过；在食管裂孔的右前上方的中心腱内有腔静脉孔，约在第 8 胸椎水平，内通过下腔静脉。

作用：膈为主要的呼吸肌，收缩时，膈穹隆下降，胸腔容积扩大，以助吸气；松弛时，膈穹隆上升恢复原位，胸腔容积减小，以助呼气。膈与腹肌同时收缩，则能增加腹压，协助排便、呕吐及分娩等活动。

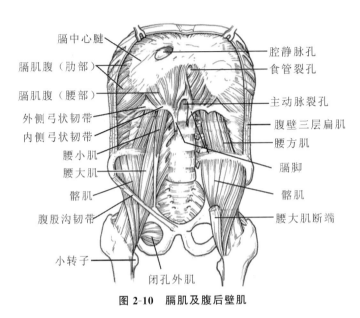

图 2-10 膈肌及腹后壁肌

四、腹肌

腹前壁、侧壁和后壁的大部分均为腹肌构成，腹肌上附着于胸廓，下附着于骨盆。腹前壁有一对纵行的直肌，两侧是三层宽阔的扁肌，这三层肌的肌束方向彼此交叉，并在腹前壁处形成广阔的腱膜。腹肌可分为前外侧群和后群。

（一）前外侧群

前外侧群形成腹腔的前外侧壁，包括腹外斜肌、腹内斜肌、腹横肌和腹直肌等（图 2-11）。

1. **腹外斜肌**　为宽阔扁肌，位于腹前外侧部的浅层，起始部呈锯齿状，起自下位 8 个肋骨的外面，肌束由外上斜向前下方，后部肌束向下止于髂嵴前部，上中部肌束向内移行于腱膜，经腹直肌的前面，并参与构成腹直肌鞘的前层，至腹正中线终于白线。腹外斜肌腱膜的下缘卷曲增厚连于髂前上棘与耻骨结节之间，称为腹股沟韧带。腹股沟韧带的内侧端有一小束腱纤维向下后方止于耻骨梳，为腔隙韧带（陷窝韧带）。在耻骨结节外上方，腱膜形成近乎三角形的裂孔，为腹股沟管浅（皮下）环。

2. **腹内斜肌**　在腹外斜肌深面。起始于胸腰筋膜、髂嵴和腹股沟韧带的外侧 1/2 或 1/3，肌束呈扇形，即后部肌束几乎垂直上升止于下位 3 个肋骨，大部分肌束向前上方以不同斜度放散而变成腱膜，在腹直肌外侧缘分为前后两层包裹腹直肌，参与构成腹直肌鞘的前、后两层，在腹正中线终于白线。腹内斜肌的下部肌束行向前下方，作凸向上的弓形，跨过精索后，延为腱膜，再向内侧与腹横肌腱膜会合形成腹股沟镰或称联合腱，止于耻骨梳的内侧端（有一部分人的腹股沟镰，仅由两肌的一些肌束互相融合而成，未成为腱性结构）。腹内斜肌的最下部发出一些细散的肌束，向下包绕精索和睾丸，称为提睾肌，收缩时可上提睾丸。

3. **腹横肌**　在腹内斜肌深面，较薄弱。起自下位 6 个肋软骨的内面、胸腰筋膜、髂嵴和腹股沟切带的外侧 1/3，肌束横行向前，延为腱膜，腱膜的上部与腹内斜肌腱膜后层愈合并经腹直肌后方至腹白线，下部则和腹内斜肌腱膜后层一起经腹直肌的前方至腹白线，分别构成直肌鞘的后层和前层。腹横肌最下部分分别参与提睾肌和腹股沟镰的构成。

4. **腹直肌**　位于腹前壁正中线的两旁，居腹直肌鞘中，为上宽下窄的带形多腹肌，起自耻骨联合和耻骨嵴，肌束向上止于胸骨剑突和第 5～7 肋软骨的前面。肌的全长被 3～4 条横行的腱划分成多个肌腹，腱划系结缔组织构成，与腹直肌鞘的前层紧密结合，为原始肌节愈合的痕迹。在腹直肌的后面，腱划不明显，未与腹直肌鞘的后层愈合，所以腹直肌的后面是完全游离的。

肌群作用：共同保护腹腔脏器及维持腹内压，保持腹腔脏器位置的固定。当腹肌收缩时，可增加腹压以协助排便、分娩、呕吐和咳嗽等功能，还可降肋助呼气并能使脊柱前屈、侧屈与旋转。

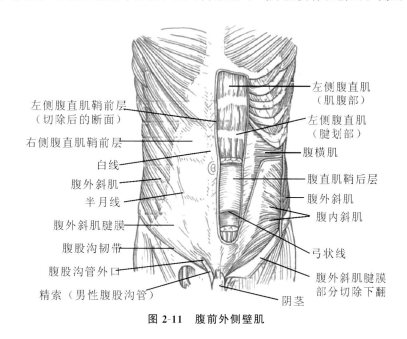

左侧腹直肌鞘前层
（切除后的断面）
右侧腹直肌鞘前层
白线
腹外斜肌
半月线
腹外斜肌腱膜
腹股沟韧带
腹股沟管外口
精索（男性腹股沟管）

左侧腹直肌
（肌腹部）
左侧腹直肌
（腱划部）
腹横肌
腹直肌鞘后层
腹外斜肌
腹内斜肌
弓状线
腹外斜肌腱膜
部分切除下翻
阴茎

图 2-11　腹前外侧壁肌

（二）后群

后群有腰大肌和腰方肌，腰大肌将在下肢中叙述。

腰方肌位于腹后壁，在脊柱两侧，其后方有竖脊肌，两者之间隔有胸腰筋膜的中层。起自髂嵴的后部，向上止于第 12 肋和第 1～4 腰椎横突。作用：下降和固定第 12 肋，并使脊柱侧屈。

第五节　上　肢　肌

一、上肢带肌

（一）三角肌

三角肌位于肩部，呈三角形。起自锁骨的外侧段、肩峰和肩胛冈，肌束从前、外、后包裹肩关节，逐渐向外下方集中，止于肱骨体外侧的三角肌粗隆。肱骨上端由于三角肌的覆盖，使肩部呈圆隆形。

作用：使上臂外展。三角肌的前部肌束可以使上臂屈和旋内，而后部肌束相反，能使上臂伸和旋外。

（二）冈上肌

冈上肌位于斜方肌深面，起自肩胛骨的冈上窝，肌束向外经肩峰和喙肩韧带的下方，跨越肩关节，止于肱骨大结节的上部。作用：使上臂外展。

（三）冈下肌

冈下肌位于冈下窝内，肌的一部分被三角肌和斜方肌覆盖。起自冈下窝，肌束向外经肩关节后面，止于肱骨大结节的中部。作用：使上臂旋外。

（四）小圆肌

小圆肌位于冈下肌的下方，起自肩胛骨外侧缘上 2/3 的背侧面，止于肱骨大结节的下部。作用：使上臂旋外。

（五）大圆肌

大圆肌位于小圆肌的下方，其下缘被背阔肌包绕。起自肩胛骨下角的背侧面，肌束向上外方，止于肱骨小结节嵴。作用：使上臂内收和旋内。

（六）肩胛下肌

肩胛下肌扁而广阔，邻近前锯肌，起自肩胛下窝，肌束向上经肩关节的前方，止于肱骨小结节。作用：使上臂内收和旋内。

肩胛下肌、冈上肌、冈下肌和小圆肌在经过肩关节的前方、上方和后方时，与关节囊紧贴，且有许多腱纤维编入关节囊内。这些肌的收缩，对稳定肩关节起着重要作用。

二、臂肌

（一）前群

1. 肱二头肌　呈梭形，起端有两个头，长头以长腱起自肩胛骨盂上结节，通过肩关节囊，经结节间沟下降；短头在内侧，起自肩胛骨喙突。两头在臂的下部合并成一个肌腹，并以一个腱止于桡骨粗隆。

作用：屈肘关节；当前臂处于旋前位时，能使其旋后。还能协助屈上臂。

2. 喙肱肌　比较弱小，在肱二头肌短头的后内方，并与短头共同起自肩胛骨喙突，止于肱骨中部的内侧。作用：协助上臂前屈和内收。

3. 肱肌　位于肱二头肌下半部的深面，起自肱骨前面下半部，止于尺骨粗隆。作用：屈肘关节。

（二）后群

肱三头肌起端有三个头，长头以长腱起自肩胛骨盂下结节，向下行经大、小圆肌之间；外侧头起自肱骨后面桡神经沟的外上方的骨面；内侧头起自桡神经沟以下的骨面。向下肱三头肌的三个头会合以一个坚韧的腱止于尺骨鹰嘴。作用：伸肘关节。长头尚可使上臂后伸和内收。

臂肌与上肢带肌如图 2-12 所示。

三、前臂肌

前臂肌（图 2-13）位于尺、桡骨的周围，分为前、后两群，大多数是长肌，肌腹位于近侧，细长的腱位于远侧，所以前臂的上半部膨隆，而下半部逐渐变细。

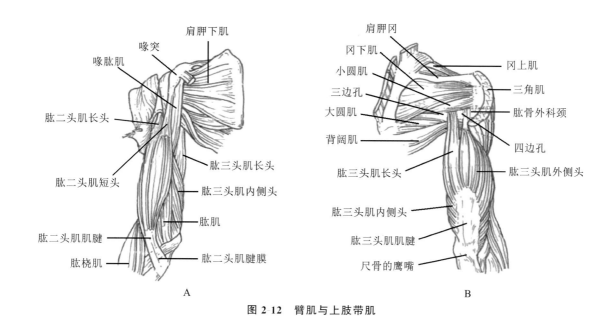

图 2-12　臂肌与上肢带肌

A. 前面观；B. 后面观

（一）前群

前群位于前臂的前面和内侧面，包括屈肘、屈腕和腕的收展、屈指及前臂旋前的肌，共 9 块，分四层排列。

1. 浅层（第一层）　有 5 块肌。自桡侧向尺侧依次为肱桡肌、旋前圆肌、桡侧腕屈肌、掌长肌、尺侧腕屈肌。肱桡肌起自肱骨外上髁的上方，向下止于桡骨茎突，作用为屈肘关节。其他四肌共同起自内上髁和前臂深筋膜。其中旋前圆肌止于桡骨外侧面的中部，作用为屈肘关节和使前臂旋前。桡侧腕屈肌以长腱止于第 2 掌骨底，作用为屈肘、屈腕和使桡腕关节外展。掌长肌的肌腹很小而腱细长，连于掌腱膜，作用为屈腕和紧张掌腱膜。尺侧腕屈肌止于豌豆骨，作用为屈腕和使桡腕关节内收。

浅层中的肱桡肌由于位置表浅，有较恒定的血供和神经支配，又为非主要的作用肌，切除后可由其他协同肌代偿而不影响前臂功能，因此为良好的移植肌瓣供体。

2. 第二层　只有 1 块肌，即指浅屈肌。肌的上端为浅层肌所覆盖。起自肱骨内上髁、尺骨和桡骨前面。肌束往下移行为四条肌腱，通过腕管和手掌，分别进入第 2～5 指的屈肌腱鞘。每一个腱在近节指骨中部分为二脚，止于中节指骨体的两侧。作用：屈近侧指间关节、屈掌指关节、屈腕和屈肘。

3. 第三层　有 2 块肌，位于桡侧的拇长屈肌和位于尺侧的指深屈肌。两肌起自桡、尺骨的上端的前面和骨间膜。拇长屈肌止于拇指远节指骨底，作用为屈拇指指间关节和掌指关节。指深屈肌向下分成四个腱，经过腕管入手掌，在指浅屈肌腱的深面分别进入第 2～5 指的屈肌腱鞘，在鞘内穿经指浅屈肌腱二脚之间，止于远节指骨底。作用为屈第 2～5 指的远侧指间关节、近侧指间关节、掌指关节和屈腕。

4. 第四层　有 1 块肌，即旋前方肌。

（二）后群

后群位于前臂的后面，为伸腕、伸指、腕收展和前臂旋后的肌，也分为浅、深两层。

1. 浅层　有 5 块肌，自桡侧向尺侧依次为桡侧腕长伸肌、桡侧腕短伸肌、指伸肌、小指伸肌和尺

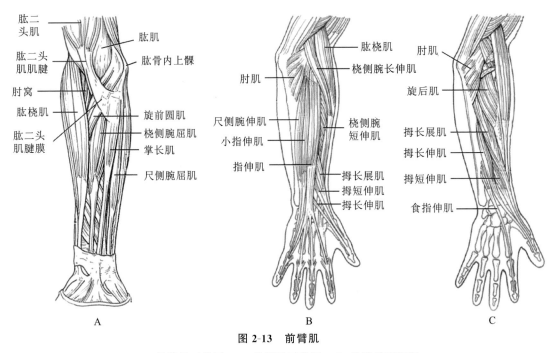

图 2-13　前臂肌

A. 前臂前面浅层；B. 前臂后面浅层；C. 前臂后面深层

侧腕伸肌，这 5 块浅层肌以一个共同腱起自肱骨外上髁。桡侧腕长伸肌和腕短伸肌向下移行于长腱，分别止于第 2、第 3 掌骨底，作用主要为伸腕，还有腕的外展作用。指伸肌向下分为四条肌腱，经手背，分别到第 2～5 指。在手背远侧部，掌骨头附近，四条腱之间有腱间结合相连，各腱越过掌骨头后，向两侧扩展，包绕掌骨头和近节指骨的背面，称指背腱膜。它向远侧分为三束，分别止于中节和远节指骨底，作用为伸指和伸腕，还可协助伸肘。小指伸肌是一条细长的肌，长腱经手背到小指，止于指背腱膜，作用为伸小指。尺侧腕伸肌止于第 5 掌骨底，作用主要为伸腕，还有腕内收作用。

2. 深层　也有 5 块肌，一块位于前臂后面的近侧部，位置较深，称旋后肌，起自肱骨外上髁和尺骨外侧缘的上部，肌束向外下，止于桡骨前面的上部。另四块肌位于此肌的下方，自桡侧向尺侧依次为拇长展肌、拇短伸肌、拇长伸肌和食指伸肌，它们均起自桡骨和尺骨的后面及骨间膜。拇长展肌止于第一掌骨底，拇短伸肌止于拇指近节指骨底，拇长伸肌止于拇指远节指骨底，食指伸肌止于食指的指背腱膜。以上各肌，可按其命名，知其作用。

四、手肌

活动手指的肌，除来自前臂的长腱以外，还有很多短小的手肌，这些手肌全部集中在手的掌侧，可分为外侧、中间和内侧三群（图 2-14）。

(一) 外侧群

较为发达，在手掌拇指侧形成一隆起，称鱼际，有 4 块肌，分浅、深两层排列。

1. 拇短展肌　位于浅层外侧。

2. 拇短屈肌　位于浅层内侧。

3. 拇对掌肌　位于拇短展肌的深面。

4. 拇收肌　位于拇对掌肌的内侧。

上述 4 肌作用可使拇指作展、屈、对掌和收等动作。

（二）内侧群

在手掌小指侧，也形成一隆起，称小鱼际，有 3 块肌，也分浅、深两层排列。

1. 小指展肌　位于浅层内侧。

2. 小指短屈肌　位于浅层外侧。

3. 小指对掌肌　位于上述两肌深面，它们分别使小指做屈、外展和对掌等动作。

（三）中间群

位于掌心，包括 4 块蚓状肌和 7 块骨间肌。

1. 蚓状肌　为 4 条细束状小肌，各自起自指深屈肌腱桡侧，经掌指关节的桡侧至第 2～5 指的背面，止于指背腱膜，作用为屈掌指关节，伸指间关节。

2. 骨间肌　位于掌骨间隙内。可分为骨间掌侧肌 3 块，收缩时可使第 2、4、5 指向中指靠拢（内收）；骨间背侧肌 4 块，它们是以中指的中线为中心，能外展第 2、3、4 指。由于骨间肌也绕至第 2～5 指背面，止于指背腱膜，故能协同蚓状肌屈掌指关节、伸指间关节。

手和手指的用力运动主要靠来自前臂的长肌，而手的精细的技巧性动作则主要由手肌来完成。拇指和小指短肌的作用如其命名。屈掌指关节、伸指间关节的动作主要是蚓状肌和骨间肌收缩的结果。

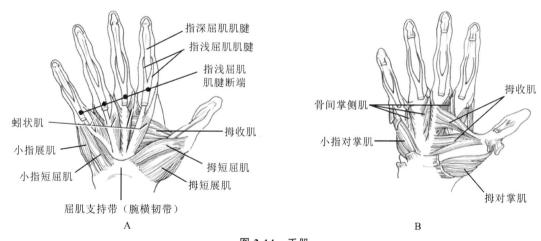

图 2-14　手肌

A. 前面（浅层）；B. 前面（深层）

第六节　下　肢　肌

下肢肌可分为髋肌、大腿肌（图 2-15）、小腿肌和足肌。下肢肌比上肢肌粗壮强大，这与维持直立姿势、支持体重和行走有关。

一、髋肌

（一）前群

1. 髂腰肌　由腰大肌和髂肌组成。腰大肌起自腰椎体侧面和横突。髂肌呈扇形，位于腰大肌的外侧，起自髂窝。两肌向下相互结合，经腹股沟韧带深面和髋关节的前内侧，止于股骨小转子。髂腰肌被髂腰筋膜覆盖，此筋膜与髂窝和脊柱腰部共同形成一骨性筋膜鞘，当患腰椎结核或腰大肌脓肿时，脓液可沿此鞘流入髂窝和大腿根部。作用：使大腿前屈和旋外。下肢固定时，可使躯干和骨盆前屈。

2. 阔筋膜张肌　位于大腿上部前外侧，起自髂前上棘，肌腹在阔筋膜两层之间，向下移行于髂胫束，后者止于胫骨外侧髁。作用：使阔筋膜紧张并屈大腿。

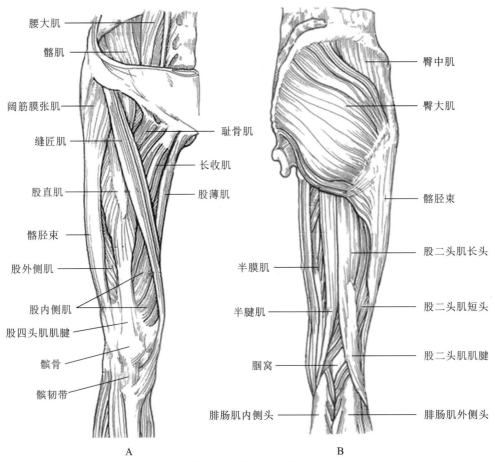

图 2-15　髋肌、大腿肌

A. 前面观；B. 后面观

（二）后群

1. **臀大肌**　位于臀部浅层、大而肥厚，形成特有的臀部隆起，覆盖臀中肌下半部及其他小肌。起自髂骨翼外面和骶骨背面，肌束斜向下，止于髂胫束和股骨的臀肌粗隆。作用：使大腿后伸和外旋。下肢固定时，能伸直躯干，防止躯干前倾，以维持身体的平衡。

2. 臀中肌　位于臀大肌的深面。

3. 臀小肌　位于臀中肌的深面。臀中、小肌都呈扇形，皆起自髂骨翼外面，肌束向下集中形成短腱，止于股骨大转子。作用：两肌共同使大腿外展，两肌的前部肌束能使大腿旋内，而后部肌束则使大腿旋外。

4. 梨状肌　起自盆内骶骨前面骶前孔的外侧，外出坐骨大孔达臀部，止于股骨大转子。作用：使伸直的大腿旋外。

5. 闭孔内肌　起自闭孔膜内面及其周围骨面，肌束向后集中成为肌腱，由坐骨小孔出骨盆转折向外，止于转子窝。作用：使大腿旋外。

6. 股方肌　起自坐骨结节，向外止于转子间嵴。作用：使大腿旋外。

7. 闭孔外肌　起自闭孔膜外面及其周围骨面，经股骨颈的后方，止于转子间窝。作用：使大腿旋外。

二、大腿肌

（一）前群

1. 缝匠肌　是全身中最长的肌，呈扁带状，起于髂前上棘，经大腿的前面，转向内侧，止于胫骨上端的内侧面。作用：屈大腿和屈膝关节，并使已屈的膝关节旋内。

2. 股四头肌　是全身中体积最大的肌，有四个头，即股直肌、股内侧肌、股外侧肌和股中间肌。股直肌位于大腿前面，起自髂前下棘；股内侧肌和股外侧肌分别起自股骨粗线内、外侧唇；股中间肌位于股直肌的深面，在股内、外侧肌之间，起自股骨体的前面。四个头向下形成一个腱，包绕髌骨的前面和两侧，继而下延为髌韧带，止于胫骨粗隆。作用：是膝关节强有力的伸肌，股直肌还有屈大腿的作用。

（二）内侧群

内侧群共有 5 块肌，位于大腿的内侧，分层排列。浅层自外侧向内侧有耻骨肌、长收肌和股薄肌。在耻骨肌和长收肌的深面，为短收肌。在上述肌的深面有一块呈三角形的宽而厚的大收肌。

内侧群肌均起自闭孔周围的耻骨支、坐骨支和坐骨结节等骨面，除股薄肌止于胫骨上端的内侧以外，其他各肌都止于股骨粗线，大收肌还有一个腱止于股骨内上髁上方的收肌结节，此腱与股骨之间有一裂孔，称为收肌腱裂孔，有大血管通过。作用：主要使大腿内收。股薄肌位置表浅，是内收肌群中的非主要作用肌，切除后对功能影响不大，它有其主要的血管神经束，故为临床常用的移植肌瓣的供体。

（三）后群

1. 股二头肌　位于股后的外侧，有长、短两个头。长头起自坐骨结节，短头起自股骨粗线，两头合并后，以长腱止于腓骨头。

2. 半腱肌　位于股后的内侧，肌腱细长，几乎占肌的一半。与股二头肌长头一起起自坐骨结节，止于胫骨上端的内侧。

3. 半膜肌　在半腱肌的深面，以扁薄的腱膜起自坐骨结节，此薄腱膜几乎占肌的一半，肌的下端以腱止于胫骨内侧髁的后面。作用：后群三块肌可以屈膝关节，伸大腿。屈膝时股二头肌可以使小腿旋外，而半腱肌和半膜肌使小腿旋内。

三、小腿肌

（一）前群

前群由内侧向外排列，有三块（图 2-16A）。

1. 胫骨前肌　起自胫骨外侧面，肌腱向下经踝关节前方，至足的内侧缘，止于内侧楔骨和第一跖骨的足底面。

2. 趾长伸肌 起自胫骨内侧面的上 2/3 和小腿骨间膜，向下至足骨分为四条腱，分别止于第 2～5 趾背移行为趾背腱膜，止于中节和远节趾骨底。由此肌另外分出一个腱，经足背外侧止于第 5 跖骨底，称为第三腓骨肌。

3. 拇长伸肌 位于前二肌之间，起自腓骨内侧面的中份和骨间膜，肌腱经足背，止于拇指远节趾骨底。作用：前群各肌都伸踝关节（背屈）。此外，胫骨前肌可使足内翻，拇长伸肌能伸拇指，趾长伸肌能伸第 2～5 趾，而第三腓骨肌可使足外翻。

（二）外侧群

外侧群为腓骨长肌和腓骨短肌（图 2-16B）。短肌在长肌的深面。两肌皆起自腓骨的外侧面，腓骨长肌起点较高，并覆盖腓骨短肌。

两肌的腱经外踝的后面转向前，在跟骨外侧面分开，短肌腱向前止于第 5 跖骨粗隆，长肌腱绕至足底，斜行至足的内侧缘，止于内侧楔骨和第 1 跖骨底。作用：使足外翻和屈踝关节（跖屈）。此外，腓骨长肌腱和胫骨前肌腱共同形成"腱环"，有维持足横弓的作用。

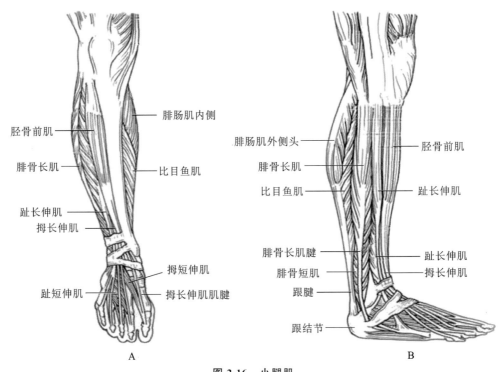

图 2-16 小腿肌

A. 前面观；B. 侧面观

（三）后群

后群分浅、深两层（图 2-17）。

1. 浅层 有强大的小腿三头肌，它的两个头位于浅表称腓肠肌，另一个头位置较深的是比目鱼肌。腓肠肌的内、外侧二头起自股骨内、外侧髁的后面，二头相合，约在小腿中点移行为腱。比目鱼肌起自腓骨后面的上部和胫骨的比目鱼肌线。三个头会合，在小腿的上部形成膨隆的小腿肚，向下续为人体最粗大的跟腱，止于跟骨。作用：屈踝关节（跖屈）和屈膝关节。在站立时，能固定踝关节和膝关节，以防止身体向前倾斜。

2. 深层 有 4 块肌，腘肌在上方，另 3 块在下方。

（1）腘肌：斜位于腘窝底，起自股骨外侧髁的外侧部分，止于胫骨的比目鱼肌线以上的骨面。作用：屈膝关节并使小腿旋内。

（2）趾长屈肌：位于胫侧，起自胫骨后面，它的长腱经内踝后方至足底，在足底分为 4 条肌腱，止于第 2～5 趾的远节趾骨底。作用：屈踝关节（跖屈）和屈第 2～5 趾。

（3）拇长屈肌：起自腓骨后面，长腱经内踝之后至足底，止于拇指远节趾骨底。作用：屈踝关节（跖屈）和屈拇指。

（4）胫骨后肌：位于趾长屈肌和拇长屈肌之间，起自胫骨、腓骨和小腿骨间膜的后面，长腱经内踝之后，到足底内侧，止于舟骨粗隆和内侧、中间及外侧楔骨。作用：屈踝关节（跖屈）和使足内翻。

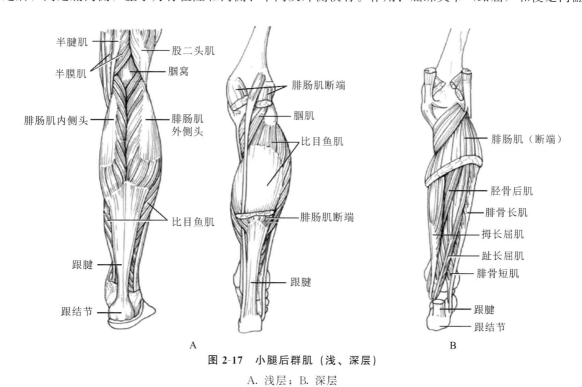

图 2-17 小腿后群肌（浅、深层）

A. 浅层；B. 深层

四、足肌

足肌可分为足背肌和足底肌。

足背肌较弱小，为伸拇指和第 2～4 趾的小肌。

足底肌（图 2-18）的配布情况和作用与手掌肌相似，如足底肌也分为内侧群、外侧群和中间群，但没有与拇指和小指相当的对掌肌。在中间群中，足底有一块足底方肌，它与其他足底肌一起维持足弓；在趾骨间隙也有骨间足底肌 3 块和骨间背侧肌 4 块，它们以第 2 趾的中线为中心，分别使足趾相互靠拢或彼此分开。

人体主要骨骼肌小结如表 2-2 所示。

表 2-2 人体主要骨骼肌小结

部位	肌群	名称	起点	止点	作用
头肌	面肌	面肌			
	咀嚼肌	咬肌	颧弓	咬肌粗隆	上提下颌骨（闭颌）
		颞肌	颞窝	下颌骨冠突	
颈肌	颈浅肌	颈阔肌	三角肌、胸大肌筋膜	口角	紧张颈部皮肤
	颈外侧肌	胸锁乳突肌	胸骨柄 锁骨胸骨端	颞骨乳突	一侧收缩使头向同侧屈 两侧收缩使头向后仰
躯干肌	背肌浅层	背阔肌	下6个胸椎棘突、腰椎棘突、髂嵴	肱骨小结节嵴	肩关节后伸 内收 旋内
		斜方肌	上项线、枕外隆凸、项韧带、全部胸椎棘突	锁骨外1/3侧 肩侧 肩胛冈	拉肩胛骨向中线靠拢 上部纤维提肩胛骨 下部纤维降肩胛骨
	深层	竖脊肌			伸脊柱、仰头
	胸肌 胸上肢肌	胸大肌	锁骨内侧半 胸骨 第1~6肋软骨	肱骨大结节嵴	肩关节内收 旋内 屈
		胸小肌			拉肩胛骨向下
		前锯肌			拉肩胛向前
	胸固有肌	肋间肌			助呼吸
	膈				
	腹肌 前外侧群	腹内斜肌	胸腰筋膜、髂嵴、腹股沟韧带	白线	增加腹压 脊柱前屈 侧屈 旋转
		腹外斜肌	下8肋外面	白线、髂嵴、腹股沟韧带	
		腹横肌	下6肋内面、胸腰筋膜、腹股沟韧带	白线	
		腹直肌	耻骨嵴	胸骨剑突 第5~7肋软骨	脊柱前屈 增加腹压
	腹肌后群	腰方肌			
上肢肌	上肢带肌（肩肌）	三角肌	锁骨外侧1/3、肩峰、肩胛冈	肱骨三角肌粗隆	肩关节外展、前屈和旋内、后伸和旋外
	臂肌前群	肱二头肌	长头：肩胛骨盂上结节 短头：肩胛骨喙突	桡骨粗隆	屈肘关节 前臂旋后
	臂肌后群	肱三头肌	长头：肩胛骨盂下结节 内侧头：桡神经沟内下方的骨面 外侧头：桡神经沟外上方的骨面	尺骨鹰嘴	伸肘关节 助肩关节伸及内收
	前臂肌	前群			屈肌
		后群			
	手肌				

续表

部位	肌群	名称	起点	止点	作用
下肢肌	髋肌前群				
	髋肌后群	臀大肌	髂骨翼外面和骶骨背面	臀肌粗隆髂胫束	髋关节伸、旋外
	大腿肌前群	股四头肌	髂前下棘、股骨粗线内、外侧唇、股骨体前面	经髌骨、髌韧带止于胫骨粗隆	屈髋关节伸膝关节
	大腿肌内侧群				髋关节内收、旋外
	大腿肌后群	股二头肌	长头：坐骨结节短头：股骨粗线	腓骨头	伸髋关节屈膝关节并微旋外
	小腿肌后群	腓肠肌	内侧头：股骨内侧髁外侧头：股骨外侧髁	跟骨结节	屈膝关节足跖屈
		比目鱼肌	胫骨的比目鱼肌线、腓骨上端		
	足肌				

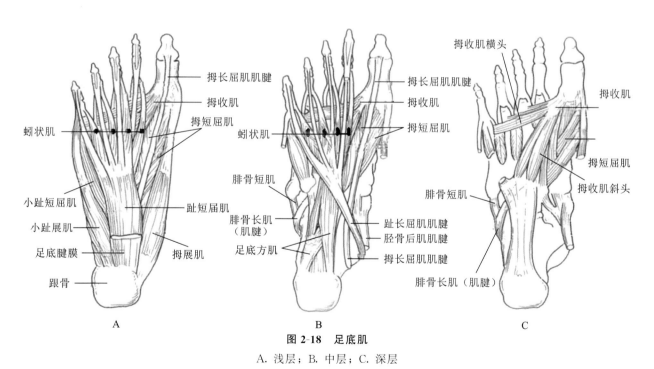

图 2-18　足底肌

A. 浅层；B. 中层；C. 深层

【临床要点】

1. 椎管狭窄出现的部位　常常在脊柱的 4 个生理弯曲中的两个活动度较大的弯曲，即脊柱颈段、腰段。椎管的管腔狭小压迫管腔内的各种结构（脊髓、血管、脊神经根）产生脊髓和脊神经症状；椎间孔狭窄压迫穿过椎间孔内的各种结构（脊神经、血管）产生脊神经症状。

颈段椎管狭窄时的症状：上肢麻木、疼痛，疼痛可以向上肢远端放射；握持肌力下降，腱反射

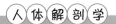

异常。

腰段椎管狭窄时的症状：下肢麻木，甚至腰、臀部广泛性疼痛并向下放射痛；肌力下降，甚至间歇性跛行；腱反射异常；大、小便障碍。

2. 脊柱侧弯 脊柱侧弯发生的时间：常在10～14岁的青少年。因为这一时期是人一生中第二个生长高峰，脊柱生长得较快，原本轻微的脊柱侧弯此期加重也较快。

脊柱侧弯的体征：①领口不平，一侧肩膀比另一侧高；②一侧后背隆起；③腰部一侧有皱褶；④一侧髋部比另一侧高；两侧下肢不等长；⑤女孩双乳发育不对称，左侧的乳房往往较大。

3. 骨骼肌损伤 除由直接外力作用引起肌肉挫伤外，主要是由间接外力作用下使肌肉发生拉伤。常见的拉伤大腿后群肌、腰背肌、大腿内收肌等。

骨骼肌损伤后，伤处疼痛、肿胀、压痛或痉挛，触之发硬。受伤的肌肉做主动收缩或被动拉长的动作时，疼痛加重。

骨骼肌过度疲劳或急性期治疗不当，不良姿势和畸形引起肌肉平衡失调称慢性肌肉劳损。

骨骼肌肌腱损害常见的有颈肌扭伤、急性腰肌扭伤、慢性腰肌劳损、冈上肌腱断裂、肱二头肌腱断裂、股四头肌腱断裂及跟腱断裂等。

4. 骨骼肌萎缩 肌肉萎缩是指横纹肌营养障碍，肌肉纤维变细甚至消失等导致的肌肉体积缩小，引起肌肉萎缩常见于急性脊髓前角灰质炎、肌营养不良症、运动神经元病、多发性肌炎、低钾性周期性麻痹、格林-巴利综合征等。

5. 颈肋 颈肋为先天性出现的额外肋，其前端多与第1肋形成关节或结合在一起，其后端连于第7颈椎横突。大小形状变化因个体而异，当颈肋长度超过5 cm时，则可造成通过斜角肌间隙的锁骨下动脉和臂丛下干的上移，出现锁骨下动脉被撑起，形成弯曲，可出现高位动脉搏动，严重时可出现桡动脉搏动减弱或消失，肢体呈现苍白、贫血、肿胀等。由于臂丛下干受压，臂和前臂内侧可出现感觉异常、麻木、疼痛等症状。

6. 骨盆的解剖特点和骨盆骨折 骨盆可以承受相当大的外力，暴力可以引起骨盆骨折（出血量可达500～5 000 mL）。骨盆的薄弱区有骶髂部、髂骨部、耻骨支。

耻骨-闭孔区骨折比较常见，而且常很复杂。因为此区毗邻膀胱，当发生挤压伤时，从前、后力方向压迫骨盆，常使耻骨支骨折。严重的病例也可使邻近骨骨折。

当下坠时，足或坐骨结节着地，耻骨弓可能骨折，髋臼也可受伤，股骨头可通过髋臼窝穿入骨盆腔内而损伤骨盆腔内脏器。17岁以下的伤员，髋臼骨折可能使髂骨、耻骨、坐骨分离，也可能撕裂髋臼缘。

直接暴力可使骶骨、髂嵴或骨盆的任何其他部分骨折，并伴发骨盆腔内脏器等损伤。如膀胱或尿道破裂可引起尿外渗；如伴发骨盆腔大血管损伤可导致广泛内出血。

7. 肩关节脱位 肩关节的关节囊薄而松弛，其前、后上壁有韧带、肌腱加强，下方无韧带、肌腱加强，最为薄弱，并且肩关节活动范围大，当肩关节极度外展时，肱骨头可能滑出关节盂的下方，受记得牵引，通常向前移位到喙突的下方。与关节囊相连冈上肌、冈下肌小圆肌、肩胛下肌或肱二头肌的长头可能被撕裂，紧贴肱骨外科颈走行的腋神经，也可能被损伤。肱骨头被内收肌牵引牵引向内，此时肩峰向外侧，位于大结节上方的三角肌所形成的正常隆起消失，故出现方肩。

8. 股骨骨折 常见的多发病，因受暴力作用和肌肉不同方向的牵引，骨折常严重移位。

骨折如发生在股骨上1/3部，因髂腰肌、臀中肌、臀小肌和髋关节旋外各肌的牵拉，可引起近折段屈曲、旋外和外展，而远折段因内收肌群的牵拉而发生向上、向后及向内移位，形成短缩畸形和向外成角。

股骨中 1/3 骨折（出血量可达 300～2 000 mL）后，其畸形常见者以暴力的撞击方向成角，骨折段分离不完全，多呈凸向外侧的角状畸形断端。

如股骨下 1/3 骨折，则远折段受腓肠肌的作用向后倾斜，使断端突入腘窝内，常因此压迫或刺破腘血管。

9. 骨移植　髂骨骨密质薄，骨松质多，松而多孔，且具有一定弧度，新生血管易于长入，易成活，也易塑形，是理想的骨移植材料。常用于头颈部成形术，可修复下颌骨、颅盖骨和其他面颅骨缺损，也用于治疗股骨头坏死。股骨大转子、胫骨、腓骨也是常用的供体。

【临床案例】

案例 2-2　患者，女性，75 岁，因"行动迟缓，四肢乏力 1 年余，复发加重 1 月余"入院。入院时护理评估：Braden 压疮危险因素评分 14 分，骶尾部有 4 cm×6 cm Ⅰ 期压疮，左侧髋关节和骶尾部分别有 9 cm×6 cm 和 3 cm×5 cm 色素沉着。为防止骶尾部 Ⅰ 期压疮进一步发展，预防其他受压色素沉着部位出现压疮，入院期间予以保持皮肤清洁干燥，加强营养，每 2 h 翻身 1 次等处理。

问题：

（1）根据人体骨结构的特点，在平卧、侧卧、俯卧和坐位时哪些部位容易受到压迫？

（2）针对患者皮肤情况可采取哪些措施以防止骶尾部压疮进一步发展？以及如何预防其他容易受压迫部位出现压疮？

（3）患者因"行动迟缓，四肢乏力"引起运动功能障碍，生活不能完全自理，又出现压疮，引起疼痛，设身处地想一下患者会有哪些心理感受？应如何对患者做好心理护理？

♣ **常用专业名词中英文对照表**

骨骼肌	skeletal muscle/ˈskelitəl/
长肌	long muscle
短肌	short muscle
阔肌	broad muscle
扁肌	flat muscle
轮匝肌	orbicular muscle/ɔˈbikjulə/
括约肌	sphincter/ˈsfiŋktə/
肌腹	muscle belly
腱	tendon/ˈtendən/
腱膜	aponeurosis/ˌæpənjuˈrəusis/
起点，固定点	origin/ˈɔridʒin/
止点，动点	insertion/inˈsəːʃən/
腱鞘	tendinous sheath/ˈtendinəs/
滑膜腱鞘	synovial sheath of tendon/siˈnəuviəl/ /ʃiːθ/ /ˈtendən/
浅筋膜	superficial fascia/ˌsjuːpəˈfiʃəl/ /ˈfæʃiə/
深筋膜	deep fascia /ˈfæʃiə/
滑膜囊	synovial bursa/siˈnəuviəl/ /ˈbəːsə/
颈阔肌	platysma muscle/pləˈtizmə/
胸锁乳突肌	sternocleidomastoid muscle/ˈstəːnəuˌklaidəˈmæstɔid/
前斜角肌	anterior scalene muscle/ˈskeiliːn/

中斜角肌	middle scalene muscle/'skeili:n/
后斜角肌	posterior scalene muscle/'skeili:n/
斜方肌	trapezius muscle/trə'pi:ziəs/
背阔肌	broadest muscle of back
竖脊肌	erector spinal muscle/i'rektə/
胸大肌	greater pectoral muscle/'pektərəl/
胸小肌	lesser pectoral muscle/'pektərəl/
前锯肌	anterior serratus muscle/se'reites/
膈	diaphragm/'daiəfræm/
中心腱	central tendon/'sentrəl/ /'tendən/
主动脉裂孔	aortic hiatus/ei'ɔ：tik//hai'eitəs/
食管裂孔	esophageal hiatus/i:ˌsɔfə'dʒi:əl/ /hai'eitəs/
腔静裂孔	hiatus of vena cave/hai'eitəs/ /'vi:nə/ /keiv/
腹肌	abdominal muscle/æb'dɔminəl/
腹直肌	abdominal rectus muscle/'rektəs/ /streit/
腹外斜肌	external oblique muscle of abdomen/ə'bli：k/ /æb'dəumen/
腹内斜肌	internal oblique muscle of abdomen/ə'bli：k/ /æb'dəumen/
面肌	facial muscle/'feiʃəl/
咀嚼肌	masticatory muscle/'mæstikətəri/
咬肌	masseter muscle/mæ'si:tə/
三角肌	deltoid muscle/'deltɔid/
肱二头肌	brachial biceps muscle/'breikiəl/ /'baiseps/
肱三头肌	brachial triceps muscle/'breikiəl/ /'traiseps/
髋肌	muscles of hip
臀大肌	greatest gluteal muscle/glu:'ti:əl/
臀中肌	middle gluteal muscle/glu:'ti:əl/
臀小肌	least gluteal muscle/glu:'ti:əl/
大腿肌	muscles of thigh/θai/
缝匠肌	sartorius muscle/sɑ:'tɔ:riəs/
股四头肌	quadriceps muscle of thigh/'kwɔdriseps/
股薄肌	gracile muscle/'græsail/
股二头肌	biceps muscle of thigh/'baiseps//θai/
半腱肌	semitendinosus/'semiˌtendi'nəusəs/
半膜肌	semimembranosus/'semiˌmembrə'nəusəs/
小腿三头肌	triceps muscle of calf/'traiseps/ /kɑ:f/
腓肠肌	gastrocnemius muscle/ˌgæstrɔk'ni:miəs/
比目鱼肌	soleus muscle/'səuliəs/
跟腱	tendon of heel/'tendən/ /hi:l/

（程潭　王俊锋）

第二篇 内脏学

总 论

内脏学包括消化、呼吸、泌尿和生殖四个系统。研究内脏各器官形态结构和位置的科学称为内脏学。与内脏关系密切的结构如胸膜、腹膜和会阴等也归于内脏学范畴。内脏各系统在位置、形态结构和功能上，都具有密切联系和相似之处。

在位置上，除消化、呼吸系统的一些器官位于头颈部，消化、泌尿和生殖系统的一些器官位于会阴部之外，内脏大部分器官位于胸腔、腹腔和盆腔内（但心、脾、胸腺、肾上腺等器官除外，即以上诸器官不属于内脏学器官）。

在形态结构上，各系统均由一套连续性中空性器官（管道）和一个或几个实质性器官组成，都有孔道与外界相通，如消化系统的口腔、肛门，呼吸系统的鼻腔等。

在功能上，内脏器官的主要功能是进行物质代谢和繁殖后代。其中，消化系统的功能是把从外界摄取的食物进行物理性消化和化学性消化，吸收食物分解后的营养物质进入血液，并排出食物残渣；呼吸系统的功能是摄取空气中的氧气进入血液，并排出来自体内的二氧化碳；泌尿系统的功能是过滤血液，把物质代谢过程中产生的代谢产物，特别是含氮物质（如尿素、尿酸等）和多余的水、盐等，形成终尿，排出体外；生殖系统的功能是产生生殖细胞和分泌性激素，进行生殖活动，从而繁衍后代和维持男、女第二性征。此外，内脏部分器官还能分泌激素，参与机体的体液调节。

一、内脏器官的一般形态结构

按基本构造，内脏各器官可分为中空性器官和实质性器官两大类。

（一）中空性器官

此类器官内部均有空腔，由于功能的不同，呈粗细不等的管状或囊状，消化道、呼吸道、泌尿道和生殖管道都是中空性器官，并且其借助孔、裂与外界相通，这就为临床上纤维内窥镜的发明、设计、改进、创新提供了解剖学依据。如胃镜、肠镜、气管镜、膀胱镜、宫腔镜等的检查。

中空性器官的管壁由数层组织构成，由内到外，包括黏膜、黏膜下层、肌层、外膜等。其行程中与周围毗邻结构的位置关系如移行、交叉、穿经等形成生理性狭窄，为异物滞留、嵌顿及炎症、肿瘤的好发部位，也是临床检查的重点区域。

（二）实质性器官

此类器官多为腺组织，如肝脏、胰腺、唾液腺、肺、肾、脾等（但胸腺、肾上腺除外），内部没有特定的空腔，表面以结缔组织如浆膜包裹并深入其内分隔成小叶，这些器官大都属于外分泌腺（又称导管腺），它们分泌的活性物质往往通过导管排入上述中空性管道，与外界摄入的物质充分混合并发生生理反应。

在实质性器官隐蔽处常有一凹陷（凹缘或凹面），为该器官的血管（分营养性、功能性两类）、神经、淋巴管和自身排泄管道等出入之处，称为该器官的门，如肝门、肺门、肾门等。出入门的诸多结构被结缔组织包绕，称为根或蒂，如肺根、肝蒂、肾蒂等。

实质性器官借导管与中空性器官相通从而形成一系列结构和功能相对完整的内脏学系统。

中空性器官描述规律；实质性器官描述规律

中空性器官描述规律：

　　①可分部或分段；②有狭窄或弯曲；③内腔主要结构；④交通关系；⑤内窥镜检查途径。

实质性器官描述规律：

　　可分叶、分段，凹面或凹缘有一门户，为血管、淋巴管、神经、自身排泄管道出入之处。

学习方法

中空性器官
管状（行程、分部及其标志、狭窄——起始处、交叉处、穿经处）
囊状（位置、形态、分部）
腔状（分部及其分界标志、结构）
实质性器官：位置、形态、分部、分段或分叶

二、常用胸腹部标志线和腹部分区

各内脏器官在胸、腹腔内均有相对固定的位置，除体型、性别、体位变化和功能活动等因素有一定范围的正常改变之外，在某些病理因素下可发生变化，如膈疝、腹股沟疝、肾下垂、子宫脱垂、肝大、脾肿大等。因此，掌握各器官的正常位置对临床诊疗工作非常重要。为了描述内脏各器官的位置和体表投影，通常在胸腹部体表确定如下标志线和分区（图内脏学总论-1、图内脏学总论-2）。

（一）胸部标志线

1. 前正中线　沿身体前面正中所做的垂线。

2. 胸骨线　沿胸骨外侧缘最宽处所做的垂线。

3. 锁骨中线　通过锁骨中点所做的垂线。

4. 胸骨旁线　沿胸骨线与锁骨中线之间的中点所做的垂线。

5. 腋前线　通过腋窝前缘即腋前襞所做的垂线。

6. 腋后线　通过腋窝后缘即腋后襞所做的垂线。

7. 腋中线　通过腋窝顶点即腋前线、腋后线之间的中点所做的垂线。

8. 肩胛线　通过肩胛骨下角所做的垂线。

9. 后正中线　沿身体后面正中（通过椎骨棘突）所做的垂线。

（二）腹部分区

1. 九分法（表内脏学总论-1）　通过两侧肋弓最低点所作的肋下平面（上横线）和通过两侧髂结节所作的结节间平面（下横线）将腹部分成上腹部、中腹部和下腹部三部分，再由经两侧腹股沟韧带

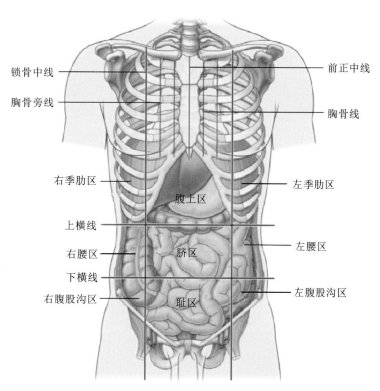

锁骨中线
胸骨旁线
前正中线
胸骨线
右季肋区
左季肋区
腹上区
上横线
左腰区
右腰区
脐区
下横线
左腹股沟区
右腹股沟区
耻区

图内脏学总论-1　胸腹部常用标志线及腹部分区（前面观）

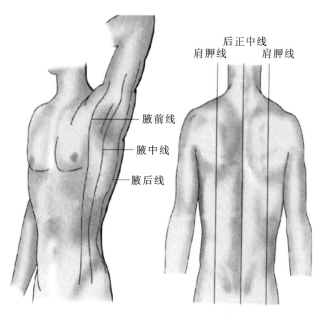

后正中线
肩胛线　　肩胛线
腋前线
腋中线
腋后线

图内脏学总论-2　胸腹部常用标志线（侧面及后面观）

中点所做的两个矢状面（左、右垂线），将腹部分成九个区域：上腹部的腹上区和左、右季肋区；中腹部的脐区和左、右腹外侧（腰）区；下腹部的腹下（耻）区和左、右腹股沟（髂）区。

　　2.四分法　通过脐分别做一水平面和矢状面，将腹部分为左上腹、右上腹、左下腹和右下腹。四分法简单快捷，临床工作中常用。

表内脏总论-1　腹部九区分法中各区主要器官的位置投影

右季肋区	腹上区	左季肋区
1. 肝右叶大部分 2. 部分胆囊 3. 结肠右曲 4. 部分右肾	1. 肝右叶小部分、肝左叶大部分 2. 胆囊部分 3. 胃幽门部、胃贲门部及部分胃体 4. 胆总管、肝动脉、门静脉 5. 十二指肠大部分 6. 胰的大部分 7. 两肾各一部分及肾上腺 8. 腹主动脉及下腔静脉	1. 肝左叶小部分 2. 胃贲门、胃底、部分胃体 3. 脾 4. 胰尾 5. 结肠左曲 6. 部分左肾
右外侧区	**脐区**	**左外侧区**
1. 升结肠 2. 部分回肠 3. 右肾上部	1. 胃大弯（充盈时） 2. 横结肠 3. 大网膜 4. 左、右输尿管 5. 十二指肠小部分 6. 空、回肠各一部分 7. 腹主动脉、下腔静脉	1. 降结肠 2. 部分空肠 3. 左肾下部
右髂区	**腹下区（耻区）**	**左髂区**
1. 盲肠 2. 阑尾 3. 回肠末端	1. 回肠袢 2. 膀胱（充盈时） 3. 子宫（妊娠时） 4. 乙状结肠部分 5. 左、右输尿管	1. 大部分乙状结肠 2. 回肠袢

内脏学文化

　　"脏者，藏也"。中国文化强调内外合一的"整体观"，"成于中则形于外"，"有诸内必形诸外"。内脏学的消化系统、呼吸系统、泌尿系统、生殖系统都直接或间接地借助孔、裂、道、口等与外界相通。《黄帝内经·素问》："肝，开窍于目；肾，开窍于耳；肺，开窍于鼻；脾，开窍于口；舌为心之苗。"这些孔、裂、道、口均可视为机体与外界进行物质交换的"窗口"。借助这一理论，现代医学发明了"纤维内窥镜"，诸如胃镜、肠镜、膀胱镜、支气管纤维镜、胆道镜、子宫镜等，为内脏器官疾病的准确诊断和微创治疗提供了科学的依据。当然，从文化的角度来讲，传统中医可通过观察鼻知道呼吸系统的运行状况；通过观察口腔和肛门知道消化系统的运行状况；通过观察尿道口、排尿和尿液知道泌尿系统的运行状况；通过观察、询问月经知道女性生殖系统的运行状况。传统医学强调"望、闻、问、切四诊参"，现代医学强调"望、触、叩、听四诊合一"，殊途同归。中医和西医可以互补、可以互鉴、可以相互渗透，取长补短。

　　再者，消化系统、呼吸系统、泌尿系统、生殖系统并不是独立运行的，它们相辅相成，相互联系，不可分割。生命是一个整体，有时候呼吸系统的疾病可以通过消化系统来治疗，泌尿、生殖系统的疾病也可以通过消化系统、呼吸系统来治疗。

♣常用专业名词中英文对照表

内脏	viscera/ˈvisərə/
内脏学	splanchnology/splæŋkˈnɔlədʒi/

（骆降喜　田顺亮）

第三章 消化系统

【概述】

消化系统的主要功能是把从外界摄取的食物进行物理性消化和化学性消化，吸收食物分解后的营养物质，排出食物残渣。此外，咽与口腔还参与呼吸和语言的活动。

消化系统由消化管和消化腺组成，消化管是一条从口腔到肛门，粗细不等的管道，自上而下依次为：口腔、咽、食管、胃、小肠（十二指肠、空肠、回肠）及大肠（盲肠、阑尾、结肠、直肠、肛管），末端以肛门通体外。临床上通常把从口腔到十二指肠的消化管称上消化道，空肠及以下的部分称下消化道（图3-1）。

消化腺分泌消化液，消化液中含有分解食物的各种酶。按消化腺体积的大小和位置不同，可分为大消化腺和小消化腺两种。大消化腺位于消化管壁外，成为一个独立的消化器官，其分泌的消化液经导管流入消化管腔内，如大唾液腺、胰和肝。小消化腺分布于消化管壁内，位于黏膜层或黏膜下层，如唇腺、胃腺、肠腺等，数量庞大。

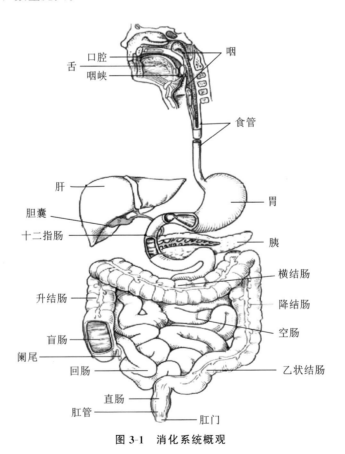

图3-1 消化系统概观

【表面解剖】

一、体表标志

消化系统常用的体表标志有耻骨联合、耻骨结节、髂嵴、脐、半月线、肋弓，详见本教材第一、二章。

二、体表投影

阑尾根部的体表投影：通常在右髂前上棘与脐连线的中、外 1/3 交点处，该点称 **McBurney** 点（麦氏点）。

肝的体表投影：肝的体表投影可用三点作标志，第一点为右锁骨中线与第 5 肋交点；第二点位于右腋中线与第 10 肋下 1.5 cm 的相交处；第三点为左第 6 肋软骨距前正中线左侧 5 cm 处。第一点与第三点的连线为肝的上界，第一点与第二点的连线为肝的右缘，第二点与第三点的连线相当于肝的下缘。

胆囊底的体表投影：右锁骨中线与右肋弓交点处或右腹直肌外侧缘与右肋弓交点处。

【临床案例】

案例 3-1　患者李某，男性，76 岁，因"无明显诱因出现昏迷 3 h"，CT 示："脑出血"收住神经内科。体检：T 38.6 ℃，P 118 次/min，R 30 次/min，呈昏迷状态，双侧瞳孔等大等圆，对光反射迟钝。医嘱予鼻饲流质饮食，护士小赵为患者实施鼻饲术，即将导管经鼻腔插入胃肠道内，从管内输注流质食物、水和药物，以维持患者营养和治疗需要的技术。

问题：

（1）插入胃管的长度应为多少？如何测量？（前额发际至剑突或自鼻尖经的距离：成人 45～55 cm，婴幼儿 14～18 cm）

（2）食管 3 个狭窄处分别是哪些部位？插胃管时应注意什么？

（3）成人胃的容量是多少？鼻饲时每次注入的量应为多少？

第一节　口　　腔

口腔是消化系统的起始部，有六壁，前为上、下唇，两侧为颊，上为腭，下为口底。向前经口唇围成的口裂通向外界，向后经咽峡与咽相通（图 3-2）。

口腔借上、下颌骨牙槽突、牙弓和牙龈分为口腔前庭和固有口腔。前者是上、下唇和颊与上、下牙弓和牙龈之间的狭窄空隙，当上下牙列咬合时，口腔前庭仅可经第三磨牙后方的间隙（磨牙后三角）相通，临床患者牙关紧闭时可经此插管或注入营养物质。后者位于上、下牙弓和牙龈所围成的空间，其顶为腭，口底由黏膜、肌和皮肤组成。

一、口唇

口唇可分为上、下唇，外面为皮肤，中间为口轮匝肌，内面为黏膜。外表呈红色的部分为皮肤与黏膜的移行部，称唇红，当机体缺氧时，唇红可变为暗红色甚至绛紫色，称发绀。在上唇外面中线处有一纵行浅沟，称人中，为人类所特有。昏迷患者急救时常在此处进行指压或针刺。上唇两侧以弧形

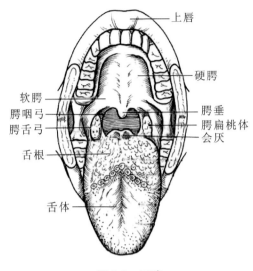

上唇

硬腭

软腭
腭咽弓
腭舌弓

腭垂
腭扁桃体
会厌

舌根

舌体

图 3-2　口腔

的鼻唇沟与颊部分界。口裂两侧，上、下唇结合处为口角，口角约平对第 1 磨牙。上、下唇内面正中线处，与牙龈基部之间各有一小黏膜皱襞相连，称上唇系带和下唇系带。

二、颊

颊位于口腔两侧，由黏膜、颊肌和皮肤构成，上颌第 2 磨牙牙冠相对的颊黏膜上有腮腺管乳头，为腮腺导管的开口。

三、腭

腭是口腔的顶，分隔鼻腔与口腔。腭分硬腭和软腭两部。硬腭位于腭的前 2/3，由上颌骨的腭突及腭骨的水平板组成，上覆黏膜。黏膜厚而致密，与骨膜紧密相贴。软腭位于腭的后 1/3，是横纹肌，表面为黏膜被覆。软腭后部斜向后下称腭帆，其后缘游离，后缘的正中部有垂向下方的突起，称腭垂（悬雍垂）。腭帆向两侧分出两个黏膜皱襞，前方一对为腭舌弓，延续于舌根的外侧，后方一对为腭咽弓，向下延至咽侧壁。腭垂、腭帆游离缘、两侧的腭舌弓及舌根共同围成咽峡，它是口腔通向咽的门户，也是口腔和咽之间的狭窄部。

腭扁桃体

腭扁桃体呈扁卵圆形，位于腭舌弓与腭咽弓间的扁桃体窝内，此窝上份未被扁桃体充满的空间称扁桃体上窝，异物常停留于此。通常所说的扁桃体即指腭扁桃体。临床上把扁桃体肿大分为三度：Ⅰ度，扁桃体肿大不超过咽腭弓；Ⅱ度，超过咽腭弓；Ⅲ度，肿大达咽后壁中线。

四、牙

（一）牙的种类和牙式

人的一生中换牙一次。第一套牙称乳牙，一般在出生后 6～7 个月开始萌出，3 岁左右出齐，共 20

个。第二套牙为恒牙，6～7岁时，乳牙开始脱落，恒牙中的第1磨牙首先长出，除第3磨牙外，其他各牙约在14岁均出齐。第3磨牙萌出最迟，称迟牙或智牙，到成年后才长出，有的甚至终身不出。恒牙全部出齐共32个。乳牙和恒牙的名称及排列如图3-3所示。

根据牙的形态和功能，可分为切牙、尖牙、前磨牙和磨牙。乳牙在上、下颌的左半与右半各5个，共计20个。恒牙在上、下颌的左半与右半各8个，共计32个。临床上，为了记录牙的位置，常以被检查者的方位为准，以"＋"记号划分上、下颌及左、右两半，共4区，并以罗马数字Ⅰ～Ⅴ标示乳牙，用阿拉伯数字1～8标示恒牙，如6表示左上颌第1磨牙；Ⅳ表示右下颌第1乳磨牙。

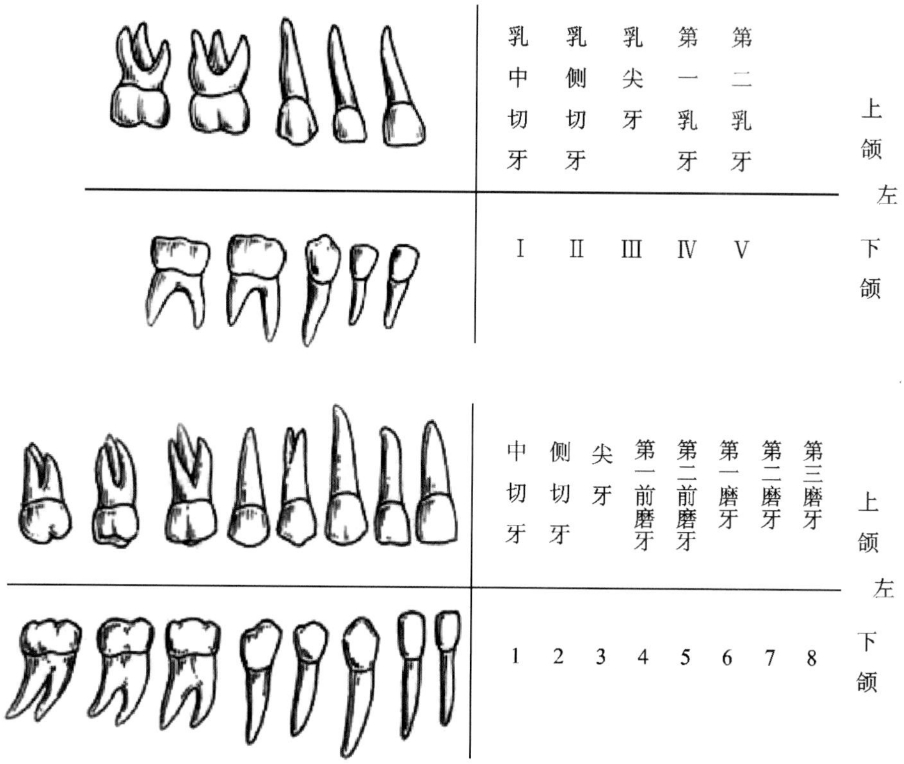

	乳中切牙	乳侧切牙	乳尖牙	第一乳磨牙	第二乳磨牙	上颌
	Ⅰ	Ⅱ	Ⅲ	Ⅳ	Ⅴ	左 下颌

	中切牙	侧切牙	尖牙	第一前磨牙	第二前磨牙	第一磨牙	第二磨牙	第三磨牙	上颌
	1	2	3	4	5	6	7	8	左 下颌

图 3-3 牙的名称、牙式的符号

（二）牙的形态

牙分牙冠、牙颈和牙根三部（图3-4）。暴露在口腔内的部分为牙冠，嵌入上、下颌骨牙槽内的部分为牙根，介于牙根和牙冠交界部分为牙颈。切牙的牙冠扁平，尖牙的牙冠呈锥形，均只有1个牙根。磨牙的牙冠最大，呈方形，有2或3个牙根。牙根尖端有牙根尖孔通牙根管，牙的血管、神经通过牙根尖孔、牙根管进入牙冠内较大的牙冠气腔。牙根管与牙冠腔合称牙腔或髓腔，容纳牙髓，急性牙髓炎患者疼痛剧烈。

（三）牙组织

牙由牙本质、釉质、牙骨质和牙髓组成。牙本质构成牙的大部分。在牙冠部的牙本质外面覆有釉质，釉质为全身最坚硬的组织。在牙根部的牙本质外面包有牙骨质。牙腔内为牙髓，由结缔组织、神经和血管共同组成。

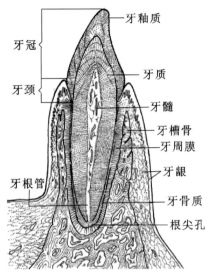

图 3-4　牙的形态、组织

（四）牙周组织

牙周组织包括牙周膜、牙槽骨和牙龈三部分，对牙起保护、固定和支持作用。牙周膜是介于牙根和牙槽骨之间的致密结缔组织，固定牙根，并可缓冲咀嚼时的压力。牙龈是口腔黏膜的一部分，血管丰富，包被牙颈，与牙槽骨的骨膜紧密相连。

五、舌

舌以骨骼肌为基础，被覆黏膜，有协助咀嚼、搅拌、吞咽食物、感受味觉和辅助发音的功能。

（一）舌的形态

舌以舌背后部向前开放的"V"形界沟分为舌体和舌根两部分。舌体占舌的前 2/3，舌根占舌的后1/3。界沟尖端有一小凹，称舌盲孔。（图 3-5）。

（二）舌黏膜

舌背黏膜上有许多小突起，称舌乳头。舌乳头分为丝状乳头、菌状乳头、叶状乳头和轮廓乳头四种。其中数量最多、体形最小、通常呈白色的称丝状乳头，几乎布满舌背前 2/3。舌尖及舌体两侧缘呈鲜红色的是菌状乳头，稍大于丝状乳头。叶状乳头位于舌外侧缘的后部，在人类不发达。舌乳头中最大的为轮廓乳头，排列于界沟前方，7～11 个，乳头中央隆起，周围有环状沟。轮廓乳头、菌状乳头、叶状乳头及软腭、会厌等处黏膜上皮中，含有味觉感受器，称味蕾，有感受酸、甜、苦、咸等味觉功能。

在舌根背部黏膜内，有许多由淋巴组织组成的小结节，称舌扁桃体。舌下面黏膜在舌的中线上，形成一黏膜皱襞，向下连于口底前部，称舌系带。在舌系带根部的两侧有 1 对小圆形隆起，称舌下阜，下颌下腺管及舌下腺大管开口于此。由舌下阜向口底后外侧延伸的一对隆起为舌下襞，其深面有舌下腺，舌下腺小管开口于舌下襞表面（图 3-6）。

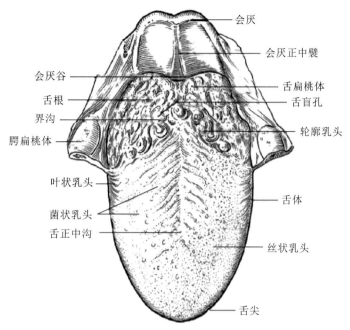

会厌
会厌正中襞
会厌谷
舌扁桃体
舌根
舌盲孔
界沟
轮廓乳头
腭扁桃体
叶状乳头
舌体
菌状乳头
舌正中沟
丝状乳头
舌尖

图 3-5　舌的上面

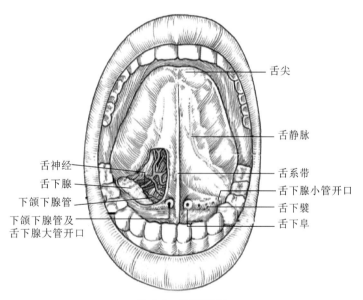

舌尖
舌静脉
舌神经
舌系带
舌下腺
舌下腺小管开口
下颌下腺管
舌下襞
下颌下腺管及
舌下腺大管开口
舌下阜

图 3-6　舌的下面

（三）舌肌

舌肌为骨骼肌，可分为舌内肌和舌外肌两种。舌内肌的起止均在舌内，其肌纤维分纵行、横行和垂直三种，收缩时分别可使舌缩短、变窄或变薄。舌外肌起自舌外，止于舌内，共有四对，其中以颏舌肌在临床上较为重要，是一对强有力的肌，起自下颌体后面的颏棘，肌纤维呈扇形向后上方分散，止于舌中线两侧。两侧颏舌肌同时收缩，拉舌向前下方，即伸舌。单侧收缩使舌伸向对侧。

六、唾液腺

唾液腺位于口腔周围，能分泌唾液。唾液腺包括大唾液腺和小唾液腺。后者小，数目多，位于口腔各部黏膜内，属黏膜腺，如唇腺、颊腺、腭腺和舌腺等。大唾液腺有 3 对，即腮腺、下颌下腺和舌下腺（图 3-7）。

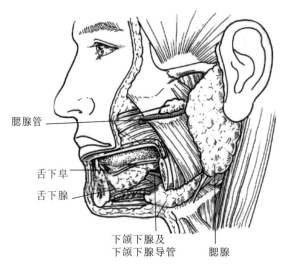

图 3-7　唾液腺

（一）腮腺

腮腺最大，重 15～30 g，形状不规则，分浅部与深部。浅部略呈三角形，上达颧弓下至下颌角，前至咬肌后 1/3 的浅面，后续腺的深部；深部伸入下颌支与胸锁乳突肌之间的下颌后窝内。腮腺管自腮腺前缘发出，在颧弓下方一横指处，横过咬肌浅面，斜穿颊肌，开口于与上颌第 2 磨牙相对的颊黏膜上的腮腺乳头。

（二）下颌下腺

下颌下腺呈卵圆形，重约 15 g，位于下颌骨下缘及二腹肌前、后腹所围成的下颌下三角内，其导管自腺内侧面发出，沿口底黏膜深面前行，开口于舌下阜。

（三）舌下腺

舌下腺较小，呈扁长圆形，重 2～3 g，位于口底舌下襞的深面。导管有大、小两种，大管 1 条，与下颌下腺管共同开口于舌下阜，小管 5～15 条，开口于舌下襞表面。

 流行性腮腺炎

又名"痄腮"，是由腮腺炎病毒侵犯腮腺引起的急性传染性疾病，一年四季均可发病，但以冬春两季多见。较多发于幼儿或少年，以 4～15 岁儿童发病率较高。一次得病之后，可有持久的免疫力。

第二节　咽

一、咽的位置和形态

咽是一上宽下窄、前后略扁的漏斗形肌性管道，长约 12 cm，位于第 1～6 颈椎前方。上起自颅底，向下于第 6 颈椎下缘续于食管，是消化道和呼吸道的共同通道。咽的后壁及侧壁完整，其前壁不完整，因咽的前方自上而下通鼻腔、口腔及喉腔（图 3-8）。

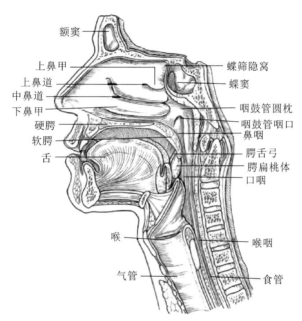

左侧标注（自上而下）：额窦、上鼻甲、上鼻道、中鼻道、下鼻甲、硬腭、软腭、舌

右侧标注（自上而下）：蝶筛隐窝、蝶窦、咽鼓管圆枕、咽鼓管咽口、鼻咽、腭舌弓、腭扁桃体、口咽

下方标注：喉、气管、喉咽、食管

图 3-8　头、颈部正中矢状面

二、咽的分部

咽腔以软腭与会厌上缘平面为界，自上而下分为鼻咽、口咽和喉咽三部。

（一）鼻咽

鼻咽是咽腔的上部，介于颅底与软腭之间，前经鼻后孔与鼻腔相通，两侧经咽鼓管咽口，借咽鼓管与中耳鼓室相通，向下续于口咽。鼻咽有如下主要结构。

1. **咽鼓管咽口**　左右各一，位于鼻咽两侧壁距下鼻甲后端之后约 1 cm 处。鼻咽经此口通向中耳鼓室。

2. **咽鼓管圆枕**　咽鼓管咽口前、上、后方的弧形隆起，是寻找咽鼓管咽口的标志。

3. **咽隐窝**　咽鼓管圆枕后方与咽后壁之间的一凹陷，是鼻咽癌的好发部位。

4. **咽鼓管扁桃体**　位于咽鼓管咽口附近黏膜内的许多颗粒状淋巴组织。

5. **咽扁桃体**　鼻咽部上壁后部黏膜下的丰富淋巴组织，在婴幼儿较为发达，6～7 岁后开始萎缩，约 10 岁以后完全退化。

（二）口咽

口咽介于软腭至会厌上缘平面之间，向上通鼻咽，向下通喉咽，向前经咽峡与口腔相通。

口咽有如下主要结构：

1. **腭扁桃体** 腭扁桃体呈扁卵圆形，位于同侧腭舌弓与腭咽弓之间的腭扁桃体窝内，此窝上份未被扁桃体充满的空间称扁桃体上窝，异物常停留于此。腭扁桃体内侧面由上皮被覆，上皮陷入扁桃体实质内，形成深浅不一的扁桃体隐窝，并在扁桃体内伸出许多囊状分支，细菌易于存留繁殖，成为感染病灶。

2. **咽淋巴环** 由咽后上方的咽扁桃体、两侧的咽鼓管扁桃体、腭扁桃体和前下方的舌扁桃体所组成，对消化道和呼吸道有防御和保护作用。

（三）喉咽

喉咽居咽的下份，位于会厌上缘至环状软骨下缘平面之间，向下与食管相续，向前经喉口与咽腔相通。

在喉的两侧和甲状软骨内面之间，黏膜下陷形成**梨状隐窝**。当咽食物时，喉口关闭，位于喉口两侧的梨状隐窝呈漏斗状张开，引导食物经此进入食管，梨状隐窝是异物常易嵌顿滞留的部位（图3-9）。

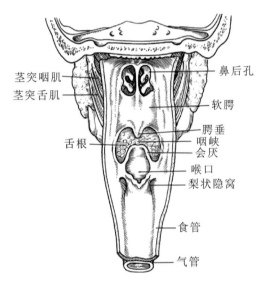

图3-9 喉腔（切开咽后壁）

（四）咽肌

咽壁的肌层由斜行的咽缩肌和纵行的咽提肌交织而成。咽缩肌包括上、中、下三部，呈叠瓦状排列。当吞咽时，各咽缩肌自上而下依次收缩，将食团推向食管。咽提肌位于咽缩肌深部，肌纤维纵行，收缩时，上提咽及喉，舌根后压，会厌封闭喉口，梨状隐窝开放，食团越过会厌，经喉咽进入食管。

第三节 食 管

一、食管的位置与分部

食管（图3-10）为一前后扁窄的长管状肌性管道，长约25 cm，上端约在第6颈椎下缘平面起自咽下缘，沿脊柱前方下行，经胸廓上口入胸腔，后纵隔穿过膈的食管裂孔，下端平第11胸椎水平终于胃贲门。食管可分为颈、胸、腹三部。

食管颈部：长约 5 cm，上起环状软骨下缘，下至胸骨颈静脉切迹水平。

食管胸部：长约 18 cm，上起胸骨颈静脉切迹，下至膈食管裂孔。

食管腹部：长 1～2 cm，由食管裂孔至胃贲门。

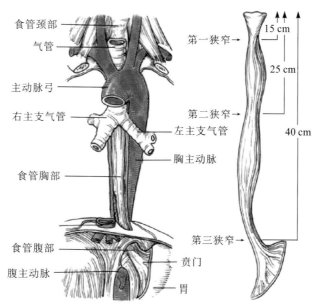

图 3-10　食管的位置及 3 个狭窄

二、食管的狭窄部

食管的管径由于本身的结构特点及邻近器官的影响，食管呈现三处生理性狭窄。第一狭窄位于食管起始处，距中切牙 15 cm；第二狭窄在食管与左主支气管交叉处，相当于胸骨角或第 4 与第 5 胸椎椎间盘水平，距中切牙 25 cm；第三狭窄为食管通过膈食管裂孔处，相当于第 10 胸椎水平，距中切牙 40 cm。这些狭窄部常是异物嵌顿滞留及食管癌的好发部位。

 鼻饲法

鼻饲法是将导管经鼻腔插入胃内，从管内灌注流质食物、水分和药物的方法。鼻饲法适用于不能由口进食的患者，在针灸科主要针对脑血管病急性期患者，常用于昏迷、假性延髓麻痹导致的吞咽困难和食管癌后期等不能自行进食的患者。他们可通过从胃管注入的营养丰富的流食来摄取足够的蛋白质、水、药物与热量的一种方法。

第四节　胃

胃是消化管各部中最膨大的部分，上连食管，下续十二指肠。成人胃的容量约 1 500 mL。胃的作用主要为收纳食物和分泌胃液，还有部分内分泌功能。

一、胃的形态和分部

胃的大小和形态因胃充盈程度、体位及体型等状况而不同。胃在完全空虚时略呈管状，高度充盈时可呈球囊状。

胃分上、下两口，大、小两弯和前、后两壁（图 3-11）。

胃的上口即入口称贲门，接食管，其左侧有食管末端与胃底形成的贲门切迹；下口即出口称幽门，通十二指肠。胃小弯凹向右上方，相当于胃的右上缘，其最低处的转角可明显见到一切迹，称角切迹。胃大弯凸向左下方，是胃的左下缘。

通常将胃分成 4 部：贲门部、胃底、胃体与幽门部。贲门部指胃贲门周围的部分，与胃的其他部分无肉眼可见的界限。胃底指贲门切迹平面以上的部分，亦称胃穹隆，其中含有咽下的空气（约 50 mL），X 线摄片上可见此气泡，放射学中称胃泡。胃体是胃底向下至角切迹处的中间部分。幽门部居胃体下界与幽门之间，此部可分为左侧略膨大的幽门窦和右侧呈长管状较窄的幽门管。幽门窦通常居胃的最低部，幽门管长 2～3 cm。胃溃疡和胃癌多发生于胃的幽门窦近胃小弯处。

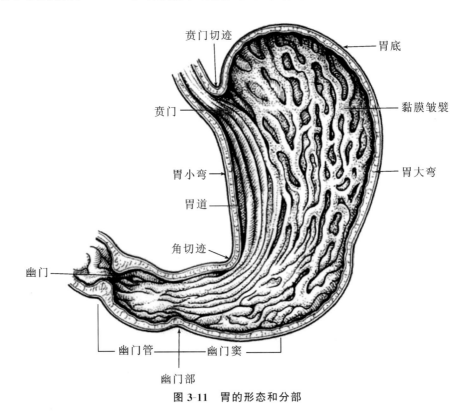

图 3-11 胃的形态和分部

二、胃的位置

胃的位置因体型、体位、胃的虚盈等情况的不同而有很大的变化。通常，胃在中等程度充盈时，大部分位于左季肋区，小部分位于腹上区。在剑突下方，部分胃前壁直接与腹前壁相贴，是临床上进行胃触诊的部位。矮胖体型者的胃位置较高，瘦长型者胃的位置较低。胃壁肌张力低、饱食后站立时，胃大弯最低点向下可达髂嵴水平。贲门与幽门的位置比较固定，贲门位于第 11 胸椎左侧，幽门在第 1 腰椎右侧附近。

三、胃壁的结构

胃壁的四层结构中，肌层由外纵、中环、内斜三层平滑肌组成，环层最发达，在幽门处特别增强，形成幽门括约肌，有延缓胃内容物排空和防止肠内容物逆流至胃的作用。

胃黏膜层柔软，血供丰富，呈红色或红褐色。胃黏膜形成许多高低不一的皱襞，胃小弯处的4～5条纵行皱襞较为恒定，襞间的沟称胃道。胃黏膜在幽门形成环行皱襞，突向腔内，称幽门瓣。

第五节　小　　肠

小肠是消化管中最长的一段，在成人全长5～7 m，是消化和吸收的重要器官。上起幽门，下接盲肠，分为十二指肠、空肠与回肠三部。

一、十二指肠

十二指肠介于胃与空肠之间，成人长度为20～25 cm，紧贴腹后壁，是小肠中长度最短、管径最大、位置最深且最为固定的一段。胰管与胆总管共同开口于十二指肠。十二指肠既接受胃液，又接受胰液和胆汁的注入，其消化功能十分重要。十二指肠的形状呈"C"形，包绕胰头，可分上部、降部、水平部和升部（图3-12）。

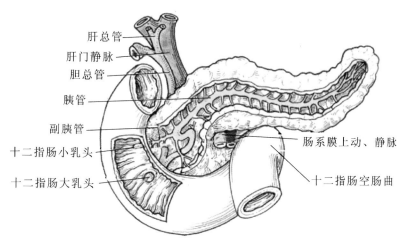

图3-12　十二指肠、胰和胆道

（一）上部

十二指肠上部长约5 cm，起自胃的幽门，水平行向右后方，至胆囊颈的后下方，急转向下形成降部，转折处为十二指肠上曲。十二指肠上部近幽门的一段长约2.5 cm的肠管，壁较薄，黏膜面较光滑，没有或甚少环状襞，此段称十二指肠球，是十二指肠溃疡及穿孔的好发部位。

（二）降部

十二指肠降部长7～8 cm，由十二指肠上曲沿右肾内侧缘下降，至第3腰椎水平，弯向左侧，转折处为十二指肠下曲。降部左侧紧贴胰头，此部的黏膜有许多环状襞，其后内侧壁有胆总管沿其外面下行，致使黏膜呈略凸向肠腔的纵行隆起称十二指肠纵襞。纵襞的下端的圆形隆起称十二指肠大乳头，是胆总管和胰管的共同开口。大乳头稍上方，有时可见十二指肠小乳头，是副胰管的开口处。

（三）水平部

十二指肠水平部又称下部，长约 10 cm，自十二指肠下曲向左横行至第 3 腰椎左侧移行为升部。肠系膜上动脉、静脉紧贴此部前面走行，在某些情况下，肠系膜上动脉可压迫此部引起十二指肠梗阻。

（四）升部

十二指肠升部长 2～3 cm，自水平部末端，斜向左上方，达第 2 腰椎左侧急转向前下方，形成十二指肠空肠曲，移行为空肠。十二指肠空肠曲借十二指肠悬肌连于膈右脚。该肌与包绕其下段的腹膜皱襞共同形成十二指肠悬韧带（Treitz 韧带），是确定空肠起点的重要标志。

 肠内营养

> 肠内营养是指食物或营养液通过各种管道（如鼻胃管、胃或空肠造口管）输入胃肠道。胃肠道吸收功能良好是实施肠内营养的基本条件。输入的营养物质可以是流质的天然饮食或按一定配方组成的要素膳。

二、空肠和回肠

空肠和回肠均由肠系膜连于腹后壁，合称系膜小肠（图 3-13）。

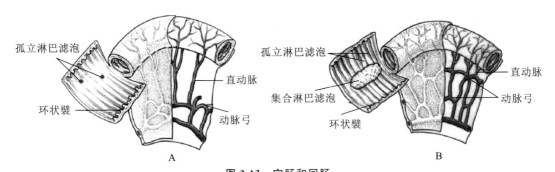

图 3-13　空肠和回肠

A. 空肠；B. 回肠

空肠始于十二指肠空肠曲，回肠末端连于盲肠。空肠是吸收营养物质的主要场所。空肠和回肠两者间无明显分界，形态结构的变化也是逐渐移行的。空肠、回肠的比较如表 3-1 所示。

表 3-1　空肠与回肠的比较

比较项目		空肠	回肠
位置		腹腔左上部	腹腔右下部，部分在盆腔
长度		空肠、回肠全长的近段 2/5	空肠、回肠全长的远段 3/5
外观	管径	较粗	较细
	管壁	较厚	较薄
	血管	较多	较少
	颜色	较红	较浅
肠系膜的动脉弓		级数少	级数多

续表

		空肠	回肠
黏膜	环状襞	高而密	疏而低
	绒毛	高而密	小而疏
	孤立淋巴滤泡	少	多
	集合淋巴滤泡	无或偶见	较多

第六节　大　　肠

　　大肠是消化管的下段，长约1.5m，全程围绕在空、回肠周围，分为盲肠、阑尾、结肠、直肠和肛管。大肠的主要功能为吸收水分、维生素和无机盐，并将食物残渣形成粪便，排出体外。

　　除直肠、肛管及阑尾外，结肠和盲肠具有三种特征性结构，即结肠带、结肠袋和肠脂垂（"带、袋、垂"）（图3-14）。

　　结肠带由肠壁的纵行肌增厚而成，有三条，沿肠的纵轴排列，三条结肠带汇集于阑尾根部。结肠袋是由于结肠带较肠管短，使后者皱褶形成由横沟隔开向外膨出的囊状突起。肠脂垂为沿结肠带两侧分布的许多小突起，由浆膜及其所包含的脂肪组织形成。在结肠的内面，相当于结肠袋间的横沟处，环行肌增厚，肠皱褶成结肠半月襞。

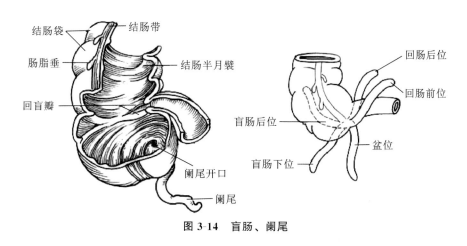

图3-14　盲肠、阑尾

一、盲肠

　　盲肠位于右髂窝内，是大肠的起始部，是肠套叠的好发部位，其下端为膨大的盲端，左侧与回肠末端相连，上续升结肠。回盲瓣是由回肠末端突入盲肠所形成的上、下两个半月形的皱襞。此瓣的作用为阻止小肠内容物过快地流入大肠，以便食物在小肠内充分消化吸收，并可防止盲肠内容物逆流到回肠。在回盲口下方约2cm处，有阑尾的开口。

二、阑尾

　　阑尾的根部连于盲肠的后内侧壁，远端游离，平均长度5～7cm。阑尾的位置因人而异，它可位于回肠末端的前面或后面，或位于盲肠后方或下方，也可越过骨盆缘进入盆腔内。此外，还可有肝下位和左下腹位等。鉴于阑尾位置变化颇多，手术中有时寻找困难，由于三条结肠带均在阑尾根部集中，故沿结肠带向下追踪，是寻找阑尾的可靠方法。阑尾根部的体表投影点，通常以脐与右侧髂前上棘连线的中、外 1/3 交点（McBurney 点）为标志；有时也以左、右髂前上棘连线的右、中 1/3 交点（Lanz点）表示。

 阑尾炎

多种因素引起的阑尾炎性改变，以青年多见，男性多于女性。可分为急性和慢性两种，急性阑尾炎较常见，慢性较少见。典型的急性阑尾炎初期有中上腹或脐周疼痛，数小时后腹痛转移并固定于右下腹（转移性右下腹疼痛）。同时可能还伴有胃肠道症状、发热等临床表现。

三、结肠

结肠在右髂窝内续于盲肠，在第 3 骶椎平面连接直肠。结肠分升结肠、横结肠、降结肠和乙状结肠 4 部分，大部分固定于腹后壁，结肠呈"M"形将小肠包围在内。结肠的直径自其起端 6 cm，逐渐递减为乙状结肠末端的 2.5 cm，这是结肠肠腔最狭细的部位。

（一）升结肠

升结肠长约 15 cm，居盲肠与结肠右曲之间，上行至肝下方向左转折移行为横结肠。转折处称结肠右曲或肝曲。升结肠后壁借结缔组织贴附于右肾和腰大肌前面，活动度甚小。

（二）横结肠

横结肠长约 50 cm，起自结肠右曲，向左横行，止于结肠左曲，在脾门下方转向下续于降结肠。转折处为结肠左曲又称脾曲。横结肠由横结肠系膜连于腹后壁，活动度大，横结肠中部下垂至脐或低于脐平面。

（三）降结肠

降结肠长约 25 cm，自结肠左曲下行，至左髂嵴处续于乙状结肠。

（四）乙状结肠

乙状结肠长约 40 cm，自左髂嵴水平开始，沿左髂窝转入盆腔内，全长呈"乙"字形弯曲，至第 3 骶椎平面续于直肠。乙状结肠借乙状结肠系膜连于骨盆侧壁，活动度较大。

四、直肠

直肠位于小骨盆腔的后部、骶骨的前方，全长 10～14 cm。其上端在第 3 腰椎平面与乙状结肠相接向下沿第 4～5 骶椎和尾骨前面下行，穿过盆膈移行于肛管。直肠并不直，在矢状面上有两个弯曲，即骶曲和会阴曲。前者由于直肠在骶、尾骨前面下降，形成凸向后方的弯曲；后者是直肠绕过尾骨尖形成凸向前方的弯曲。

直肠上端与乙状结肠交接处管径较细，下端膨大成为直肠壶腹。直肠内面有三个直肠横襞，由黏膜及环行肌构成。最上方的直肠横襞接近直肠乙状结肠交接处，位于直肠左壁，距肛门约 11 cm。中间的直肠横襞最大而明显，位置最恒定，位于直肠右壁，距肛门约 7 cm，在乙状结肠镜检查中，常以中直肠襞作为定位标志。最下方的一条直肠横襞多位于直肠左壁，有时此横襞缺如（图 3-15）。

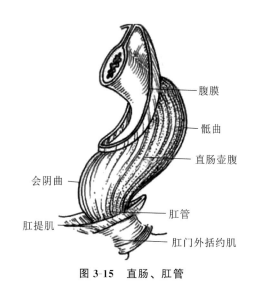

图 3-15　直肠、肛管

五、肛管

(一) 肛管的形态

肛管的上界为直肠穿过盆膈的平面，下端以肛门通向体外，长 3～4 cm，为肛门括约肌所包绕，平时处于收缩状态，有控制排便的作用。

肛管内面的重要结构 (图 3-16)：

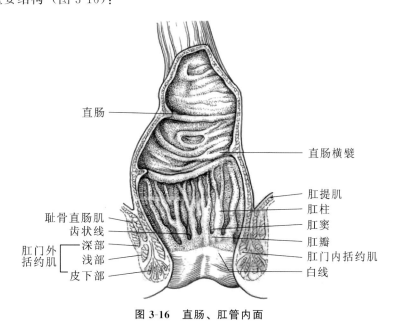

图 3-16　直肠、肛管内面

1. 肛柱　肛管内面 6～10 条纵行的黏膜皱襞称肛柱。

2. 肛瓣　肛柱下端之间，彼此借半月形的黏膜皱襞 (肛瓣) 相连。

3. 肛窦　肛瓣与肛柱下端共同围成的小隐窝，窦口向上，肛门腺开口于此，窦内往往积存粪屑，易于感染而发生肛窦炎。

4. 肛直肠线　各肛柱上端的连线，即直肠与肛管的分界线。

5. **齿状线**　肛柱下端与肛瓣基部连成锯齿状环行线。齿状线上、下部分的肠管在胚胎发生来源、覆盖上皮、动脉来源、静脉回流、淋巴引流、神经分布等多方面差异，在临床上有很大的实际意义（详见表3-2）。

表 3-2　齿状线以上与齿状线以下比较

比较项目	齿状线以上	齿状线以下
胚胎发生来源	内胚层（后肠）	外胚层（原肛）
覆盖上皮	单层柱状上皮	复层扁平上皮
动脉来源	直肠上、下动脉	肛动脉
静脉回流	直肠上静脉→肠系膜下静脉→脾静脉→肝门静脉	肛静脉→阴部内静脉→髂内静脉→髂总静脉→下腔静脉
淋巴引流	肠系膜下淋巴结和髂内淋巴结	腹股沟淋巴结
神经分布	内脏神经	躯体神经
痔	内痔	外痔

6. **肛梳**　齿状线的下方1 cm的环形区域，表面光滑，深部为静脉丛。

7. **白线**　肛梳下缘的环行线，相当于肛门内、外括约肌之间，肛门指诊可触知此处有一环形浅沟。

肛梳的皮下组织和肛柱的黏膜下层内含有丰富的静脉丛，有时可因某种病理原因而形成静脉曲张，向肛管腔内突起，称为痔。痔发生在齿状线以上称为内痔，发生在齿状线以下称为外痔，跨越齿状线上、下相连的称混合痔。由于神经的分布不同，故内痔不痛而外痔疼痛剧烈。

肛门是肛管的下口，为一前后纵行的裂孔，前后径2～3 cm。肛门周围皮肤富有色素，呈暗褐色，成年男子肛门周围长有硬毛，并有汗腺（肛周腺）和丰富的皮脂腺。

（二）肛门括约肌

环绕肛管周围的肌有肛门内括约肌和肛门外括约肌。

1. **肛门内括约肌**　属平滑肌，是肠壁环行肌增厚而成，有协助排便的作用，对控制排便的作用不大。

2. **肛门外括约肌**　为横纹肌，围绕肛门内括约肌外的肛门外括约肌按其纤维所在部位，可分为皮下部、浅部和深部三部分。

肛门内括约肌，肠壁的纵行肌，肛门外括约肌的浅、深部，以及肛提肌的耻骨直肠肌共同构成一围绕肛管的强大肌环，称肛门直肠环，对肛管起着极重要的括约作用，手术损伤可致大便失禁。

第七节　肝

肝是人体最大的消化腺，也是人体最大的实质性器官。我国成年人肝的重量男性平均1 299.94 g，女性平均1 220.48 g。肝的长径（左右径）×宽径（上下径）×厚（前后径）为258 mm×152 mm×58 mm。

肝的功能极为复杂、重要，它是机体新陈代谢最活跃的器官，不仅参与蛋白质、脂类、糖类和维生素等物质的合成、转化与分解，还参与激素、药物等物质的转化和解毒。胆汁的生成和分泌均在肝内进行。胚胎时期，肝还具有造血功能。

一、肝的外形

肝的血液供应很丰富，在活体呈红褐色，质软而脆。肝呈不规则的楔形，可分上、下两面，前、后、左、右四缘。

肝的上面（膈面）（图 3-17）膨隆，与膈相接触。其前部借矢状位的镰状韧带分成厚而大的肝右叶与小而薄的肝左叶。膈面后部没有腹膜被覆的部分称裸区。

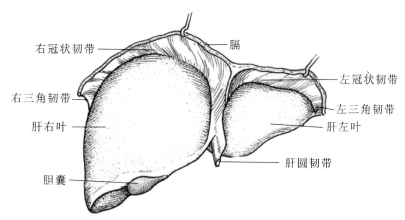

图 3-17　肝的上面

肝的下面（脏面）（图 3-18），邻接许多脏器，因此在肝的脏面出现相应的压迹，凹凸不平。肝脏面中部有呈"H"形的三条沟，其中中间横沟处称肝门，长约 5 cm，是肝固有动脉左、右支，肝左、右管，肝门静脉左、右支及神经和淋巴管进出的门户，进出肝门的结构被结缔组织包绕称肝蒂。肝蒂中三种结构的位置关系：肝左、右管在前，肝固有动脉左、右支居中，肝门静脉左、右支居后。"H"形沟的左侧纵沟窄而深，由前部的肝圆韧带裂与后部的静脉韧带裂组成。肝圆韧带裂有肝圆韧带通过，肝圆韧带是胎儿时期的脐静脉闭锁后的遗迹，经镰状韧带游离缘下行至脐。静脉韧带裂容纳静脉韧带，静脉韧带是胎儿时期静脉导管闭锁后的遗迹。右侧纵沟宽而浅，沟的前部为一浅窝，容纳胆囊称胆囊

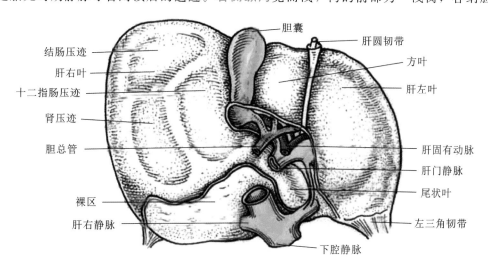

图 3-18　肝的下面

窝。后部为腔静脉沟，容纳下腔静脉，其上端称为第2肝门，肝左、中、右静脉由此出肝，分别注入下腔静脉。"H"形沟将肝的脏面分为4个叶：左叶位于肝圆韧带裂与静脉韧带裂的左侧；方叶位于肝门之前，肝圆韧带裂与胆囊窝之间；尾状叶位于肝门之后，静脉韧带裂与腔静脉沟之间；右叶位于胆囊窝与腔静脉窝的右侧。脏面的肝右叶、方叶和尾状叶一起，相当于膈面的肝右叶。

肝前缘是肝的脏面与膈面之间的分界线，薄而锐利。肝后缘钝圆，朝向脊柱。右缘即肝右叶的右下缘，亦钝圆。左缘即肝左叶的左缘，薄而锐利。

二、肝的位置

肝大部分位于右季肋区和腹上区，小部分位于左季肋区，被胸廓所掩盖，仅在腹上区左、右肋弓间露出，直接接触腹前壁。

肝的上界与膈穹隆一致，可用以下三点的连线来表示：即在右侧锁骨中线与第5肋的交点，前正中线与剑胸结合线的交点，肝下界与肝前缘一致，右侧与右肋弓一致；中部位于剑突下约3 cm，左侧被肋弓掩盖。故体检时，在右肋弓下不能触到肝。3岁以下的健康幼儿，由于腹腔的容积较小，而肝体积相对较大，肝下缘常低于右肋弓下1.5～2.0 cm，到7岁以后，在右肋弓下不能触及。

三、肝外胆道

胆汁由肝细胞产生，经肝内各级胆管（肝内胆道）收集，出肝门后，再经肝外胆道输送到十二指肠。肝外胆道包括肝左管、肝右管、肝总管、胆囊管、胆囊与胆总管（图3-19）。

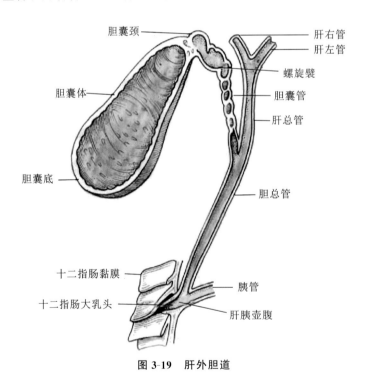

图3-19　肝外胆道

（一）肝管和肝总管

左、右半肝内的胆小管逐步汇合，分别合成肝左管和肝右管，两者出肝门后在肝门附近汇合形成肝总管。肝总管长2～4 cm，位于肝十二指肠韧带内，其下端与胆囊管汇合成胆总管。

（二）胆囊

胆囊为贮存和浓缩胆汁的器官，呈长梨形，长 8～12 cm，宽 3～5 cm，容量 40～60 mL，位于肝的胆囊窝内，借结缔组织与肝相连。

胆囊分底、体、颈、管四部，胆囊底是胆囊的盲端，圆钝而略膨大。胆囊底指向下前方，多露出于肝下缘，并与腹前壁的内面相接触。胆囊底的体表投影位置在右腹直肌外侧缘与右侧肋弓相交处。胆囊体与底无明显分界。胆囊体向后逐渐变细移行成为胆囊颈。胆囊颈细而弯曲，然后急转向后下方与胆囊管相续。胆囊管长 3～4 cm，直径约 0.3 cm，近胆囊颈的一段，其黏膜形成螺旋状的皱襞，称螺旋襞，胆结石常嵌顿于此处。胆囊管、肝总管和肝的脏面围成的三角形区域称胆囊三角（calot 三角），其内常有胆囊动脉经过，是胆囊手术中寻找胆囊动脉的标志。

（三）胆总管

胆总管由肝总管与胆囊管汇合而成，向下与胰管相汇合，长 4～8 cm，管径 3～6 mm。胆总管起始段位于十二指肠上部上方，在肝十二指肠韧带内，然后居十二指肠上部后方，再向下，在胰头与十二指肠降部之间或经胰头之后，最后斜穿十二指肠降部后内侧壁中，在此处与胰管汇合，形成一略膨大的共同管道，称肝胰壶腹，开口于十二指肠大乳头。平时（空腹或禁食），肝胰壶腹周围的肝胰壶腹括约肌保持收缩状态且胆囊扩张，由肝分泌的胆汁，经肝左、右管、肝总管、胆囊管进入胆囊贮存和浓缩；进食后，尤其进高脂肪食物，胆囊收缩，肝胰壶腹括约肌舒张，胆囊内的胆汁经胆囊管、胆总管排入十二指肠，此时肝内产生的胆汁也下行至十二指肠，参与食物消化。

第八节　胰

胰是人体第二大的消化腺，由外分泌和内分泌两部分结构组成。外分泌部分泌胰液，经胰管排入十二指肠，含有多种消化酶，有分解消化蛋白质、糖类和脂肪的作用。内分泌部即胰岛，散在于胰实质内（胰尾较多），主要分泌胰岛素，参与调节糖代谢。

胰是一个狭长形的腺体，位于胃的后方横卧于腹后壁，平第 1～2 腰椎，全长 17～20 cm，右邻十二指肠降部，左抵脾门。

胰略呈三棱形，质地柔软，呈灰红色，分头、体、尾 3 部，各部无明显界限。胰头为右端膨大部分，其上、下方和右侧被十二指肠包绕，其下部有一向左后上方的钩突，肠系膜上动、静脉夹在胰头与钩突之间，胰头癌因肿块压迫肝门静脉起始段，影响其血液回流，可出现腹腔积液、脾肿大等症状。胰体为胰的大部分，位于胰头与胰尾之间，其前隔网膜囊与胃相邻，故胃后壁的肿瘤或溃疡穿孔常与胰粘连。胰尾较细，向左上方抵达脾门。

胰管位于胰实质内，与胰的长轴平行，从胰尾经胰体走向胰头，贯穿胰的全长，沿途接受许多小叶间导管，最后于十二指肠降部的壁内与胆总管汇合成肝胰壶腹，开口于十二指肠大乳头。在胰头上部常有副胰管，开口于十二指肠小乳头。

【临床要点】

1. 胃管置入术　是将胃管经过鼻腔或口腔插入胃内，以达到诊断、治疗、预防疾病的目的。

（1）鼻饲法：鼻腔－咽－食管－胃。

（2）洗胃法：口腔－咽－食管－胃。

2. 灌肠术及直肠镜检查术 灌肠术是将一定容量的液体经肛门逆行灌入大肠，促使排便，解除便秘，减轻腹胀，清洁肠道；采用结肠透析或借助肠道黏膜的吸收作用也可治疗某些疾病。

直肠镜检查是观察直肠内有无病变的有效检查方法，一般插至直肠也可进入乙状结肠。根据不同的诊疗目的，导管插入的深度不同。

整个结肠约呈"M"形和"乙"字形分布于腹、盆腔；且直肠不直，在矢状面上形成两个弯曲。

综合直肠与结肠两者解剖因素，故操作时依不同目的，导管经肛门逆行到直肠或达乙状结肠时，需注意这些弯曲以免损伤肠壁。且患者体位不同：

（1）清洁灌肠的目的应采取左侧卧位。

（2）结肠灌洗应取右侧卧位。

（3）直肠镜检查一般取左侧卧位。

3. 易患阑尾炎的形态学基础 阑尾蚓突管腔狭小，排空欠佳；阑尾系膜呈三角形较阑尾短，内含血管、淋巴管和神经，使阑尾缩曲成袢状或半圆弧形。

4. 直肠的毗邻与直肠指检 与直肠下部毗连的结构，均可通过直肠指检（隔着肠壁）而触及。向前可扪得膀胱底、前列腺、精囊、输精管壶腹、子宫颈等器官；向后可触及骶、尾骨的盆面；两侧则可触及输卵管、卵巢、坐骨棘和坐骨结节等。此外，某些临床病理情况，如输尿管盆部病理性增粗、坐骨肛门窝脓肿、直肠膀胱陷凹或直肠子宫陷凹积液等，均可通过直肠指检触及。

5. 腮腺解剖的临床应用

（1）在面部手术时，因避免在腮腺浅叶或颊部做垂直深切口，避免导致面瘫或腮腺管瘘。

（2）腮腺切除术时，可采用顺行解剖法或逆行解剖法显露面神经主干及其分支，从而保留神经，避免术后出现周围性面瘫。

【临床案例】

案例 3-2 患者，女性，42岁，因半年前出现排便习惯改变、腹胀不适、乏力、消瘦，2天前出现黏液血便入院。行 CT、纤维结肠镜病理检查确诊为结肠癌后，择期行结肠造瘘术，医嘱予术前清洁灌肠。

问题：

（1）灌肠时患者应采取什么体位？为什么？

（2）结肠的解剖结构是怎样的？

案例 3-3 患者，女性，62岁，务农。因转移性右下腹痛1天入院。查体：神志清楚，急性痛苦面容，强迫弯腰屈膝，心肺未见明显异常，右下腹肌紧张，麦氏点压痛、反跳痛明显，肠鸣音减弱，无消化道症状及尿道刺激征，无寒战高热，未行腹穿。入院诊断：阑尾穿孔合并局限性腹膜炎，急诊手术，术中见十二指肠溃疡小穿孔，行溃疡穿孔修补术。

问题：

（1）十二指肠溃疡的好发部位在哪里？

（2）什么是麦氏点？是否麦氏点有压痛就可诊断为阑尾炎？为什么？

♣ **常用专业名词中英文对照表**

消化系统	digestive（alimentary）system/diˈʤestiv/ /ˌæliˈmentəri/
消化管	digestive canal/kəˈnæl/

消化腺	digestive gland
上消化道	superior digestive tract/sjuːˈpiriə/ /trækt/
口腔	oral cavity/ˈɔːrəl/
硬腭	hard palate/ˈpælit/
软腭	soft palate/ˈpælit/
牙龈	gum/gʌm/
腮腺	parotid gland/pəˈrɔtid/
腮管	parotid duct/pəˈrɔtid/
舌下腺	sublingual gland/sʌbˈliŋgwəl/
切牙	incisor teeth/inˈsaizə/
尖牙	canine teeth/ˈkeinain/
侧切牙	lateral（second）incisor
前磨牙	premolar teeth/priˈməulə/
磨牙	molar/ˈməulə/
舌	tongue，lingua/tʌŋ/ /ˈliŋgwə/
舌尖	apex of tongue/ˈeipeks/
舌背	dorsoum of tongue
舌根	root of tongue
舌体	body of tongue
舌乳头	papillae of tongue，lingual papillae/pəˈpiliə/
界沟	terminal sulcus/ˈtəːminəl/ /ˈsʌlkəs/
咽	pharynx/ˈfæriŋks/
咽峡	isthmus of fauces，fauces/ˈfɔːsiːz/
腭帆	palatine velum/ˈpælətain/ /ˈviːləm/
腭垂，悬雍垂	palatine uvula，uvula/ˈjuːvjulə/
咽腔	cavity（fornix）of pharynx/ˈfɔːniks/ /ˈfæriŋks/
鼻咽	nasopharynx/ˌneizəuˈfæriŋks/
咽鼓管圆枕	eustachian cushion，tubal torus/ˈtjuːbəl/ /ˈtɔːrəs/
咽隐窝	pharyngeal recess/ˌfærinˈdʒiːəl/ /riˈses，ˈriːses/
口咽	oropharynx/ˌɔːrəuˈfæriŋks/
喉咽	laryngopharynx/ləˌriŋgəuˈfæriŋks/
梨状隐窝	piriform recess/ˈpirəfɔːm/
食管，食道	esophagus/iːˈsɔfəgəs/
食管颈部	cervical part of esophagus/ˈsəːvikəl/
食管胸部	thoracic part of esophagus/θɔːˈræsik/
食管腹部	abdominal part of esophagus/æbˈdɔminəl/
胃	stomach
胃大弯	greater curvature of stomach/ˈkəːvətʃə/

胃小弯	lesser curvature of stomach/ˈkəːvətʃə/
贲门	cardia，cardiac orifice/ˈkɑːdiə/ /ˈkɑːdiək/ /ˈɔrifis/
贲门部	cardiac part/ˈkɑːdiæk/
胃底	fundus of stomach/ˈfʌndəs/
胃体	body of stomach
幽门	pylorus，pyloric orifice/paiˈlɔːrəs/ /paiˈlɔːrik/ /ˈɔrifis/
幽门部	pyloric part
幽门管	pyloric canal
幽门窦	pyloric antrum/ˈæntrəm/
小肠	small intestine/inˈtestin/
十二指肠	duodenum/ˌdjuːəuˈdiːnəm/
十二指肠球	ampulla，duodenal bulb/æmˈpulə/ /ˌdjuːəuˈdiːnəl/ /bʌlb/
十二指肠大乳头	major duodenal papilla/ˈmeiʤə/ /pəˈpilə/
十二指肠小乳头	minor duodenal papilla/ˈmainə/ /pəˈpilə/
下消化道	inferior digestive tract/trækt/
空肠	jejunum/ʤiˈʤunəm/
回肠	ileum/ˈiliəm/
大肠	large intestine/inˈtestin/
盲肠	caecum/ˈsiːkəm/
回盲口	ileocecal valve/ˌiliəuˈsekəl/ /vælv/
回瓣口	ileocecal orifice/ˌiliəuˈsekəl/
阑尾	vermix，vermiform appendix/ˈvəːmifɔːm/ /əˈpendiks/
升结肠	ascending colon/əˈsendiŋ/
横结肠	transverse colon
降结肠	descending colon/diˈsendiŋ/
乙状结肠	sigmoid colon
结肠袋	haustra of colon/ˈhɔːstrə/ /ˈkəulən/
结肠带	colic bands/ˈkɔlik/ /bænds/
肠脂垂	epiploic appendices/ˌepiˈplɔik/ /əˈpendəˌsiːz/
直肠	rectum/ˈrektəm/
骶曲	sacral flexure/ˈseikrəl/ /ˈflekʃə/
会阴曲	perineal flexure/ˈflekʃə/
肛管	anal canal
肛柱	anal column
肛窦	anal sinus
肛瓣	anal valves
齿状线	dentate line/denteit/
肛门	anus/ˈeinəs/

肝	liver/ˈlivə/
膈面	diaphragmatic surface/ˌdaiəfrægˈmætik/
脏面	visceral surface/ˈvisərəl/
腔静脉沟	sulcus for vena cava/ˈsʌlkəs/ /ˈviːnə/ /ˈkeivə/
胆囊窝	fossa for gallbladder/ˈfɔsə/ /ˈgɔːlˌblædə/
肝圆韧带	round lig. of liver
静脉韧带	venous lig.（duct）/ˈviːnəs/
肝门	porta hepatis/hiˈpætis/
肝蒂	hepatic pedicle/ˈpedikl/
左叶	left lobe
右叶	right lobe
方叶	quadrate lobe/ˈkwɔdrət/ /ləub/
尾状叶	caudate lobe/ˈkwɔdrət/ /ləub/
胆管	bile duct/bail/ /dʌkt/
肝外胆道	extrahepatic duct/ˈekstrəhiˈpætik/ /dʌkt/
肝总管	common hepatic duct/ˈkɔmən/ /hiˈpætik/
胆囊	gallbladder/ˈgɔːlˌblædə/
胆囊底	fundus of gallbladder/ ˈfʌndəs/
胆囊体	body of gallbladder/ ˈfʌndəs/
胆囊颈	neck of gallbladder/ ˈfʌndəs/
胆囊管	cystic duct/ˈsistik/
胆总管	common bile duct/ˈkɔmən/
肝胰壶腹	hepatopancreatic ampulla/æmˈpulə/
胰头	head of pancreas/ˈpænkriəs/
胰体	body of pancreas/ˈpænkriəs/
胰尾	tail of pancreas/ˈpænkriəs/
副胰管	accessary pancreatic duct/əkˈsesəri/ /ˌpæŋkriˈætik/

（夏春波　张维山）

第四章 呼吸系统

【概述】

呼吸系统由呼吸道和肺组成，其主要功能是进行气体交换。呼吸道是气体进出的通道，包括鼻、咽、喉、气管和各级支气管，临床上常把鼻、咽、喉称为上呼吸道，气管和各级支气管称为下呼吸道。肺由肺实质（支气管树和肺泡）和肺间质（结缔组织、血管、淋巴管、淋巴结和神经）组成，表面覆有脏胸膜（肺外膜）（图 4-1）。

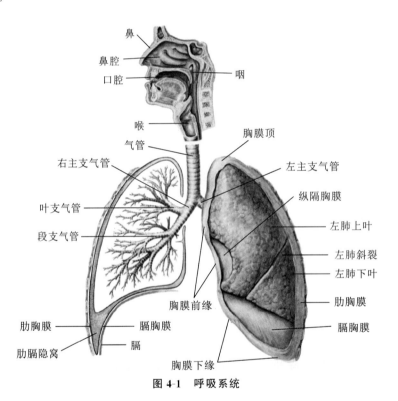

图 4-1 呼吸系统

【表面解剖】

1. 舌骨　口腔底皮肤与颈前部皮肤移行处，可触及舌骨体，向两侧向后触及舌骨大角。以舌骨大角为标志易于寻找舌动脉。

2. 甲状软骨　位于舌骨下方，其上缘平对颈总动脉的分叉处。甲状软骨前上部向前突出为喉结。

3. 环状软骨　位于甲状软骨下方，向后平对第 6 颈椎。环状软骨与甲状软骨之间有环状正中韧带（环甲膜）。

4. 气管　位于胸骨上窝处可触及气管颈段，并且确定气管的位置是否改变。

【临床案例】

案例 4-1　患者，男性，3 岁。玩耍时误吸黄豆，突然窒息。其母发现后马上为其拍背，有缓解，但不久又开始咳嗽并伴有呼吸困难。体格检查：小儿有口唇发绀、咳嗽、呼吸困难等呼吸道刺激症状，右胸运动受限。右肺呼吸音减弱，右侧肺中、下部叩诊为浊音。胸部 CT 平扫显示：右肺中、下叶支气管开口处有异物堵塞；右侧支气管未见明确显示，左侧支气管显示良好。麻醉后行支气管镜检查支气管，在 CT 提示的右肺中、下叶支气管处发现异物。经支气管镜将异物取出，为一粒黄豆。诊断为右肺中、下叶支气管异物阻塞。

问题：

（1）用支气管镜取出异物时，支气管镜经过的路径顺序如何？有哪些注意事项？

（2）为什么气管异物易坠入右侧主支气管，而不是左侧主支气管？

（3）口唇发绀的原因是什么？呼吸系统与血液循环系统如何联系起来？

第一节　鼻

鼻是呼吸道的起始部和嗅觉器官，由外鼻、鼻腔和鼻旁窦三部分组成。

一、外鼻

外鼻位于颜面中央。以鼻骨和软骨为支架，被覆皮肤和少量皮下组织。骨部皮肤薄而松弛；软骨部皮肤较厚，富含皮脂腺和汗腺，痤疮和酒糟鼻易发生于此。

外鼻上部较窄与额部相连部分为鼻根，向下续为鼻背，下端为鼻尖。鼻尖两侧呈弧状隆突部分为鼻翼，呼吸困难患者可见鼻翼翕动。小儿呼吸困难时，鼻翼翕动更明显。

二、鼻腔

鼻腔位于颅前窝下方、腭上方。以骨和软骨为支架，内面覆以黏膜和皮肤。鼻腔被鼻中隔分成左、右两个腔，向前以鼻孔与外界相通，向后经鼻后孔通鼻咽。每侧鼻腔以鼻阈（皮肤与鼻黏膜的分界处）为界，分为前下部的鼻前庭和后上部的固有鼻腔。

（一）鼻前庭

鼻前庭起于鼻孔，止于鼻阈，是鼻腔前下部鼻翼内面较宽大部分。其内面衬以皮肤，生有鼻毛，以滤过、净化空气；皮肤富于皮脂腺和汗腺，缺少皮下组织、直接与软骨膜紧密相连，发生疖肿时疼痛明显。

（二）固有鼻腔

固有鼻腔由软骨性和骨性鼻腔覆以黏膜构成，是鼻腔的主要部分。其前部起于鼻阈，后部借鼻后孔与鼻咽分隔，顶壁上方为颅前窝，以及内、外侧壁。

内侧壁为鼻中隔（图 4-2），由筛骨垂直板、犁骨及鼻中隔软骨构成，分隔两侧鼻腔，表面被覆黏膜。鼻中隔不完全居正中矢状位，常偏向一侧。鼻中隔前下部有一血管丰富而位置表浅的易出血区（Little 区或 Kiesselbach 区），血管受外伤、干燥空气刺激时易破裂而出血。

外侧壁形态复杂，自上而下有上、中、下三个鼻甲突向鼻腔。三个鼻甲下方各有一裂隙空间，分别称上、中、下鼻道。在上鼻甲的后上方偶有最上鼻甲。上鼻甲或最上鼻甲后上方有蝶筛隐窝。鼻甲、鼻道的形成扩大了鼻黏膜的面积（图 4-3）。

鼻黏膜按其生理功能分为呼吸区与嗅区。呼吸区黏膜占大部分，正常表面光滑湿润呈红色，有丰富的静脉海绵丛与淋巴组织。黏膜内的鼻腺分泌物经导管排至鼻黏膜表面。鼻甲（特别是下鼻甲）海绵丛有丰富的血管腔隙，平滑肌纤维分布于腔隙周围，可调节充血程度。嗅区呈苍白或淡黄色，位于上鼻甲与其相对的鼻中隔部，约 $5\,cm^2$，内有感受嗅觉刺激的嗅细胞。

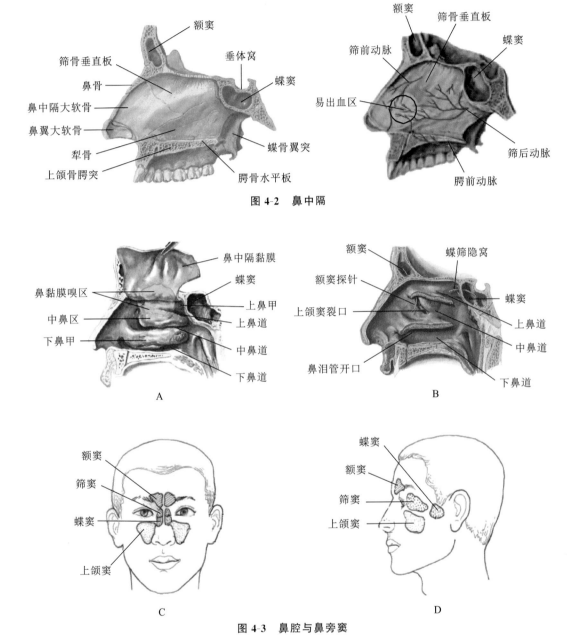

图 4-2 鼻中隔

图 4-3 鼻腔与鼻旁窦
A. 鼻腔结构；B. 鼻腔外侧壁；C. 鼻旁窦前面投影；D. 鼻旁窦侧面投影

三、鼻旁窦

鼻旁窦（副鼻窦）是鼻腔周围颅骨内开口于鼻腔的含气空腔，由骨性鼻旁窦衬以黏膜构成，共 4 对，即上颌窦、额窦、筛窦和蝶窦。鼻旁窦的黏膜因有丰富的血管可协助调节吸入空气的温度和湿度，还对发音有共鸣的作用（图 4-3）。

（一）上颌窦

上颌窦位于上颌骨体内，是最大的鼻旁窦，容积 15 mL 左右，开口于中鼻道。上颌窦分为前、后、内侧、上、底 5 个壁。前壁即上颌骨体前面的尖牙窝，向内略凹陷，骨质较薄，上颌窦手术常经此处凿入。后壁与翼腭窝毗邻，骨质较厚。内侧壁即鼻腔外侧壁，有上颌窦的开口，由于窦口高于窦底且开口狭窄，积液不易引流而发生慢性炎症。上颌窦口的形状与大小不一，其直径约 3 mm，内侧壁在下鼻甲附着处下方的骨质最薄，是上颌窦穿刺的进针位置。上壁为眶的下壁。上颌窦的底即上颌骨的牙槽突，常低于鼻腔底部，与上颌第 2 前磨牙及第 1 第 2 磨牙的根部邻近，仅隔以菲薄的骨质，甚至牙根直接埋于上颌窦黏膜的深面，易出现牙源性上颌窦炎。

（二）额窦

额窦左右各一，位于筛窦前上方，额骨内、外板之间，眉弓深面。眶的内上角为额窦底部，骨质最薄，急性额窦炎时压痛明显。额窦向下开口于中鼻道。

（三）筛窦

筛窦由大小不一、排列不规则的小气房组成，绝大部分小气房位于鼻腔外侧壁上方的筛骨迷路中，可分前、中、后 3 组。前、中筛窦开口于中鼻道。后筛窦开口于上鼻道，偶有个别气房开口于蝶筛隐窝。

（四）蝶窦

蝶窦位于蝶骨体内，左右各一，均各通过其前壁的孔开口于蝶筛隐窝。

各鼻旁窦的比较如表 4-1 所示。

表 4-1　鼻旁窦的比较

名　称	位　置	开口部位
蝶　窦	蝶骨体内	蝶筛隐窝
上颌窦	上颌骨体内	中鼻道
额　窦	眉弓深面	中鼻道
筛　窦	筛骨迷路内	前、中组开口于中鼻道 后组开口于上鼻道

第二节　咽

咽是呼吸道和消化道的共同通道，内容见第三章"消化系统"。

咽反射

　　咽反射是一种防止吞咽异物的生理反应，指用压舌板轻触咽后壁、正常时引起恶心反射（咽肌收缩）。反射中枢在延髓。若将牙刷放在嘴里刷牙时也会不由自主地出现"干呕"，这就是因为咽反射引起的。

第三节　喉

喉既是呼吸的管道，又是发音的器官。它以软骨为支架，借关节、韧带和肌肉连结而成。喉位于颈前部中份，平对第5～6颈椎高度，女性和小儿的位置较高。上借甲状舌骨膜与舌骨相连，向下与气管相续。喉的前方为舌骨下肌群，后为咽，并与之紧密相连，两侧为颈部的大血管、神经及甲状腺侧叶。

一、喉软骨

喉软骨构成喉的支架，包括不成对的甲状软骨、环状软骨、会厌软骨和成对的杓状软骨等（图4-4）。

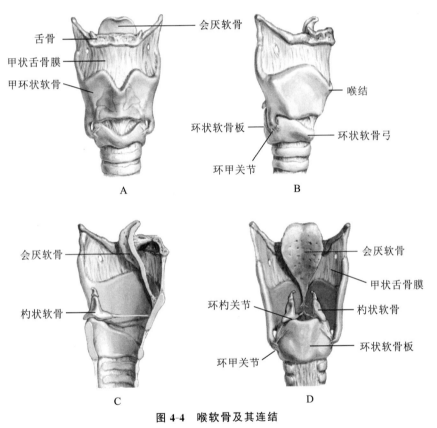

图4-4　喉软骨及其连结
A. 喉连结前面；B. 喉连结侧面；C. 喉连结正中矢状切面；D. 喉连结后面

（一）甲状软骨

甲状软骨形似盾牌，位于舌骨下方，环状软骨上方，是最大的喉软骨，构成喉的前外侧壁，由两块近似四边形的左、右板合成。两板前缘融合成前角，男性前角成直角、女性为钝角（120°）。前角上端向前突出，在成年男子特别显著称喉结，喉结上方呈"V"形的切迹称上切迹。左、右板的后缘向上伸出1对突起称上角，向下伸出1对突起称下角。上角借韧带与舌骨大角相连，下角内侧面有关节面与环状软骨形成环甲关节。

（二）环状软骨

环状软骨形似带印章的戒指，位于甲状软骨下方，前部低窄称环状软骨弓；后部高宽称环状软骨板。环状软骨弓平对第 6 颈椎，是颈部的重要标志之一。环状软骨板上缘两侧各有一长圆形的杓关节面与杓状软骨构成环杓关节。环状软骨弓与板交界处，两侧各有一甲关节面与甲状软骨构成环甲关节。环状软骨为唯一呈环形的喉软骨，可保持呼吸道畅通，损伤后易引起喉狭窄。

（三）会厌软骨

会厌软骨形似叶状，上圆下尖。尖端借韧带连于甲状软骨上切迹的后下方。黏膜被覆于会厌软骨的前、后面与之共同构成会厌。会厌软骨为喉的唯一活瓣，位于喉口的前方，吞咽时喉上提、会厌关闭喉口，防止食物和唾液误入喉腔。

（四）杓状软骨

杓状软骨近似三棱锥体形，可分尖、底和二突。尖向上，底朝下，与环状软骨板上缘的关节面构成环杓关节。由底向前伸出的突起称声带突，有声韧带附着；由底向外侧伸出较钝的突起称肌突，有喉肌附着。

二、喉连结

喉连结包括喉软骨之间及喉软骨与舌骨和气管间的连结（图 4-4）。

（一）环杓关节

环杓关节由杓状软骨底与环状软骨板上缘的杓关节面构成。杓状软骨在此关节上可沿垂直轴做旋转运动，使声带突向内、外侧移动致声门裂开大或缩小。杓状软骨也可左右滑行。

（二）环甲关书

环甲关节由甲状软骨下角与环状软骨板侧部的甲关节面构成。甲状软骨在额状轴上做前倾和复位运动。前倾时甲状软骨前角与杓状软骨间的距离加大，声带紧张；复位时两者间的距离缩小，声带松弛。

（三）弹性圆锥

弹性圆锥为张于环状软骨弓上缘、甲状软骨前角后面和杓状软骨声带突间的弹性纤维膜状结构，整体呈上宽下窄的圆锥状（图 4-5）。上缘游离，张于甲状软骨前角与杓状软骨声带突间称声韧带，是声带的基础。弹性圆锥前份较厚，位于甲状软骨下缘与环状软骨弓上缘间称环甲正中韧带，位置表浅易于触及，急性喉阻塞来不及行气管切开术时，可切开此韧带或在此做穿刺，建立暂时的通气道以抢救患者生命。

（四）方形膜

方形膜位于会厌软骨的两侧缘和甲状软骨前角的后面，向后附着于杓状软骨的前内侧缘，呈斜方形。其下缘游离称前庭韧带。

（五）甲状舌骨膜

甲状舌骨膜连于甲状软骨上缘与舌骨之间。

（六）环状软骨气管韧带

环状软骨气管韧带连于环状软骨下缘与第 1 气管软骨环之间。

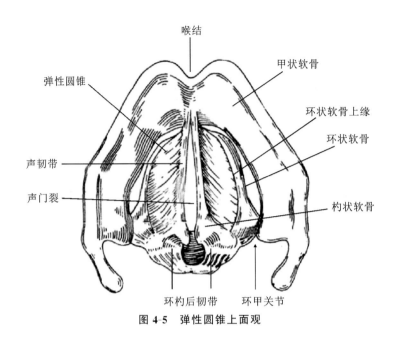

图 4-5 弹性圆锥上面观

三、喉肌

喉肌属横纹肌，附着于喉软骨表面，其作用是紧张或松弛声带，开大或缩小声门裂，并可缩小喉口（图 4-6）（表 4-2）。

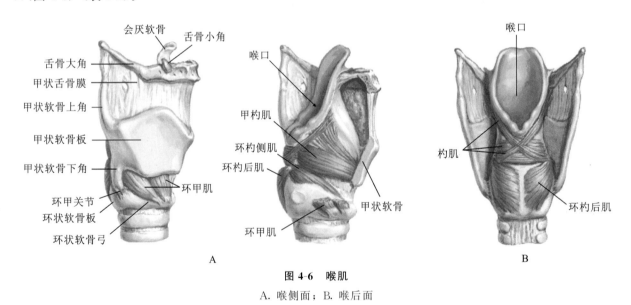

图 4-6 喉肌

A. 喉侧面；B. 喉后面

表 4-2 喉肌的位置、起止点及作用

名称	位置	起点	止点	作用
环甲肌	喉前面	环状软骨弓前外侧面	甲状软骨下缘、下角	拉长、紧张声带
环杓后肌	环状软骨板后面	环状软骨板后面	同侧杓状软骨肌突	开大声门裂，紧张声带

续表

名称	位置	起点	止点	作用
环杓侧肌	喉侧部	环状软骨弓上缘和外侧面	杓状软骨肌突	声门裂变窄
甲杓肌	在声襞内	甲状软骨前角后面	杓状软骨外侧面声带突	使声襞变短、松弛，喉口缩小
杓横肌	杓状软骨后面	杓状软骨肌突	对侧杓状软骨肌突	紧张声带、缩小喉口
杓斜肌	环杓后肌后方杓状软骨后面	杓状软骨	对侧杓状软骨尖	缩小喉口，与杓横肌共同收缩关闭喉口
杓会厌肌	杓横肌前面	杓状软骨尖	会厌软骨、甲状会厌韧带	关闭喉口

四、喉腔

喉腔是以喉软骨为支架，腔壁被覆黏膜的筒状腔隙。上经喉口与喉咽相通，下通气管。喉黏膜与咽和气管的黏膜相连续，极为敏感，受异物刺激即可引起咳嗽，将异物咳出（图 4-7）。

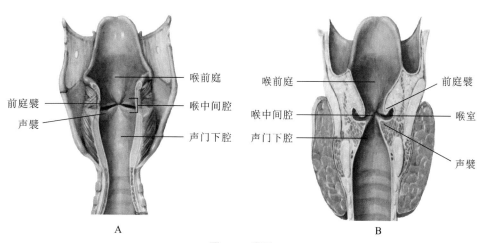

图 4-7　喉腔

A. 喉腔后壁剖开的后面观；B. 喉腔冠状切开的后面观

喉口是喉的入口，朝向后上方，由会厌上缘、杓会厌襞和杓间切迹围成。

喉腔被上、下 2 对呈矢状位、由喉侧壁突入腔内的黏膜皱襞分为三部：喉前庭、喉中间腔和声门下腔。上方呈粉红色的 1 对黏膜皱襞称前庭襞，位于甲状软骨角中部与杓状软骨声带突上方之间。两侧前庭襞间前窄后宽的裂隙称前庭裂。下方较白且更为突向喉腔的 1 对黏膜皱襞称声襞，位于甲状软骨角中部与杓状软骨声带突之间。两侧声襞及杓状软骨基底部之间的裂隙称声门裂，是喉腔最狭窄的部位。声门裂的 3/5 位于两侧声襞游离缘之间称膜间部；后 2/5 在杓状软骨之间称软骨间部。

声带由声襞及由其覆盖的声韧带、声带肌三者构成。

喉腔借前庭襞和声襞分成喉前庭、喉中间腔、声门下腔三部分。

喉前庭：喉口至前庭裂平面间的上宽下窄部分，前壁主要由会厌的喉面构成。前壁中央部相当于会厌软骨柄附着处上方的结节状隆起称会厌结节。

喉中间腔：前庭裂平面至声门裂平面之间的部分，容积最小。喉中间腔向两侧延伸至前庭襞与声

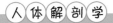

襞间的梭形隐窝称喉室。

声门下腔：声门裂平面至环状软骨下缘成圆锥形的上窄下宽部分，下通气管。其黏膜下组织较疏松，炎症时易引起水肿。婴幼儿喉腔较窄小，喉水肿更易引起喉梗塞致呼吸困难。

间接喉镜检查可见：会厌喉面的会厌结节，两侧粉红色的前庭襞，在声门裂两侧珠白色的声襞。

第四节　气管与支气管

气管与支气管（图4-8）是气体进出肺的管道，以"C"形的软骨为支架，以保持其开放状态。各透明软骨的后壁缺少软骨，被平滑肌和结缔组织构成的膜壁封闭。相邻的软骨间借韧带连接。

一、气管

气管位于食管前方，上接环状软骨，经颈部正中，下行入胸腔。气管后壁略平，成人长11～13 cm，由16～20个软骨环及连接各环之间的结缔组织和平滑肌构成，气管内面衬以黏膜。气管上端平第6颈椎下缘，向下在胸骨角平面（平对第4胸椎椎体下缘）分为左、右主支气管，分杈处称气管杈，气管杈内面向上凸、略偏左侧的半月形纵嵴称气管隆嵴，是支气管镜检查的定位标志。

根据气管的行程与位置，可分为颈部和胸部。颈部较粗，位置表浅，沿前正中线下行，在颈静脉切迹上方可以扪及。胸部部较长，位于上纵隔内，两侧胸膜腔之间。环状软骨可作为向下检查气管软骨环的标志，气管切开术通常在第3～5气管软骨环处进行。

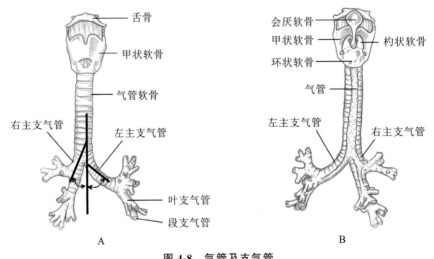

图4-8　气管及支气管

A. 前面观；B. 后面观

二、支气管

支气管指由气管分出的各级分支。由气管分出，进入肺门的一级支气管，称左、右主支气管（表4-3）。

表 4-3　支气管的比较

结构特点	左主支气管	右主支气管
外径（cm）	细（0.9～1.4）	粗（1.2～1.5）
气管长度（cm）	长（4.5～5.2）	短（1.9～2.6）
走向（倾斜度）	斜行	较直
嵴下角（与气管中线的延长线形成的夹角）	大（35°～36°）	小（22°～25°）
软骨环（个）	7～8	3～4

由于左、右主支气管形态差别及右肺通气量大、气管隆嵴略偏左侧，气管异物多进入右侧。

第五节　肺

一、肺的位置和形态

肺位于胸腔内，膈肌上方，纵隔两侧，胸膜腔外，左、右各一。由于膈的右侧份较左侧为高及心脏位置偏左，故右肺较宽短，左肺较狭长（图 4-9）。

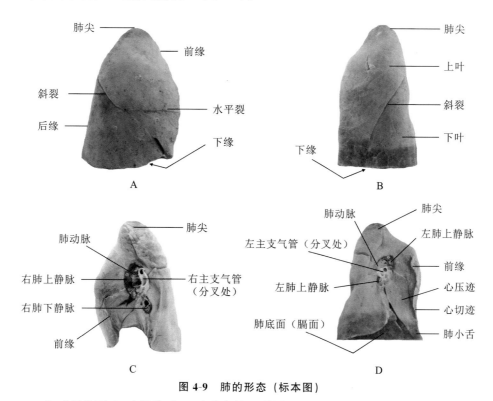

图 4-9　肺的形态（标本图）

A. 右肺肋面；B. 左肺肋面；C. 右肺内侧面（纵隔面）观；D. 左肺内侧面（纵隔面）观

肺表面被覆脏胸膜、光滑润泽，透过胸膜可见大量多边形小区（肺小叶的轮廓）。幼儿肺呈淡红色；随着生长，空气中的颗粒吸入肺内沉积，颜色渐变为暗红或深灰色。肺组织柔软呈海绵状，富有弹性。经呼吸的肺含有空气能浮于水中。未经呼吸的肺不含空气质地较坚实，入水下沉。法医借此鉴别胎死宫内或生后死亡新生儿。

肺呈半个圆锥体，有一尖、一底、肋面、纵隔面，以及前、后、下三缘。

一尖即肺尖，圆钝，经胸廓上口突至颈部，超出锁骨内侧 1/3 段上方约 2.5 cm。

一底即肺底（膈面），与膈相接触，稍向上凹。

肋面与肋和肋间肌邻接，面积较大而圆凸。

纵隔面（内侧面）朝向内侧的纵隔，纵隔面中部长圆形的凹陷，是支气管、肺动脉、肺静脉、支气管动脉、支气管静脉、淋巴管和神经进出的部位，称肺门。进出肺门的结构，被结缔组织包绕构成肺根。肺根内各结构的排列自前向后，依次为肺静脉、肺动脉、支气管。自上而下，左肺根内各结构的排列为肺动脉、支气管、肺静脉；右肺根为支气管、肺动脉、肺静脉。

前缘薄锐，左肺前缘下部有左肺心切迹，切迹下方的舌状突出部称左肺小舌。

后缘圆钝，位于脊柱两侧。

下缘较锐，伸入肋膈隐窝内。

左肺由斜裂分为上、下二叶。右肺由斜裂、水平裂分为上、中、下三叶。

二、肺内支气管和支气管肺段

左、右主支气管（一级支气管）进入肺门处分为肺叶支气管（二级支气管），进入肺叶。肺叶支气管在各肺叶内再分为肺段支气管（三级支气管）。支气管在肺内反复分支形成支气管树。每一肺段支气管及其所属的肺组织称支气管肺段（图 4-10）。

每一肺段由一个肺段支气管分布。肺动脉分支、支气管动脉分支与支气管分支相伴行进入肺段，肺静脉属支位于两肺段之间。相邻肺段间被少许疏松结缔组织相分隔。肺段略呈圆锥形，尖端朝向肺门，底部达肺表面。肺段的结构和功能有相对的独立性，临床上做定位诊断，如病变局限在某肺段之内，可做该肺段切除术。

依照肺段支气管的分支分布，左、右肺各分为 10 个肺段。左肺上叶的尖段和后段支气管及下叶的内侧底段和前底段支气管均常发自一个共干，因此左肺可分为 8 个肺段。

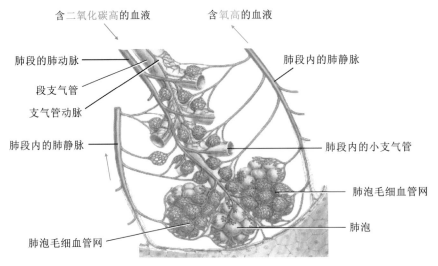

图 4-10　单个肺段的结构模式图

三、肺的血管

肺有两套血管，一套为肺的功能性血管，每侧肺有一条肺动脉和两条肺静脉，在肺内连于肺泡壁周围的毛细血管网，主要功能是参与气体交换；另一套为肺的营养性血管，即支气管血管，供给氧气和营养物质，每侧肺有1～2支较细小的支气管动脉和支气管静脉，与支气管的各级分支伴行出入肺。

第六节　胸　　膜

胸膜是一薄层透明浆膜，可分为脏胸膜与壁胸膜两部。脏胸膜被覆于肺表面并伸入肺裂内，与肺紧密结合而不能分离。壁胸膜贴附于胸壁内面、膈上面和纵隔两侧面。脏、壁胸膜转折移行形成的潜在腔隙称胸膜腔，左、右胸膜腔相互独立，互不相通。

胸膜腔呈负压，利于肺泡扩张。由于胸膜腔内气压低于大气压，使得脏、壁胸膜相互贴附在一起，所以胸膜腔实际上是两个潜在性的腔隙，内仅有少量浆液，可减少呼吸时的摩擦。当气胸、胸膜腔积液和胸膜粘连时，会影响呼吸功能。

一、脏胸膜

脏胸膜在个体发生中来源于内脏间充质，由于肺的生长，包绕并贴附肺表面的间充质演变为肺表面的浆膜层，即脏胸膜。

二、壁胸膜

壁胸膜覆于胸廓内面、膈上面及纵隔表面，依其贴覆部位不同可分为相互转折移行的四部分。

（一）肋胸膜

衬贴于肋骨与肋间肌内面的称肋胸膜。由于肋胸膜与肋骨和肋间肌之间有胸内筋膜存在，故较易剥离。

（二）膈胸膜

覆于膈上面的称膈胸膜。其与膈粘连紧密，不易剥离。

（三）纵隔胸膜

呈矢状位，衬贴于纵隔的两侧面，称纵隔胸膜。其中部包绕肺根后转折移行于脏胸膜，移行部前后两层在肺根下方重叠，连于纵隔外侧面与肺内侧面之间称肺韧带。

（四）胸膜顶

覆于肺尖上方，突出胸廓上口平面以上的肋胸膜与纵隔胸膜转折移行处，形成穹隆状的结构称胸膜顶。胸膜顶高出锁骨内侧1/3段上方2～3 cm，伸向颈根部。

三、胸膜隐窝

壁胸膜相互转折移行处形成胸膜腔间隙，在深吸气时肺缘也不能伸入其内的部分称胸膜隐窝。在肺前缘的前方，覆盖心包表面的纵隔胸膜与肋胸膜转折之处，肺前缘未能伸入，称肋纵隔隐窝。由于左肺前缘有心切迹存在，故左侧肋纵隔隐窝较大。在肺下缘的下方，肋胸膜与膈胸膜相互转折形成半环形的胸膜隐窝称肋膈隐窝，平静呼吸时的深度约为 5 cm，是胸膜腔的最低部位，胸膜腔积液首先聚积于此，所以该处为胸膜腔穿刺或引流的部位。

四、胸膜与肺的体表投影

肋胸膜与膈胸膜返折线为胸膜下界，纵隔胸膜前缘和后缘的返折线为胸膜的前界和胸膜后界，胸膜返折线在体表的投影位置，标志着胸膜腔的范围。

胸膜返折线前界的体表投影：两侧胸膜前界自锁骨内侧 1/3 段上方 2～3 cm 处的胸膜顶，斜向内下方，经胸锁关节后方至胸骨柄后面，在第 2 胸肋关节高度，两侧靠拢，继而于中线稍左垂直下行。右侧在第 6 胸肋关节处右转，移行为下界，跨过右剑肋角者约占 1/3，故心包穿刺部位以左剑肋角处较为安全；左侧前返折线在第 4 胸肋关节处弯转向外下，沿胸骨侧缘外侧 2～2.5 cm 处下行，至第 6 肋软骨后方移行于胸膜下界。两侧胸膜前返折线在第 2～4 胸肋关节高度相互靠拢，上段和下段彼此分开，形成上、下两个三角形无胸膜覆盖区。上区称胸腺区，内有胸腺；下区称心包区，内有心包和心。

胸膜返折线下界的体表投影：下界在右侧起自第 6 胸肋关节后方，在左侧起自第 6 肋软骨中点后方，两侧均行向下外方。在锁骨中线与第 8 肋相交，在腋中线与第 10 肋相交并转向后内侧，在肩胛线与第 11 肋相交，最后在脊柱旁终于第 12 胸椎棘突平面。在右侧由于膈的位置较高，胸膜返折线下界的投影位置也较左侧略高。

肺的体表投影：肺下界投影线较胸膜下返折线高，在锁骨中线与第 6 肋相交，在腋中线与第 8 肋相交，在肩胛线与第 10 肋相交，在脊柱旁终于第 11 胸椎棘外侧约 2 cm。

胸膜与肺的体表投影如图 4-11、表 4-4 所示。

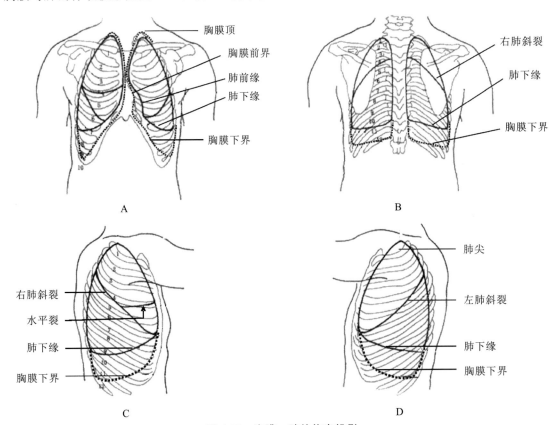

图 4-11　胸膜、肺的体表投影

表 4-4　胸膜、肺的下界体表投影

类别	锁骨中线	腋中线	肩胛线	脊柱两侧
胸膜下界	第 8 肋	第 10 肋	第 11 肋	平第 12 胸椎高度
肺下界	第 6 肋	第 8 肋	第 10 肋	第 11 胸椎棘突外侧 2 cm

第七节　纵　　隔

纵隔是左右纵隔胸膜间全部器官、结构与结缔组织的总称。呈矢状位，位于胸腔正中偏左。前界为胸骨，后界为脊柱胸段，两侧为纵隔胸膜，上界是胸廓上口，下界是膈（图 4-12）。

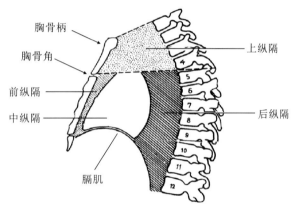

图 4-12　纵隔分区

通常以胸骨角平面和第 4 胸椎椎体下缘平面，将纵隔分为上纵隔与下纵隔，下纵隔又以心包为界，分为前纵隔、中纵隔和后纵隔。各纵隔的位置及内容如表 4-5 所示。

表 4-5　上、下纵隔的位置及内容

分区		位置	内容
	上纵隔	上：胸廓上口 下：胸骨角平面和第 4 胸椎椎体下缘平面 前：胸骨柄 后：第 1～4 胸椎体	①胸腺 ②左、右头臂静脉及上腔静脉，主动脉弓及其三个大分支 ③左、右膈神经，迷走神经，喉返神经 ④食管、气管、胸导管及淋巴结
下纵隔	前纵隔	胸骨与心包之间	胸腺下部、部分纵隔前淋巴结及疏松结缔组织
	中纵隔	前、后纵隔之间	心包、心和大血管、奇静脉弓、膈神经、心包膈血管及淋巴结
	后纵隔	心包与脊柱之间	主支气管、食管、胸主动脉、胸导管、奇静脉、半奇静脉、迷走神经、胸交感干和淋巴结

【临床要点】

1. **环甲膜穿刺术**　甲状软骨与环状软骨之间有环甲膜，于体表可触及凹陷感，小儿呼吸困难时，可以在此处行环甲膜穿刺，建立临时呼吸通道。

2. **小儿气管切开术的体位和部位**　头尽量正中后仰位，在第3～5气管软骨环的范围内切开气管。

3. **胸膜腔穿刺术**

（1）胸膜腔积液时，穿刺点应根据胸部叩诊选择实音最明显部位进行，胸液多时一般选择肩胛线或腋后线第7～8肋间隙；必要时也可选腋中线第6～7肋间隙或腋前线第5肋间隙。应靠近下位肋骨上缘穿刺抽出积液；应避免在第9肋间隙以下穿刺，以免穿透膈肌损伤腹腔脏器（肝、脾）。

（2）胸膜腔积气时，穿刺插管部位一般多选锁骨中线第2或第3肋间隙中部穿刺抽气。

【临床案例】

案例4-2　张医生夜间巡房时发现一患者突然坐起，张口呼吸，大汗，烦躁不安，伴咳嗽，喘息，咳大量浆液泡沫痰。肺听诊现哮鸣音及湿啰音，心率120次/min，律齐，可触及交替脉。诊断：支气管哮喘，夜间发作呼气性呼吸困难。

问题：

（1）若患者出现呼吸衰竭，需经口气管插管，插管过程中需注意什么？你如何配合医生进行操作？

（2）如果需要吸痰，你如何操作？为什么？

（3）如果需要进行气管切开建立呼吸通道，你需要哪些解剖学知识？

♣ **常用专业名词中英文对照表**

呼吸系统	respiratory system/ˈrespərətəri，riˈspaiərətəri/
上呼吸道	superior respiratory tract/suːˈpiəriə/ /trækt/
下呼吸道	inferior respiratory tract/inˈfiəriə/ /trækt/
外鼻	external nose/ikˈstəːnəl/
鼻根	root of nose
鼻背	back of nose
鼻尖	apex of nose/ˈeipeks/
鼻翼	wing of nose/wiŋ/
鼻孔	naris（*pl.* nares）/ˈnɛəris/
鼻后孔	posterior nasal apertures/pəˈstiəriə/ /ˈneizəl/ /ˈæpətjuə/
鼻中隔	nasal septum/ˈseptəm/
鼻前庭	nasal vestibule/ˈvestibjuːl/
固有鼻腔	proper nasal cavity/ˈprɔpə/
蝶筛隐窝	sphenoethmoidal recess/ˈsfiːnɔeθˈmɔidəl/ /riˈses/
上鼻道	superior meatus of nose/miˈeitəs/
中鼻道	middle meatus of nose/miˈeitəs/
下鼻道	inferior meatus of nose/miˈeitəs/
喉	larynx/ˈlæriŋks/
喉软骨	laryngeal cartilage/ləˈrindʒiəl/ /ˈkɑːtilidʒ/

喉腔	laryngeal cavity
甲状软骨	thyroid cartilage/ˈθairɔid/
环状软骨	cricoid cartilage /ˈkraikɔid/
杓状软骨	arytenoid cartilage/ˌæriˈtiːnɔid/
会厌软骨	epiglottic cartilage/ˌepiˈglɔtik/
喉口	laryngeal aperture/ˈæpəˌtjuə/
会厌	epiglottis/ˌepiˈglɔtis/
喉前庭	vestibule of larynx
前庭襞	vestibular fold/vesˈtibjulə/ /fəuld/
前庭裂	vestibular slit/vesˈtibjulə/ /slit/
喉中间腔	intermediate cavity of larynx/ˌintəˈmiːdiət/
喉室	ventricle of larynx/ˈventrikl/
声门	glottis/ˈglɔtis/
声门裂	slit of glottis
声襞	vocal fold/ˈvəukəl/
声门下腔	infraglottic cavity/ˈinfræˈglɔtik/
气管	trachea/trəˈkiːə, ˈtreikiə/
气管软骨	tracheal cartilage/trəˈkiːəl, ˈtreikiəl/
气管杈	bifurcation of trachea/baifəˈkeiʃən/ /trəˈkiːə, ˈtreikiə/
气管隆嵴	carina of trachea/kəˈrainə/
支气管	bronchus (pl. bronchi) /ˈbrɔŋkəs/ /ˈbrɔŋkai/
左主支气管	left principal bronchus/ˈprinsəpəl/
右主支气管	right principal bronchus/ˈprinsəpəl/
肺尖（底）	apex (base) of lung/ˈeipeks/
肋面	costal surface/ˈkɔstəl/
内侧面	medial surface/ˈmiːdiəl/
膈面	diaphragmatic surface/ˌdaiæfrægˈmætik/
左肺心切迹	cardiac notch of left lung/ˈkɑːdiæk/ /nɔtʃ/
左肺小舌	lingula of left lung/ˈliˌgjulə/
肺门	hilus of lung/ˈhailəs/
斜裂	oblique fissure/əˈbliːk, əˈblaik/ /ˈfiʃə/
水平裂	horizontal fissure/ˈhɔriˈzɔntəl/ /ˈfiʃə/
上叶	superior lobe/sjuːˈpiriə/ /ləub/
中叶	middle lobe/ləub/
下叶	inferior lobe/inˈfiəriə/ /ləub/
胸腔	thoracic cavity/θɔ(ː)ˈræsik/ /ˈkæviti/
胸膜腔	pleural cavity/ˈpluərəl/ /ˈkæviti/
胸膜顶	cupula of pleura/ˈkjuːpjulə/ /ˈpluərə/
脏胸膜	visceral pleura/ˈvisərəl/ /ˈpluərə/
壁胸膜	parietal pleura/pəˈraiətəl/ /ˈpluərə/

纵隔胸膜　　　　　mediastinal pleura/ˌmiːdiæsˈtainəl/

肋胸膜　　　　　　costal pleura/ˈkɔstl/

膈胸膜　　　　　　diaphragmatic pleura/daiəfrægˈmætik/

胸膜隐窝　　　　　pleural recesses/ˈpluərəl/

肋纵隔隐窝　　　　costomediastinal recess

纵隔　　　　　　　mediastinum/ˌmiːdiæsˈtainəm/

上纵隔　　　　　　superior mediastinum/ˌmiːdiæsˈtainəm/

下纵隔　　　　　　inferior mediastinum/ˌmiːdiæsˈtainəm/

前纵隔　　　　　　anterior mediastinum/ænˈtiəriə/

中纵隔　　　　　　middle mediastinum

后纵隔　　　　　　posterior mediastinum

（方方　彭云滔）

第五章 泌尿系统

【概述】

泌尿系统由肾（1对）、输尿管（1对）、膀胱和尿道组成（图5-1）。其主要功能是排出机体内溶于水的新陈代谢产生的废物（尿素、尿酸、肌酐、肌酸）及多余的水分和无机盐等。

血液经肾动脉进入肾内经过滤过和重吸收后生成尿液，尿液经输尿管入膀胱储存，当尿液达到一定量后，经尿道排出体外。肾内的肾盏、肾盂和输尿管称为上尿路，膀胱和尿道称为下尿路。此外肾还有内分泌功能，分泌血管活性激素和肾素、前列腺素、激肽类物质，参加肾内外血管舒缩的调节；又能生成1，25-二羟维生素 D_3 及红细胞生成素。

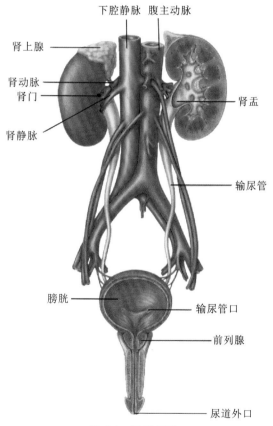

图5-1 泌尿系统

【表面解剖】

左、右肾的体表投影：经过后正中线两侧2.5 cm和8.0 cm做两条垂线，过第11胸椎和第3腰椎做两条横线，两条垂线和横线相交围成的位于脊柱两侧的两个四边形即是肾的体表投影。右肾比左肾稍低半个椎体。

肾门的体表投影：称为肾区，位于竖脊肌的外侧缘与第12肋的夹角处。

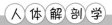

输尿管的体表投影：在腹前壁与半月线相当；在腹后壁约与腰椎横突尖端所做的连线一致。

【临床案例】

案例 5-1　患者牛某，男性，40 岁，郊游爬山时不慎跌倒骑跨于树干上，出现会阴部疼痛、肿胀、尿道口滴血、排尿困难，急来医院就诊。诊断：后尿道损伤（膜部）。

问题：

（1）患者因排尿困难、尿潴留不宜导尿或立即手术，需行耻骨联合上膀胱穿刺，抽出膀胱内尿液。为何膀胱充盈时可在耻骨联合上进行穿刺？

（2）入院后予患者行 X 线检查，显示患者有骨盆骨折，为什么骨盆骨折易损伤尿道膜部，导致排尿困难？

第一节　肾

一、肾的形态

肾为成对的实质性器官，位于腹后壁脊柱的两侧，左、右各一。肾大小因人而异，肾长 8～14 cm，宽 5～7 cm，厚 3～5 cm，重 134～148 g，通常女性肾略小于男性。因受肝脏的位置影响，右肾比左肾低 1～2 cm。肾表面光滑，形似蚕豆，分为上、下两端，前、后两面和内、外侧两缘（图 5-2）。肾的两端，上端宽而薄，下端窄而厚；两面，前面较凸，朝向前外侧，后面较平，贴靠腹后壁；两缘，外侧缘凸，内侧缘中部凹陷，称为肾门，为肾动脉、肾静脉、神经、淋巴管及肾盂出入的门户。出入肾门

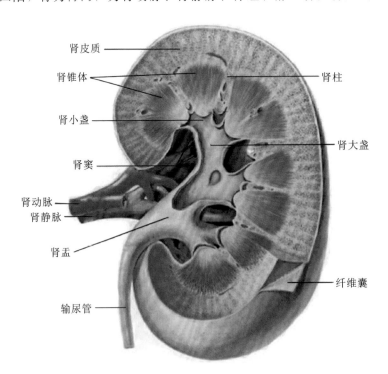

图 5-2　右肾冠状切面（后面观）

的诸结构被结缔组织所包裹，称为**肾蒂**。因下腔静脉与右肾的距离较近，故右肾的肾蒂短，左侧肾蒂长。肾蒂内各结构的排列关系：由前向后依次为肾静脉、肾动脉和肾盂；从上向下依次为肾动脉、肾静脉和肾盂。肾门向肾实质内凹陷而形成的腔隙为**肾窦**，内含肾动脉分支、肾静脉属支、肾小盏、肾大盏、肾盂、淋巴管、神经和脂肪组织等。

二、肾的位置与毗邻

1. **肾的位置**　正常成年人的肾位于腹后壁脊柱的两侧，腹膜后间隙内，属腹膜外位器官（图5-3）。肾的长轴向外下倾斜，双肾呈"八"字形，上端距后正中线 3.8 cm，下端距后正中线 7.2 cm。因受肝右叶的影响，多数人左肾比右肾高 1～2 cm。通常左肾上端平对第 11 胸椎体下缘，下端平第 2～3 腰椎间盘之间；右肾上端平对第 12 胸椎体上缘，下端平第 3 腰椎体上缘。左侧，第 12 肋斜过左肾后面的中部；右侧，第 12 肋斜过右肾后面的上部。肾门约平第 1 腰椎体平面，距后正中线约 5 cm；在腹后壁位于第 12 肋下缘与竖脊肌外侧缘的交角处，称**肾区**或**脊肋角**（图5-4）。肾病时肾区常有压痛或叩击痛。正常肾的位置可随呼吸和体位而上下移动，幅度为 2～3 cm。一般女性低于男性，儿童低于成人，新生儿肾的位置更低。

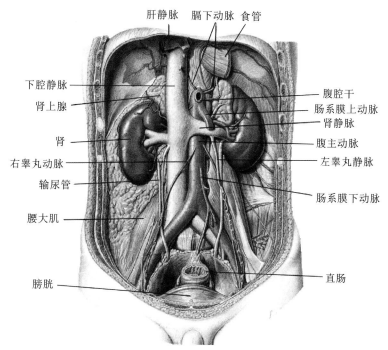

图5-3　腹后壁（示肾及输尿管的位置）

2. **毗邻**　肾的上端邻肾上腺，两者共同由肾筋膜包绕，但之间隔以疏松结缔组织。肾的内侧，左肾内侧是腹主动脉，右肾内侧是下腔静脉，由于右肾邻近下腔静脉，右肾肿瘤或炎症常侵及下腔静脉，因此在右肾切除术时，需注意保护下腔静脉，以免损伤造成大出血。肾的内后方分别有左、右腰交感干。肾的内下方以肾盂续输尿管。肾的前面，左肾邻胃、胰、空肠、脾和结肠左曲；右肾邻十二指肠降部、肝右叶和结肠右曲，左肾切除术时应注意勿伤及胰体和胰尾，右肾手术时要注意保护十二指肠。肾的后上 1/3 借膈与肋膈隐窝相邻，肾手术时应注意勿伤胸膜，以免损伤造成气胸。肾的后下 2/3 与腰大肌、腰方肌、神经和腹横肌相邻。肾周围炎症或脓肿时，腰大肌受刺激发生痉挛，引起患侧下肢屈曲。

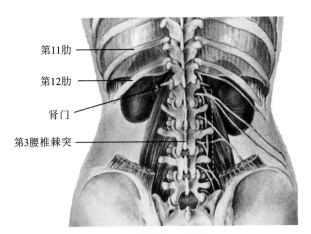

图 5-4　肾的体表投影

三、肾的被膜

通常将肾的被膜分为三层，由内向外依次为纤维囊、脂肪囊和肾筋膜（图 5-5，图 5-6）。

1. **纤维囊**　为紧贴于肾实质表面的薄层致密结缔组织膜，内含丰富的胶原纤维和弹性纤维。正常情况下，纤维囊易从肾实质表面剥离；在病理情况下，则与肾实质发生粘连，不易剥离。肾破裂或部分切除时，需缝合此膜，以防肾实质撕裂。

2. **脂肪囊**　又称肾床，是包裹在纤维囊外周的囊状脂肪组织，肾边缘处脂肪较多，成人的厚度可达 2 cm，并通过肾门与肾窦内脂肪组织相连续。脂肪囊对肾起支持和弹性垫的保护作用。肾囊封闭时，药液即注入此囊内。该层脂肪组织发达，易透过 X 线，在 X 线片上可见肾的轮廓，有利于诊断肾疾病。

3. **肾筋膜**　位于脂肪囊外周，包绕肾和肾上腺，质韧，由腹膜外组织发育而来，分前、后两层。在肾的上方和外侧，两层互相融合。在肾的内侧，前层延至腹主动脉、下腔静脉的前面与对侧肾筋膜前层相续连，后层与腰大肌筋膜融合。在肾的下方两层互不融合，有输尿管通过，向下与直肠后隙相通，当腹壁肌力弱、肾周脂肪少、肾的固定结构薄弱时，肾可经此间隙向下形成肾下垂或游走肾。

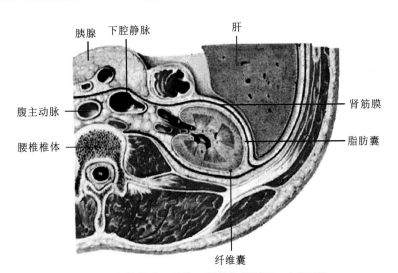

图 5-5　肾的被膜（平第 1 腰椎体横断面，上面观）

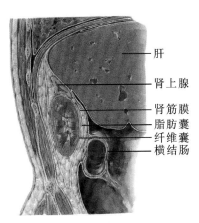

图 5-6　肾的被膜（矢状切面）

四、肾的结构

肾的冠状切面上，肾实质可分为浅层的肾皮质和深部的肾髓质。肾皮质厚1～1.5 cm富含血管，新鲜标本为红褐色，可见大量细小颗粒（肾小体、肾小管组成）。肾髓质约占肾实质厚度的2/3，色淡，由大量小管道组成，形成15～20个锥形、尖端圆钝、朝向肾窦、基底朝向皮质的肾锥体。浅层皮质伸入肾锥体之间形成肾柱。2～3个肾锥体合成一个肾乳头。肾乳头顶端的小孔为乳头孔，终尿经此流入肾小盏内。肾窦内有7～8个呈漏斗状的肾小盏，小盏边缘附着于肾乳头基部并包绕肾乳头，以承接排出的尿液。2～3个肾小盏合成1个肾大盏，2～3个肾大盏合成1个前后扁平、呈漏斗状的肾盂。肾盂出肾门后，向下弯行变细移行为输尿管。

五、肾段血管和肾段

肾动脉在肾实质的二级分支呈节段性分布，一个肾段动脉所分布的部分肾组织称为一个肾段。每个肾分为5个肾段：上段、上前段、下前段、下段和后段。各段动脉分支之间无吻合，一个段动脉出现血流障碍时，它所供应的肾段即可出现坏死。了解肾段，对肾疾病的定位诊断和部分切除术有指导意义。

六、肾的异常

在发育过程中，肾可出现形态、位置、数目等方面的异常或畸形。常见的有马蹄肾、多囊肾、双肾、单肾和低位肾等。

肾移植

肾移植是目前器官移植中较为成熟的、成功率较高的一种器官移植手术。通常将移植的肾放在受体的盆腔内，髂窝部是供体肾移植的较理想部位。1956年Murray首次报道了从腹膜外将肾移植到髂窝的手术方法。将供体肾与受体髂内动脉及其分支吻合，并将肾静脉与髂内静脉吻合，或者将肾动脉、静脉分别与髂外动脉、静脉吻合。由于肾动脉可能有几条，特别是副肾动脉发生率较高，且肾段动脉分布区之间有乏血管区，因此必须将所有的肾动脉与受体的动脉吻合，以免发生肾局部供血不足或坏死。

第二节　输　尿　管

输尿管为成对的肌性管道，位于腹膜后隙脊柱两侧，平第2腰椎上缘处起自肾盂末端，终于膀胱，长度为20～30 cm，管径为0.5～1.0 cm。输尿管全长可以分为输尿管腹部、输尿管盆部和输尿管壁内部。（图5-7，图5-8）。

一、输尿管的分部

通常将输尿管全长依次分为三部分：

1. 输尿管腹部　起自肾盂下端，沿腰大肌前面下行，至骨盆入口处（跨越髂血管处），长13～

14 cm。在男性输尿管腹部与睾丸血管相交叉，在女性与卵巢血管相交叉。

2. **输尿管盆部** 自骨盆入口处（跨越髂血管处）至膀胱壁内，与输尿管腹部等长。

3. **输尿管壁内部** 自膀胱底的外上角，向内下斜穿膀胱壁 1.5～2.0 cm，开口于膀胱输尿管口。当膀胱充盈时，膀胱内压增高，将壁内部压扁，管腔闭合后尿液不流入输尿管。若壁内部过短或其周围肌组织发育不良时，出现尿返流。

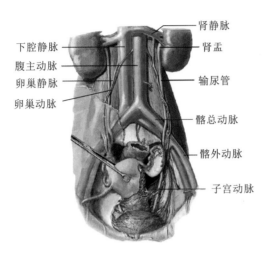

图 5-7 输尿管

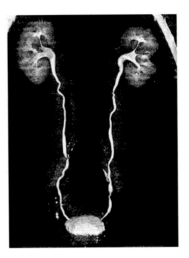

图 5-8 输尿管造影

二、输尿管的交叉

输尿管从肾盂移行处到穿越膀胱壁，输尿管与周围结构有三次交叉。

1. **与生殖腺（睾丸或卵巢）血管交叉** 输尿管自肾盂下端起始后，在腹后壁腹膜的深面，沿腰大肌前面下内侧斜行至其中点稍下方与生殖腺（睾丸或卵巢）血管交叉，通常走在血管后方。

2. **与髂血管相交叉** 输尿管达骨盆入口处，左、右输尿管分别越过左髂总动脉末端和右髂外动脉起始部的前方。

3. **与子宫动脉相交叉** 输尿管入盆腔，沿盆侧壁向下后，越过盆壁血管、神经的表面，约在坐骨棘水平转向前内侧穿入膀胱底的外上角。在男性，输尿管走向前内下方，经膀胱与直肠之间下行，在输精管的后外方与之交叉。在女性，输尿管经过子宫颈的外侧约 2.5 cm，在子宫动脉的后下方交叉绕过。

三、输尿管的狭窄

输尿管全程有 3 处狭窄：①肾盂与输尿管移行处，直径约 0.2 cm。②跨越骨盆上口，输尿管与髂血管交叉处，直径约 0.3 cm。③输尿管壁内部。

 输尿管狭窄疾病

输尿管的狭窄处常是输尿管结石滞留的部位。如因结石阻塞而过度扩张，可产生痉挛性收缩而产生疼痛即肾绞痛。肾盂输尿管连接处的狭窄性病变，是导致肾盂积水的重要病因之一。

第三节 膀 胱

膀胱是储存尿液的囊状肌性器官,其形状、大小和位置均随尿液充盈的程度而变化。一般正常成年人膀胱的容量为 300~500 mL,最大容量可达 800 mL。女性膀胱容量小于男性,新生儿的膀胱容量约为成人的 1/10,老年人由于膀胱肌张力降低而容积增大。

一、膀胱的形态

膀胱空虚时呈三棱锥体形,分为尖、体、底、颈四部。膀胱尖朝向前上;膀胱底呈三角形,朝向后下;尖与底之间的大部分为膀胱体;膀胱的下部有尿道内口,与前列腺或女性盆膈相接且变细的部分为膀胱颈。膀胱各部间无明显的分界(图 5-9)。

二、膀胱的内面结构

膀胱黏膜由于膀胱肌层的收缩而形成许多皱襞称膀胱襞。当膀胱充盈时,皱襞可全部消失。而在膀胱底内面,位于两输尿管口与尿道内口之间的三角形区域,由于缺少黏膜下层,黏膜与肌层紧密相连,无论膀胱充盈或空虚时,都保持平滑无皱襞,称为膀胱三角,是肿瘤、结核和炎症的好发部位,膀胱镜检时要注意。两输尿管口之间的横行皱襞称为输尿管间襞,膀胱镜检时呈苍白色,是寻找输尿管口的标志。男性膀胱三角内,尿道内口的后方,前列腺中叶挤压而微凸的隆起称为膀胱垂。前列腺中叶肥大时凸起明显,压迫尿道造成排尿困难。(图 5-10)

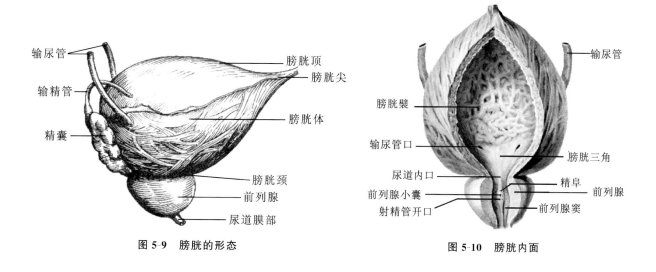

| 图 5-9 膀胱的形态 | 图 5-10 膀胱内面 |

三、膀胱的位置与毗邻

成人的膀胱位于小骨盆的前部,前方为耻骨联合,膀胱与耻骨联合之间称膀胱前隙或耻骨后间隙,间隙内有韧带、丰富的结缔组织和静脉丛。膀胱后方在男性为精囊、输精管壶腹和直肠,在女性为子宫和阴道。膀胱颈在男性下邻前列腺,在女性下方直接邻接尿生殖膈。膀胱上面有腹膜覆盖,男性邻小肠，女性有子宫伏于其上（图5-11）。

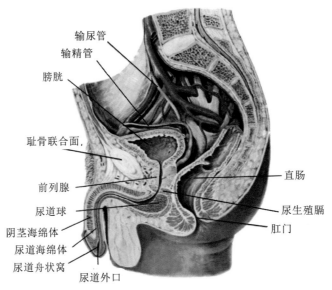

输尿管
输精管
膀胱
耻骨联合面
前列腺
尿道球
阴茎海绵体
尿道海绵体
尿道舟状窝
尿道外口
直肠
尿生殖膈
肛门

图5-11　男性盆腔矢状切

空虚时，膀胱尖不超过耻骨联合上缘，全部位于盆腔内（图5-12）。充盈时，膀胱尖上升至耻骨联合以上，腹前壁返折向膀胱的腹膜随之上移，膀胱前下壁直接与腹前壁相贴（图5-13）。此时，在耻骨联合上方行穿刺或手术，不损伤腹膜和污染腹膜腔。

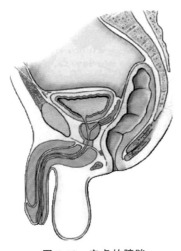

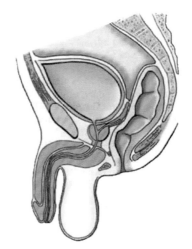

图5-12　空虚的膀胱　　　　　　**图5-13　充盈的膀胱**

新生儿膀胱的位置比成人的高，大部分位于腹腔内。随着年龄的增长和盆腔的发育，膀胱的位置逐渐下降，约在青春期达成人位置。老年人因盆底肌肉松弛，膀胱位置更低。

膀胱前隙内的韧带和腹膜皱襞等结构可将膀胱固定于盆腔，如固定结构发育不良可致膀胱脱垂和女性尿失禁。

尿液的观察

> 尿是血液在肾脏经过滤过和重吸收后形成的最终产物。尿的质、量可随内环境的改变而发生变化，保持内环境相对稳定和电解质平衡。当肾脏和尿路本身发生病变或有代谢障碍及血液循环障碍性疾病时均可引起尿之成分的变化。因此观察尿液是护理工作中一项重要内容。正常人 24 h 尿量为 1 500～2 000 mL；每 24 h 尿总量多于 2 500 mL 为多尿，小于 400 mL 为少尿，小于 100 mL 为无尿。

第四节 尿 道

一、男性尿道

起自尿道内口，止于尿道外口。成年男性尿道长 16～22 cm，管径平均为 5～7 mm。男性尿道兼有排尿和排精功能。男性尿道在行径中全程特点是：全长分三部，粗细不一、有三个狭窄、三个扩大和两个弯曲。

（一）分部

全长分为三部：前列腺部、膜部和海绵体部。临床上常把前列腺部和膜部称为后尿道，海绵体部称为前尿道。

1. 前列腺部　前列腺部为尿道穿经前列腺部分，最宽、最易扩张部分，长约 3 cm。后壁上的纵行隆起为尿道嵴，嵴中部隆起为精阜。精阜中央的小凹陷为前列腺小囊，两侧有射精管口。精阜两侧有前列腺排泄管的开口。

2. 膜部　膜部为尿道穿经尿生殖膈部分，周围有尿道括约肌（横纹肌）环绕。狭窄，最短、长约 1.5 cm。此段位置比较固定，骨盆骨折时易伤及。

3. 海绵体部　海绵体部为尿道穿经尿道海绵体部分，最长，12～17 cm。尿道球内最宽部分为尿道球部，有尿道球腺开口。阴茎头内的尿道扩大成尿道舟状窝。尿道腺分散于整个尿道，主要集中于海绵体部内，称为尿道旁腺，排泄管开口于尿道黏膜，在勃起时可受挤压而分泌清晰黏液，以润滑尿道黏膜的表面，在有慢性感染时则分泌黏丝。

（二）狭窄

全程三个狭窄分别在：尿道内口、尿道膜部和尿道外口（最窄）。临床上向尿道插入器械或导尿管时，通过尿道膜部最困难，操作时应注意防止损伤尿道。尿道狭窄处亦为尿道结石易嵌顿处。

（三）扩大

全程三个扩大分别位于：前列腺部、尿道球部和尿道舟状窝。

（四）弯曲

阴茎在松弛下垂时，尿道全长有两个弯曲：

1. 耻骨下弯　在耻骨联合下方 2 cm 处，凹向上，包括前列腺部、膜部和海绵体部的起始部，此弯曲恒定无变化。

2. **耻骨前弯** 在耻骨联合的前下方，凹向下，位于阴茎根和体之间。阴茎勃起或将阴茎向上提起，此弯曲变直消失。临床上利用此特点，把阴茎上提，尿道只有凹向上的弯曲，以便器械或导尿管顺利插入膀胱。

二、女性尿道

女性尿道较男性尿道宽、短、直，直径约 0.6 cm，长 3～5 cm，仅有排尿功能。起于尿道内口（有膀胱括约肌环绕），经阴道前方行向前下，与阴道前壁相邻，穿经尿生殖膈时有尿道阴道括约肌环绕。尿道外口开口于阴道前庭前上方，前方 2 cm 左右处有阴蒂，后方有阴道口。尿道下端有尿道旁腺，导管开口于尿道外口附近（图 5-14）。

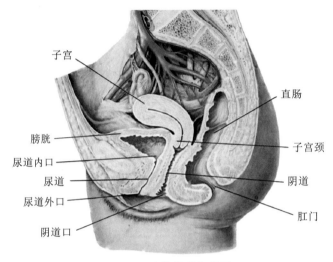

图 5-14 女性盆腔矢状面

由于女性尿道宽、短、直，开口于阴道前庭，故易患尿路逆行性感染。当尿道旁腺感染时可形成囊肿引起尿路阻塞。

导尿术

> 导尿术是用无菌导尿管自尿道插入膀胱引出尿液的方法。女性导尿法：女性尿道宽、短、直，富于扩张性，尿道口在阴蒂下方，呈矢状裂。老年妇女由于会阴肌肉松弛，尿道口回缩，插导尿管时应正确辨认。

【临床要点】

1. **腰部肾手术切口** 临床上肾手术常选用腰部斜切口（肾区，即脊肋角），该切口始于第 12 肋下缘中点，向前下外切至髂前上棘的上前方约 2 cm 处。

切口层次为：皮肤→浅筋膜→背阔肌、腹外斜肌→腰上三角→腹横肌腱膜→肾筋膜后层→肾脂肪囊。

注意事项：①切断腰肋韧带可加大第 12 肋的活动度，便于显露肾，注意其深面的胸膜腔之肋膈隐窝的下缘，避免切破胸膜造成气胸；②腰上三角应尽量避免损伤通过该区的肋下神经、髂腹下神经和髂腹股沟神经。

2. **膀胱的解剖特点与膀胱手术和膀胱镜检** 膀胱膨胀时，腹前外侧壁与膀胱之间的腹膜返折线移至耻骨联合以上，故沿耻骨上缘穿刺膀胱，可不经由腹膜腔。

当进行膀胱肿瘤切除或膀胱切开取石时，如先用无菌生理盐水充盈膀胱，再做耻骨联合上膀胱造口术，可在腹膜外进行而不污染腹膜腔。

经尿道插入膀胱镜至膀胱内进行镜检，可观察膀胱黏膜（特别是膀胱三角）的情况，也可通过膀胱镜取活检组织或结石。

【临床案例】

案例 5-2 患者金某，女性，28 岁，主因突然寒战、高热、尿频、尿痛、腰酸痛，下腹痛 3 h 入院。身体评估：T 38.9 ℃，P 100 次/min，R 24 次/min，BP 120/80 mmHg，肾区叩击痛（＋），耻骨联合上压痛（＋）。实验室检查：白细胞 $16×10^9$/L。尿常规：蛋白（＋），白细胞 20～30 个/HP，红细胞 0～4 个/HP。患者为月经期，入院后初步诊断为肾盂肾炎，为明确诊断需做尿菌培养及药敏实验。

请问：

（1）该患者为未婚女性，如需为该患者导尿留置中段尿做尿细菌培养，导尿过程中应注意什么？

（2）患者肾区叩击痛（＋），请问肾的正常形态、位置、构造如何？何谓肾区？

（3）针对此患者寒战、高热、尿频、尿痛、腰酸痛、下腹痛，您能提出哪些合理的护理方案，疏导患者内心的痛苦，缓解紧张、焦虑？（问题提示：①心理压力如何产生？②高热如何护理？③疼痛如何护理？④疏导办法有哪些?）

♣ 常用专业名词中英文对照表

泌尿系统	urinary system/ˈjuərinəri/
肾	kidney/ˈkidni/
肾门	renal hilus/ˈriːnəl/ /ˈhailəs/
肾蒂	renal pedicle/ˈriːnəl/ /ˈpedikl/）
肾窦	renal sinus/ˈriːnəl/ /ˈsainəs/）
肾筋膜	renal fascia/ˈfæʃiə/
脂肪囊	fatly (adipose) capsule/ˈfætli/ (/ˈædipəus/) /ˈkæpsjuːl/
纤维囊	fibrous capsule/ˈfaibrəs/
肾皮质	renal cortex/ˈkɔːteks/
肾髓质	renal medulla/miˈdʌlə/
肾锥体	renal pyramid/ˈpirəmid/
肾乳头	renal papilla/pəˈpilə/
肾柱	renal column/ˈkɔləm/
肾小盏	minor renal calices/ˈmainə/ /ˈkælisiːz/
肾大盏	major renal calices/ˈmeidʒə/ /ˈkælisiːz/
肾盂	renal pelvis/ˈpelvis/
输尿管	ureter/juˈriːtə/

膀胱	urinary bladder/ˈblædə/
膀胱尖	apex of bladder/ˈeipeks/
膀胱体	body of bladder
膀胱底	fundus of bladder/ˈfʌndəs/
膀胱颈	neck of bladder
膀胱三角	trigone of bladder/ˈvesikəl/ /ˈtraigəun/
输尿管间襞	interureteric ridge/intəˈjuˈriːtə rik/ /ridʒ/
输尿管口	orifice of ureter/ˈɔrifis/
尿道内口	internal urethral orifice/inˈtəːnl/ /juˈriːθrəl/
女性尿道	female urethra/ˈfiːmeil/ /juəˈriːθrə/

（宋铁山　李成武）

第六章　生殖系统

【概述】

生殖系统包括内生殖器和外生殖器两部分；内生殖器由生殖腺、生殖管道和附属腺体组成，外生殖器以性交器官为主。生殖系统的功能是产生生殖细胞、繁殖后代、分泌性激素和形成并保持第二性征。男性与女性生殖系统区别如表6-1所示。

表 6-1　男性与女性生殖系统的区别

分部		男性生殖系统	女性生殖系统
内生殖器	生殖腺	睾丸（1对）	卵巢（1对）
	生殖管道	附睾（1对）、输精管（1对）、射精管（1对）、男性尿道	输卵管（1对）、子宫、阴道
	附属腺	精囊（1对）、前列腺、尿道球腺（1对）	前庭大腺（1对）
外生殖器		阴囊、阴茎	女阴

第一节　男性生殖系统

男性生殖系统包括内生殖器和外生殖器（图 6-1）。内生殖器包括生殖腺（睾丸）、输精管道（附睾、输精管、射精管、男性尿道）和附属腺（精囊、前列腺、尿道球腺）。睾丸产生精子和分泌男性激素。睾丸产生的精子，先贮存于附睾内，当射精时经输精管、射精管和尿道排出体外。精囊、前列腺和尿道球腺的分泌液参与组成精液，营养精子并有利于精子的活动。

外生殖器包括阴囊（容纳睾丸、附睾）和阴茎（男性性交接器官）。

一、男性内生殖器

（一）睾丸

1. 睾丸的位置　睾丸位于阴囊内，左、右各一。睾丸能产生有 X 型和 Y 型染色体的精子，精子决定受精卵的性别。睾丸分泌男性激素，能促进生殖器官的发育并维持男性的第二性征。由于胚胎发育过程中右侧睾丸下降迟于左侧，一般左侧略低于右侧 1 cm。

2. 睾丸的形态　睾丸是微扁椭圆体，色灰白。表面光滑，分上、下两端，前、后两缘和内、外侧两面（图 6-2）。两端，上端被附睾头遮盖，下端游离；两缘，

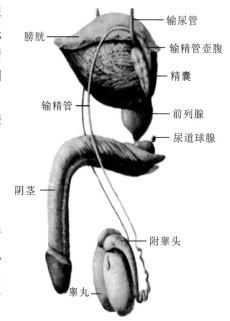

图 6-1　男性生殖系统

阴囊、阴茎

（图中标注）输尿管、膀胱、输精管壶腹、精囊、输精管、前列腺、尿道球腺、阴茎、附睾头、睾丸

前缘游离，后缘有血管、神经和淋巴管出入称之为睾丸门，后缘与附睾、输精管睾丸部相接触；两面，内侧面较平坦，与阴囊中隔相依，外侧面较隆凸，与阴囊壁相贴。

成人睾丸长 3.5～4.5 cm，宽 2～3 cm，厚 1～2 cm，每侧睾丸重 10～15 g，体积 15 mL 以上（15～25 mL），其功能都是正常的。新生儿睾丸相对大，性成熟前发育较慢，睾丸随着性成熟迅速生长，老年人睾丸随着性功能衰退而萎缩变小。

3. 睾丸的结构　睾丸表面有坚厚的白膜（纤维膜），白膜在后缘处增厚并凸入睾丸内形成睾丸纵隔，从纵隔发出睾丸小隔，将睾丸实质分成 100～200 个睾丸小叶。睾丸小叶内含有 2～4 个盘曲的精曲小管（上皮产生精子），小管间结缔组织内有间质细胞（分泌男性激素）。精曲小管汇合成精直小管，进入睾丸纵隔交织成睾丸网，发出 12～15 条睾丸输出小管，出睾丸后缘的上部进入附睾（图 6-3）。

睾丸疾病

在生长发育过程中，由于各种因素的影响，可能出现隐睾、异位睾丸、无睾、多睾、并睾、睾丸发育不全、睾丸增生、睾丸扭转、睾丸瘀伤、睾丸破裂等疾病。精子的产生易受温度等多种因素的影响，如果睾丸周围温度过高或受到化学毒物的影响，精子的产生将出现障碍。

（二）附睾

1. 附睾的位置　附睾紧贴睾丸的上端和后缘，略偏外侧（图 6-2）。

2. 附睾的形态　附睾呈新月形。睾丸输出小管进入附睾后弯曲盘绕形成膨大的附睾头（上端），小管末端汇合成一条附睾管，附睾管迂曲盘回而成附睾体（中部）和附睾尾（下端），附睾尾向内上弯曲移行为输精管（图 6-3）。

3. 附睾的功能　附睾暂时储存精子，分泌物供给精子营养并促进精子进一步成熟。

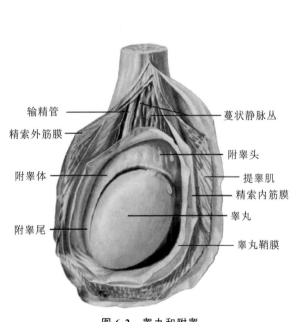
图 6-2　睾丸和附睾

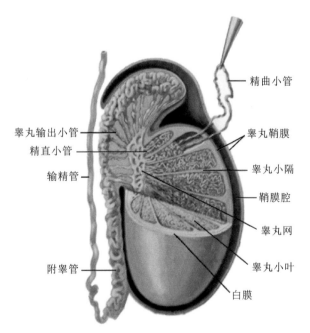
图 6-3　睾丸切面

（三）输精管和射精管

1. 输精管　　输精管是附睾管的直接延续，长 50 cm 左右，壁厚腔小，活体触诊呈坚实的圆索状。输精管行程较长，按行程可分为四部（图 6-1，图 6-3～图 6-5）：睾丸部，最短，位于睾丸后缘，自附睾尾端至睾丸上端，沿附睾内侧上行，行程迂曲。精索部（皮下部），介于睾丸上端与腹股沟管皮下（浅）环之间，位于精索其他结构后内侧，活体易触及，为结扎输精管的常用部位。腹股沟管部，位于腹股沟管的精索内（腹股沟管浅、深环之间），疝修补术时勿伤。盆部，最长，出腹（深）环后向下沿盆侧壁行向后下，经输尿管末端前方至膀胱底后面扩大成输精管壶腹。输精管下端变细与精囊的排泄管汇合成射精管。

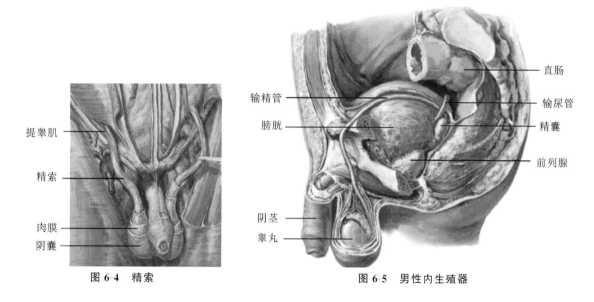

图 6-4　精索

图 6-5　男性内生殖器

2. 射精管　　射精管长约 2 cm，穿前列腺实质，开口于尿道前列腺部（图 6-6）。

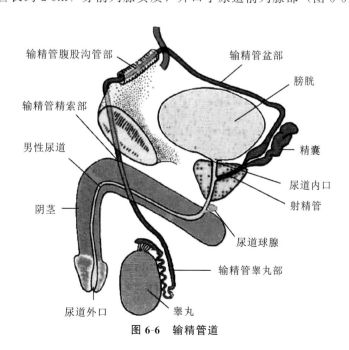

图 6-6　输精管道

3. 精索　精索是自腹（深）环经腹股沟管至睾丸上端的柔软圆索状结构，包被有输精管及其动、静脉、睾丸动脉、静脉（蔓状静脉丛）、神经丛、淋巴管和腹膜鞘突残余等。自皮下（浅）环以下，精索有精索内筋膜、提睾肌和精索外筋膜三层被膜。

精索静脉曲张

精索静脉曲张发病率占 30～40 岁男性人数的 10%，90% 发生在左侧，是因精索静脉血流淤积，从而造成静脉丛血管扩张、迂曲和变长，局部温度升高，可能伴有睾丸萎缩和精子生成障碍，导致不育。

（四）精囊

精囊（腺）为成对（左、右各一）的长椭圆形囊状附属腺，位于膀胱底的后方、输精管壶腹的外侧。其内是迂曲的管道，排泄管与输精管壶腹末端汇合成射精管（图 6-7）。

精囊的分泌液参与精液的组成。

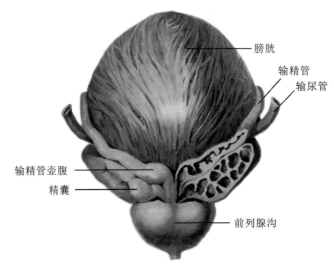

图 6-7　膀胱、前列腺（后面观）

（五）前列腺

前列腺是不成对的实质性器官，由腺组织和肌组织构成。表面包被有筋膜鞘即前列腺囊，囊与前列腺间有静脉丛、动脉及神经的分支。

1. 前列腺的形态　前列腺是最大的附属腺，上端横径约 4 cm，垂直径约 3 cm，前后径约 2 cm。前列腺呈前后稍扁的栗子形，上端宽大邻接膀胱颈为前列腺底，下端尖细于尿生殖膈上为前列腺尖。前列腺底、尖间为前列腺体。前列腺体的后面较平坦，在正中线上有一纵行浅沟为前列腺沟。男性尿道在前列腺底近前缘处穿入前列腺，经前列腺实质前部，由前列腺尖穿出。近前列腺底的后缘处，有一对射精管穿入前列腺，开口于尿道前列腺部后壁的精阜上。前列腺的排泄管开口于尿道前列腺部的后壁。

前列腺一般分为 5 个叶：前叶、中叶、后叶和两侧叶（图 6-7，图 6-8）。中叶呈楔形，位于尿道与射精管之间。40 岁以后，中叶可变肥大，向上凸顶膀胱，使膀胱垂明显隆起，并压迫尿道引起排尿困难，甚至尿潴留。

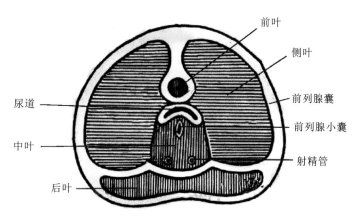

图 6-8　前列腺水平切面模式面

2. 前列腺的位置　前列腺位于膀胱与尿生殖膈之间。前列腺底与膀胱颈、精囊和输精管壶腹相邻。前方为耻骨联合，后方为直肠壶腹。直肠指诊时，向前可扪及前列腺的大小、形态、硬度及前列腺沟，以诊断前列腺是否肥大等，向上并可触及输精管壶腹和精囊。

小儿前列腺小，性成熟期迅速生长。老年时，前列腺退化萎缩，如腺内结缔组织增生，形成前列腺肥大。

3. 前列腺的功能　前列腺分泌活动受男性激素调控，每天分泌约 2mL 前列腺液。前列腺液是构成精液的主要成分，是精子生存的环境；分泌的激素为"前列腺素"。前列腺液是乳白色浆性液体，含有钠、钾、钙、锌和镁，有丰富的酸性磷酸酶和淡黄色的卵磷脂小体，还有特殊的酶类物质——液化因子。

（六）尿道球腺

尿道球腺是一对形如豌豆球形附属腺，位于会阴深横肌内（图 6-9）。排泄管细长，开口于尿道球部，分泌清晰而略带灰白的黏液，富于蛋白质，参与精液的组成。

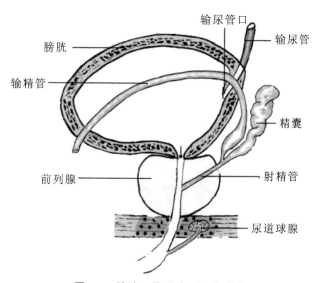

图 6-9　膀胱、前列腺、尿道球腺

精液

精液：由输精管道、附属腺分泌物组成，内含大量精子，呈乳白色，弱碱性，适于精子生存和活动。一次射精 2～5 mL，含精子 3 亿～5 亿个。若患有前列腺与精囊疾病可导致男性不育。前列腺液里含有蛋白分解酶、纤溶酶等液化因子，能使精囊液里凝固因子凝固的精液液化。如果精液中凝固因子过多或液化因子过少就形成精液不液化症，精液过久不液化会导致精子死亡，导致男性不育。

二、男性外生殖器

（一）阴囊

1. 阴囊的位置和形态　阴囊位于阴茎后下方，阴囊壁由皮肤和肉膜（浅筋膜）组成。皮肤薄软，有色素沉着和阴毛。肉膜含有平滑肌纤维，可随外界温度变化而舒缩，以调节阴囊内的温度，有利于精子的发育（维持睾丸正常生理功能的最佳温度是 35 ℃左右）。肉膜在正中线向深部发出阴囊中隔，将阴囊腔分为左、右两部，分别容纳两侧的睾丸和附睾。

2. 睾丸下降　正常情况下，胎儿在子宫内发育后期，睾丸即降入阴囊内。如胚胎发育障碍造成睾丸不能正常下降至阴囊称为隐睾，约有 3% 的足月产男婴和 30% 的早产男婴发生隐睾，这些婴儿中的大多数在出生后数月内睾丸即可降入阴囊，但约有 0.8% 的男婴在出生后一年睾丸仍未降入阴囊。由于睾丸长期在温度过高的环境下，睾丸无法发挥正常功能，严重者会发生恶变。

3. 被膜　阴囊深面有包被睾丸和精索的被膜，由外向内有三层。精索外筋膜，是腹外斜肌腱膜的延续。提睾肌，来自腹内斜肌和腹横肌，肌束排列稀疏呈袢状，可反射性地提起睾丸。精索内筋膜，来自腹横筋膜，薄弱。睾丸鞘膜，来源于腹膜，分壁层和脏层。壁层贴精索内筋膜，脏层贴于睾丸和附睾表面。两层于睾丸后缘处反折移行并形成鞘膜腔，内有少量浆液。鞘膜腔可因炎症液体增多，形成鞘膜积液。

（二）阴茎

阴茎为男性的性交器官。

1. 阴茎的形态　阴茎可分为头、体和根三部分。阴茎前端膨大为阴茎头，有矢状较狭窄的尿道外口。头后较细为阴茎颈（冠状沟），此处神经分布最丰富，敏感性最高。中部（可动部）圆柱形为阴茎体，以韧带悬于耻骨联合前下方，由阴茎海绵体和尿道绵体组成，具有丰富的血管、神经、淋巴管。后端（固定部）为阴茎根，藏于阴囊和会阴部皮肤的深面，固定于耻骨下支和坐骨支（图 6-10）。

2. 结构　阴茎外被皮肤和筋膜，主要由一对阴茎海绵体（背侧）和一个尿道海绵体（腹侧）组成（图 6-11～图 6-13）。

（1）阴茎皮肤：阴茎的皮肤薄软，有伸展性，无皮下脂肪。皮肤自颈处向前返折游离，形成包绕阴茎头的双层环形皮肤皱襞为阴茎包皮。包皮的前端围成包皮口，在阴茎头腹侧中线上连于尿道外口下端与包皮之间的皮肤皱襞为包皮系带。幼儿包皮包着整个阴茎头，包皮口小。随着年龄的增长，包皮退缩，包皮口扩大。

若包皮盖住尿道外口，能上翻露出尿道外口和阴茎头为包皮过长。而包皮完全包着阴茎头不能翻开为包茎。如此因包皮腔内污物刺激而发生炎症，诱发阴茎癌。成年时应将过多的包皮切除，使阴茎头露出，做包皮环切时勿伤及包皮系带，以免影响正常勃起。

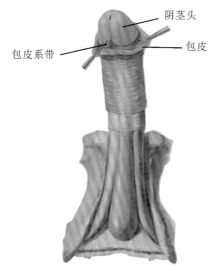

图 6-10　阴茎

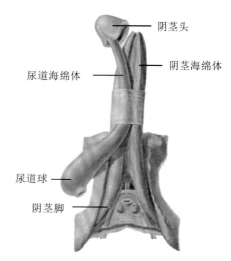

图 6-11　阴茎的海绵体

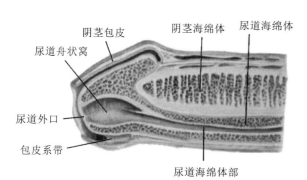

图 6-12　阴茎正中矢状切面

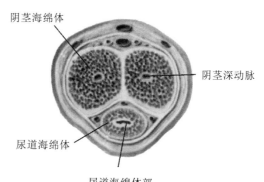

图 6-13　阴茎中部水平切面

（2）筋膜：阴茎浅筋膜不明显；深筋膜形成阴茎悬韧带。

（3）阴茎的海绵体：阴茎海绵体为两端细的圆柱体，前端左、右结合嵌入阴茎头后面的凹陷内；后端左、右分离为阴茎脚，分别附于两侧的耻骨下支和坐骨支。尿道海绵体（尿道贯穿其全长）前端膨大为阴茎头，中部呈圆柱形，后端膨大为尿道球，位于阴茎脚间，固定在尿生殖膈下面。海绵体表面厚而致密的纤维膜为白膜。海绵体内部是小梁和与血管相通的腔隙，当腔隙充血时，阴茎即变粗变硬而勃起。

三、男性尿道

见第五章"泌尿系统"。

【临床要点】

男性前列腺肥大所致的排尿障碍。中老年男性前列腺良性肥大是引起尿道阻塞的常见原因。肿大的腺体凸向膀胱，抬高尿道内口，并使尿道前列腺部变长、变形而妨碍排尿。此外，前列腺中叶增生过快，在尿道内口处形成瓣状机制，当患者用力排尿时，可堵住膀胱的出口（即尿道内口），也可阻碍

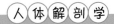

排尿。

前列腺因肥大或肿瘤需要切除时，通常有四条手术入路：①耻骨上入路，为切开膀胱进行腺体摘除；②耻骨后入路，为经耻骨后间隙，不切开膀胱而行腺体摘除；③会阴入路，为经会阴尿生殖膈进入前列腺区；④尿道内入路，通过膀胱镜插入电切刀，做前列腺部分切除。

第二节　女性生殖系统

女性生殖系统包括内、外生殖器（图 6-14）。内生殖器由生殖腺（卵巢）、输送管道（输卵管、子宫和阴道）和附属腺（前庭大腺）组成。卵巢是产生卵子、分泌女性激素的器官。成熟的卵子排至腹膜腔，经输卵管腹腔口入输卵管受精后移至子宫，植入内膜后发育成为胎儿，出子宫口经阴道娩出。外生殖器即女阴。

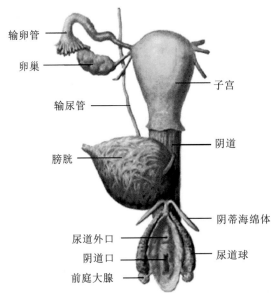

图 6-14　女性生殖系统

【临床案例】

案例 6-1　患者刘某，已婚女性，50 岁，诉外阴瘙痒，白带增多就诊。检查：阴道黏膜有散在性小红点，分泌物为稀薄灰黄色泡沫状，有腐臭味，宫颈中度乳突状糜烂，接触性出血。

问题：

（1）成年已婚女性，易发生宫颈糜烂或阴道炎的解剖学基础是什么？

（2）阴道上药，应将药物放于何处才能更好发挥疗效？

案例 6-2　一位 26 岁初产妇，妊娠 38 周，出现规律子宫收缩 17 h，阴道有少量淡黄色液体（即羊水）流出，子宫收缩 25 s/（6～8）min，胎心音 150 次/min，肛查（即直肠指检）：宫口开大 2 cm，宫颈轻度水肿，胎头臀位，无明显骨产道（即小骨盆）异常。患者要求剖宫产，同时行节育术。请思考以下问题：

（1）子宫在未孕、妊娠时，形态有哪些差异？

（2）子宫大小、位置、姿势的产后恢复，与哪些结构有关？

（3）正常顺产时，胎儿娩出要经过哪些器官或结构？

一、女性内生殖器

（一）卵巢

1. 卵巢的位置　卵巢是成对（左、右各一）的实质性器官，属于腹膜内位器官，位于盆腔侧壁的卵巢窝（相当于髂内、外动脉的夹角处，窝底有腹膜覆盖）。初生儿卵巢位置较高，略成斜位；成人卵巢位置较低，长轴近垂直位；老年卵巢位置更低。卵巢移动性较大，位置受大肠充盈度、妊娠子宫移动的影响（图 6-15）。

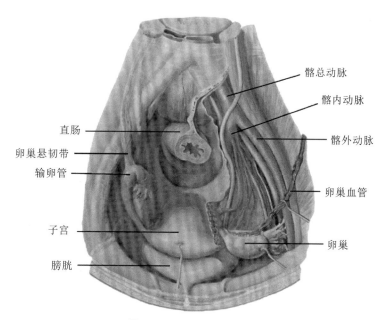

图 6-15　女性盆腔上面观

2. 卵巢的形态　卵巢呈扁卵圆形，略呈灰红色，分上、下两端，前、后两缘和内、外侧两面。两端，上端（输卵管端）与输卵管末端相接触，下端（子宫端）借韧带连于子宫。两缘，前缘（系膜缘）借系膜连于阔韧带，中部有血管、神经等出入（卵巢门）；后缘（独立缘）游离。两面，内侧面，朝向盆腔，与小肠相邻；外侧面，贴靠卵巢窝。

成人卵巢大小约为 $4\,cm \times 3\,cm \times 1\,cm$，重 $5\sim6\,g$，相当于本人拇指头大小，卵巢的大小和形状随年龄变化。幼女卵巢表面光滑。性成熟期卵巢最大，多次排卵后卵巢表面出现瘢痕，呈凹凸不平。$35\sim40$ 岁卵巢开始缩小，50 岁左右绝经而逐渐萎缩。

3. 卵巢的固定装置　正常位置主要靠韧带来维持。①卵巢悬（骨盆漏斗）韧带，腹膜皱襞，自骨盆缘至卵巢上（输卵管）端，内有卵巢血管、淋巴管、神经丛、结缔组织和平滑肌纤维，是寻找卵巢血管的标志。②卵巢固有韧带（卵巢子宫索），结缔组织和平滑肌纤维构成，自卵巢下（子宫）端连至输卵管与子宫结合处的后下方，形成腹膜皱襞。③子宫阔韧带，覆盖卵巢和卵巢固有韧带，可固定卵巢。④输卵管卵巢伞，附于卵巢上（输卵管）端，稍可固定卵巢。

（二）输卵管

1. 输卵管的位置和毗邻　输卵管（图 6-15，图 6-16）是成对（左、右各一）输卵肌性管道，位于盆腔内，连于子宫底两侧，长为10～14 cm，为阔韧带两层所包裹，属于腹膜内位器官。左侧输卵管与小肠、乙状结肠相邻。右侧输卵管与小肠、阑尾接近。输卵管的活动度较大，能随子宫位置改变而移动，亦能因自身蠕动和收缩而变位。若女性患有阑尾炎，易造成右侧输卵管漏斗梗阻及盆腔粘连。

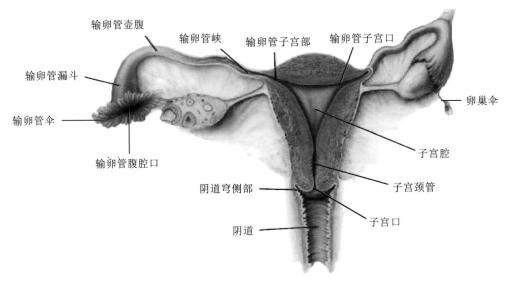

图6-16 女性内生殖器

2. 输卵管的分部　输卵管弯曲，由内侧向外侧分为四部。

（1）输卵管子宫部：子宫壁内，直径最细，约1 mm，以输卵管子宫口通子宫腔。

（2）输卵管峡：短直，壁厚腔小，血供少，水平向外移行为壶腹部，是输卵管结扎术常选部位。

（3）输卵管壶腹：粗弯，壁薄腔大，血供多，约占全长2/3，自卵巢下端沿卵巢前缘上行，弯曲向后包绕卵巢上端，移行为漏斗部。卵子通常在此受精。若受精卵未能移入子宫而在输卵管内发育，即为异位妊娠（宫外孕）。

（4）输卵管漏斗：外侧端呈漏斗状膨大部分，向后下弯曲覆盖在卵巢后缘和内侧面。中央有输卵管腹腔口，开口于腹膜腔。卵巢排出的卵子由此进入输卵管。输卵管末端边缘在腹腔口周围形成细长的指状突起为输卵管伞，覆于卵巢表面，其中连于卵巢的较大突起为卵巢伞，有"拾卵"作用。

输卵管的异常

1. 双侧输卵管缺如　常与子宫缺如，残遗子宫等类型的子宫畸形并发。

2. 单侧输卵管缺如　常伴有同侧子宫缺如，亦即单角子宫畸形，一条输卵管。

3. 副输卵管　单侧或双侧，是发育异常中较常见的，可能成为不孕因素或诱发宫外孕。应予以切除，或进行修复、重建。

4. 输卵管畸形　输卵管发育不全、闭锁畸形、先天性闭合或漏斗部完全与一纤维性条索连接，并向子宫延伸。常导致不孕或宫外孕，且不易通过手术修复重建。

5. 输卵管中部节段状缺失　类似输卵管绝育手术的状态，输卵管成形术后易发生宫外孕。

6. 输卵管缩短、卷曲或呈囊袋状　常见于其母孕期有服用己烯雌酚病史者。

（三）子宫

子宫是壁厚、腔小的肌性器官，胎儿在此发育成长。

1. 子宫的形态　成人未孕子宫如前后扁、倒置的梨形，长 7～8 cm，最宽 4～5 cm，厚 2～3 cm。子宫分为三部（图 6-17）：上端在输卵管子宫口水平以上并宽而圆凸为子宫底；下端狭长为子宫颈，为肿瘤好发部位；底与颈之间为子宫体。子宫颈在成人长 2.5～3 cm，下端突入阴道内为子宫颈阴道部，在阴道以上为子宫颈阴道上部。子宫颈与体间狭细为子宫峡。非妊娠期子宫峡不明显（仅 1 cm）；妊娠期子宫峡渐长为子宫下段；妊娠末期子宫峡长至 7～11 cm，壁渐薄，常在此行剖宫术，避免入腹膜腔而减少感染。

子宫内腔狭窄分为两部：上部在子宫体内呈前后扁的倒置三角形为子宫腔，两端通输卵管，尖端通子宫颈管。下部在子宫颈内呈梭形为子宫颈管，下口通阴道为子宫口。未产妇子宫口为边缘光滑整齐的圆形；经产妇子宫口为横裂状，前、后缘为前唇和后唇，后唇长、位置高（图 6-18、图 6-19）。

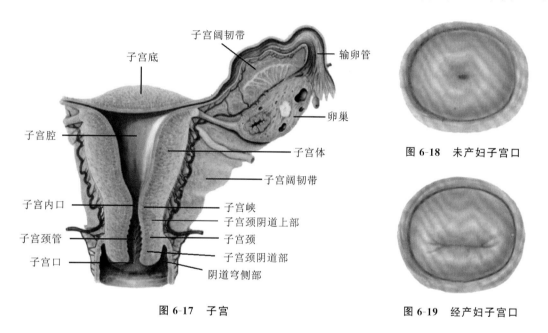

图 6-18　未产妇子宫口

图 6-19　经产妇子宫口

图 6-17　子宫

2. 子宫的结构　子宫壁分三层：外层为浆膜（脏腹膜）；中层为强厚的平滑肌肌层；内层为子宫内膜。子宫底、体内膜随月经周期增生、脱落，脱落后经阴道流出为月经，约 28 天为一个月经周期。子宫颈的黏膜不随周期而变化。子宫肌瘤主要是由子宫平滑肌细胞增生而形成的最常见良性肿瘤，30～50 岁发病率较高，达 20％～30％，发病和女性激素（雌激素、孕激素）有关。

3. 子宫的位置和毗邻　子宫位于盆腔中央，膀胱与直肠间，下接阴道，两侧有输卵管和卵巢。子宫底位于小骨盆入口平面以下，朝向前上方。子宫颈的下端在坐骨棘平面的稍上方。当膀胱空虚时，成年人子宫的正常姿势是轻度的前倾前屈位。前倾是子宫长轴与阴道长轴形成向前开放的钝角，稍大于 90°。人体直立时，子宫体伏于膀胱上面。前屈是子宫体与子宫颈形成向前开放的钝角，约为 170°（图 6-20、图 6-21）。子宫有较大的活动性，膀胱和直肠的充盈程度可影响子宫的位置。当膀胱充盈而直肠空虚时，子宫底向上使子宫伸直。若两者都充盈时，可使子宫上移。一般来说，前位子宫受孕机会多，后位子宫受孕机会小（子宫颈不易被精液浸泡）。

4. 子宫的固定装置　子宫借韧带（表 6-2）、阴道、尿生殖膈和盆底肌等维持其正常位置（图 6-22）。

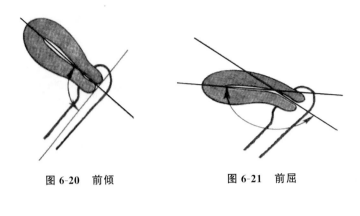

图 6-20　前倾　　　　　　　　图 6-21　前屈

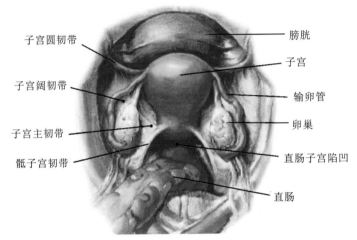

图 6-22　子宫的固定装置（打开腹前壁，盆腔上面观）

表 6-2　子宫内韧带

名　称	位　置	作　用
子宫阔韧带	子宫前、后面的腹膜自子宫侧缘向两侧延伸至盆侧壁和盆底形成的双层腹膜皱襞，阔韧带上缘游离，包裹输卵管内侧大部。阔韧带上缘外侧 1/3 为卵巢悬韧带。阔韧带的前叶覆盖子宫圆韧带，后叶覆盖卵巢和卵巢固有韧带。前、后叶之间的疏松结缔组织内还有血管、神经、淋巴管等	限制子宫向两侧移动
子宫主韧带（子宫旁组织）	阔韧带基部，从子宫颈两侧缘延至盆侧壁的较强韧结缔组织和平滑肌束	固定子宫颈，维持子宫在坐骨棘平面以上，防止子宫脱垂
子宫圆韧带	起于子宫体前面上外侧、输卵管子宫口的下方，在阔韧带前叶的覆盖下向前外侧弯行，经过腹股沟管，散为纤维止于阴阜和大阴唇皮下	维持子宫前倾（主要）
骶子宫韧带	子宫颈后面上外侧向后绕过直肠两侧，止于第 2、3 骶椎前面的结缔组织和平滑肌束	维持子宫前倾前屈
耻骨子宫韧带	子宫颈到耻骨盆面	限制子宫后倾后屈

如固定装置薄弱或受损伤，可导致子宫位置异常，形成不同程度的子宫脱垂，子宫口低于坐骨棘平面，严重者子宫颈可脱出阴道。

子宫的年龄变化

新生儿子宫高出小骨盆上口，输卵管和卵巢位于髂窝内，子宫颈较子宫体粗长。

性成熟前期，子宫发育迅速，壁增厚。

性成熟期，子宫颈和子宫体几乎相等。

经产妇的子宫，各径、内腔都增大，重量可增加一倍。

绝经期后，子宫萎缩变小，壁变薄。

（四）阴道

阴道是连接子宫和外生殖器的富伸展性的肌性管道，由黏膜、肌层和外膜组成，是女性性交器官，也是月经排出和胎儿娩出的管道（图 6-16，图 6-23）。

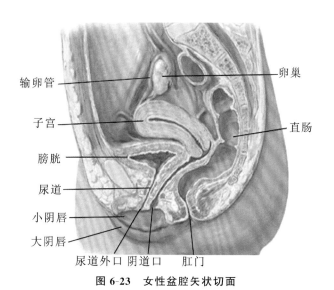

图 6-23　女性盆腔矢状切面

1. 阴道的形态　阴道前、后壁相接，下部较窄，以阴道口开口于阴道前庭。处女阴道口的周围有呈环形、半月形、伞状或筛状处女膜附着。处女膜破裂后阴道口周围留有处女膜痕。阴道上端宽阔包绕子宫颈阴道部形成的环形凹陷为阴道穹，分为前部、后部及两个侧部，以阴道穹后部最深，并与直肠子宫陷凹紧密相邻，仅隔以阴道壁和腹膜。临床上可经后穹穿刺引流凹陷内的积液进行诊疗。

2. 阴道的毗邻　阴道前方有膀胱和尿道，后方邻直肠。临床上直肠指诊可及直肠子宫陷凹、子宫颈和子宫口。阴道下部穿经尿生殖膈，肌肉对阴道有括约作用。

（五）前庭大腺

前庭大腺（Batholin 腺），形如豌豆，位于前庭球后端深面、阴道口两侧，导管向内侧开口于阴道前庭（图 6-24），分泌物可润滑阴道口。如因炎症导管阻塞，可形成囊肿。

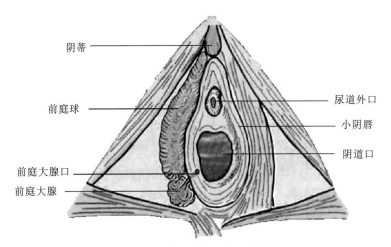

图 6-24　阴蒂、前庭大腺、前庭球

二、女性外生殖器

女性外生殖器，即女阴（图 6-25），包括以下结构。

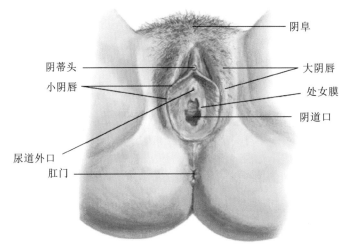

图 6-25　女性外生殖器

（一）阴阜

阴阜是耻骨联合前面的皮肤隆起，富含脂肪组织。性成熟期后，皮肤生有阴毛。

（二）大阴唇

大阴唇是一对纵长隆起的皮肤皱襞。大阴唇的前端和后端左、右互相连合，形成唇前连合和唇后连合。

（三）小阴唇

小阴唇是一对薄的皮肤黏膜皱襞，位于大阴唇内侧。两侧小阴唇后端互相会合形成阴唇系带。小阴唇前端各形成两个小皱襞，两外侧皱襞在阴蒂背面连为阴蒂包皮，两内侧皱襞在阴蒂下方合成阴蒂系带，连于阴蒂。

（四）阴道前庭

阴道前庭是两侧小阴唇之间的裂隙。有 4 个开口：前部有尿道外口、后部有阴道口、阴道口两侧各有一个前庭大腺管的开口。

（五）阴蒂

阴蒂成自两个阴蒂海绵体（相当于阴茎海绵体），以阴蒂脚附着于耻骨下支和坐骨支，两侧者结合为阴蒂体，表面盖以阴蒂包皮。阴蒂头露于表面，富有神经末梢。

（六）前庭球

前庭球相当于尿道海绵体，分为中间部和两个外侧部。中间部细小，位于尿道外口与阴蒂体之间的皮下。外侧部较大，前端细小、后端大而圆钝，位于大阴唇的皮下。

【临床要点】

1. 异位妊娠的解剖学基础　女性生殖管道（阴道、子宫、输卵管）通过输卵管腹腔口与腹膜腔通连，卵巢排出的卵经此口进入输卵管。受精部位通常在输卵管壶腹处。由于双侧输卵管炎而致管腔阻塞、常引起女性不育。如输卵管腔狭窄，并未完全阻塞，则精子可通过狭窄处使卵受精，但受精卵却不能通过狭窄处进入子宫腔而导致在输卵管处植入。在很少的情况下，精子可通过输卵管腹腔口在腹膜腔内使卵受精，导致在腹膜腔处植入或卵巢值入。以上各种情况统称异位妊娠，以输卵管妊娠较常见，其中又以输卵管壶腹部妊娠的发生率最高。输卵管妊娠常引起输卵管破裂大出血而危及孕妇的生命。

2. 子宫脱垂的解剖学基础　由于难产等原因而损伤了子宫的固定装置和支持结构，如子宫韧带、盆膈、尿生殖膈、会阴中心腱等，可引起子宫脱垂。其他如老年性结缔组织松弛、子宫后倾等，也易使子宫脱垂。子宫脱垂是指子宫位置沿阴道向下移动，子宫颈低于坐骨棘水平，严重时全部子宫可脱出阴道口外。

【临床案例】

案例 6-3　患者，女性，30 岁，于 5 天前取环后出现下腹痛，伴少量阴道流血，就诊于当地医院，口服抗菌药腹痛缓解，近 3 天来发热，20 min 前出现寒战。门诊以"急性盆腔炎"为诊断收入院。体格检查：体温 39.4 ℃，脉搏 110 次/min，血压 14.7/11.3 kPa（110/85 mmHg）。神志清楚，查体合作，无贫血貌；心、肺听诊未及异常，肝、脾未触及，下腹部有压痛，伴肌紧张及反跳痛。妇科检查：外阴已婚未产型；阴道通畅，可见少许脓性分泌物；宫颈糜烂Ⅰ度，有举摆痛；子宫前倾，正常大小，触痛，活动差；双附件区增厚，触痛明显。

请问：

（1）女性生殖器官有哪些自然防御功能？

（2）为何女性易患盆腔感染呢？

案例 6-4　患者，女性，36 岁，既往健康，平素月经规律。1 年前自己触到右下腹有一包块，手拳大，因无不适未就医，近 2 个月时有右下腹疼痛，未重视。1 天前患者由蹲位站立时，突然感到右下腹部剧烈疼痛，呈绞痛状，伴有恶心、呕吐，呕吐物为食物和黄绿色苦水，患者面色苍白，大量冷汗。查体：体温、脉搏、呼吸正常，血压 100/60 mmHg。急性痛苦病容，意识清楚，肝、脾触诊无异常，右下腹部稍膨隆，触诊压痛和反跳痛明显，轻度肌紧张，扪及一界限不甚清楚、活动不佳的囊性肿物。妇科检查：右侧穹隆部饱满，可触及一新生儿头大的囊性肿物，压痛明显。子宫及左附件未及异常。

请回答以下问题：

（1）试述卵巢的正常形态、位置？

（2）为什么妇科检查常触诊阴道穹？〔问题提示：阴道穹（构成、形态、应用）〕

♣ 常用专业名词中英文对照表

中文	英文
生殖系统	reproductive（genital）system /ˌriprəˈdʌktiv/ /ˈdʒenitl/
男性生殖器	male genital organ /meil/ /ˈɔːgən/
内生殖器	internal genital organ /inˈtəːnəl/
外生殖器	external genital organ /ikˈstəːnəl/
睾丸	testicle，testis /ˈtestikl/ /ˈtestis/
附睾	epididymis /ˌepiˈdidimis/
输精管	deferential（spermatic）duct /ˌdefəˈrenʃəl/ (/spəːˈmætik/) /dʌkt/
射精管	ejaculatory duct /iˈdʒækjulətəri/
精囊	seminal vesicle /ˈsiːminl/ /ˈvesikl/
精索	spermatic cord /spəːˈmætik/ /kɔːd/
前列腺尖	apex of prostate /ˈeipeks/ /ˈprɔsteit/
前列腺底	base of prostate /ˈprɔsteit/
前列腺体	body of prostate /ˈprɔsteit/
前列腺沟	sulcus of prostate /ˈsʌlkəs/ /ˈprɔsteit/
尿道球腺	bulbourethral gland /bʌlbəjuˈriːθrəl/ /glænd/
阴囊	scrotum /ˈskrəutəm/
肉膜	dartos coat，dartos /ˈdɑːtəs/
阴茎包皮	prepuce of penis /ˈpriːpjuːs/ /ˈpiːnis/
尿道球	bulb of urethra /bʌlb/ /juəˈriːθrə/
男性尿道	male urethra /meil/ /juəˈriːθrə/
前列腺部	prostatic part /ˈprɔsteitik/
膜部	membranous part /ˈprɔsteitik/ /ˈmembrənəs/
海绵体部	cavernous part /ˈprɔsteitik/ /ˈkævənəs/
耻骨下弯	subpubic curvature /sʌbˈpjuːbik/ /ˈkəːvətʃə/
耻骨前弯	prepubic curvature /priˈpjuːbik/ /ˈkəːvətʃə/
女性生殖器	female genital organs /ˈfiːmeil/ /ˈdʒenitl/ /ˈɔːgəns/
卵巢	ovary /ˈəuvəri/
输卵管	uterine tube，oviduct /ˈjuːtərain/ /ˈəuvidʌkt/
子宫	womb，uterus /wuːm/ /ˈjuːtərəs/
子宫底	fundus of uterus /ˈfʌndəs/
子宫体	body of uterus
子宫峡	isthmus of uterus /ˈisməs/

子宫颈	neck of uterus
子宫口	orifice of uterus/ˈɔrifis/
子宫腔	cavity of uterus
子宫颈管	canal of cervix of uterus/kəˈnæl/ /ˈsəːviks/
子宫圆韧带	round ligament of uterus
子宫阔韧带	broad ligament of uterus
子宫主韧带	cardinal ligament of uterus/ˈkɑːdinl/
骶子宫韧带	sacroluterine ligament/ˈseikrəlˈjuːtərin/
阴道	vagina/vəˈdʒainə/
女阴	female pudendum，vulva/ˈfiːmeil/ /pjuːˈdendəm/ /ˈvʌlvə/
阴阜	mons pubis/mənz/ /ˈpjuːbis/
大阴唇	greater lip of pudendum
小阴唇	lesser lip of pudendum
阴道前庭	vaginal vestibule/vəˈdʒainəl/ /ˈvestibjuːl/
阴道口	vaginal orifice/vəˈdʒainəl/

附

乳　房

【概述】

乳房是哺乳动物特有的结构，为皮肤特化器官，按其位置、功能和发生，属皮肤汗腺的特殊变形；按其结构，近似皮脂腺。男性乳房不发达。女性乳房于青春期开始发育生长，妊娠和哺乳期有分泌活动。

乳腺癌

女性乳腺是由皮肤、纤维组织、乳腺腺体和脂肪组成的，乳腺癌是发生在乳腺腺上皮组织的恶性肿瘤。乳腺癌中99％发生在女性，男性仅占1％。

乳腺并不是维持人体生命活动的重要器官，原位乳腺癌并不致命；但由于乳腺癌细胞丧失了正常细胞的特性，细胞之间连接松散，容易脱落。癌细胞一旦脱落，游离的癌细胞可以随血液或淋巴液播散全身，形成转移，危及生命。目前乳腺癌已成为威胁女性身心健康的常见肿瘤。

一、位置

乳房位于胸前部，胸大肌和胸筋膜的表面，上自第2～3肋，下至第6～7肋，内侧至胸骨旁线，外侧达腋中线。乳头平第4肋间隙或第5肋。乳腺与胸大肌表面的深筋膜间有乳房后间隙，胸大肌后筋膜与胸小肌间是胸大肌后间隙，在隆乳术时均可植入假体（图6-26）。

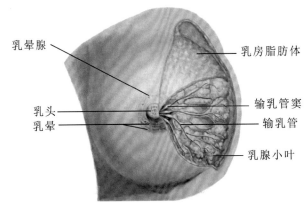

图 6-26 成年女性乳房

（标注：乳晕腺、乳房脂肪体、输乳管窦、输乳管、乳腺小叶、乳头、乳晕）

二、形态

青春期未授乳女性乳房呈半球形，紧张有弹性。乳房中央有乳头（结缔组织及平滑肌组成），顶端有输乳管开口。乳头周围色素较多的为乳晕，有小隆起，深面为乳晕腺，分泌脂性物质保护皮肤、润滑乳头及婴儿口唇。乳头、乳晕皮肤薄弱，易伤而感染。妊娠和哺乳期乳腺增生，乳房增大。停止哺乳后，乳腺萎缩，乳房变小。老年妇女乳房萎缩明显。

丰满、匀称、柔韧而富有弹性，皮肤有光泽的乳房形态最富于美感。根据乳房前突的长度，将乳房形态分为四型：圆盘型、半球型、圆锥型和下垂型。

三、结构

乳房由皮肤、纤维组织、脂肪组织和乳腺构成（图 6-27）。脂肪组织位于皮下，包于乳腺周围呈囊状称为脂肪囊，厚薄可因年龄、生育等原因导致个体差异大。脂肪组织的多少是决定乳房大小的重要因素之一。纤维组织绕乳腺不形成完整的囊，嵌入乳腺叶间，形成 15～20 个乳腺叶。每个腺叶有一排泄管即输乳管，走向乳头渐膨大成输乳管窦，末端变细开口于乳头。乳腺叶和输乳管以乳头为中心呈放射状排列，手术宜做放射状切口以减少对其损伤。乳腺周围的纤维组织发出小纤维束向深面连于胸筋膜和向浅面连于皮肤和乳头，乳房上部纤维束发达为乳房悬韧带（Cooper 韧带），可支持、固定乳腺。

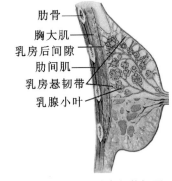

图 6-27 女性乳房矢状切面

（标注：肋骨、胸大肌、乳房后间隙、肋间肌、乳房悬韧带、乳腺小叶）

乳腺癌早期纤维组织增生，Cooper 韧带受侵缩短，使皮肤凹陷。癌症晚期淋巴回流受阻，组织水肿，癌变处与皮肤粘连较紧，毛囊处更紧密，使皮肤出现许多小凹，皮肤呈"橘皮样"，有助于乳腺癌的诊断。

乳房先天性异常

乳房的先天性异常有 2 种：

1. **数目减少** 乳腺发育不全、无乳房或无乳头等。

2. **数目增加** 副乳房、副乳头等。

【临床要点】

乳腺炎切开引流：

乳腺炎和乳房脓肿多见于初产哺乳期妇女，脓肿可发生在乳晕下、乳房内或乳房后部。乳晕下脓肿可在乳晕边缘做弧形切开引流。一般乳房内脓肿均应做放射状切口，以免切断输乳管道。乳房后脓肿应沿乳房下襞循皮纹做弧形切开，从乳房后方深入引流。

♣ 常用专业名词中英文对照表

乳房	mamma，breast/ˈmæmə/ /brest/
乳头	mammary papilla/ˈmæməri/ /pəˈpilə/
乳晕	areola of breast/æˈriələ/
乳腺叶	lobes of mammary gland/ləubs/
输乳管（窦）	lactiferous duct（sinus）/lækˈtifərəs/ /dʌkt/（/ˈsainəs/）
乳房悬韧带	suspensory ligament of breast/səsˈpensəri/ /ˈligəmənt/
乳腺癌	carcinoma of breast，breast cancer/kɑːsiˈnəumə/

附

会　阴

会阴是指盆膈以下所有软组织，因为盆膈（肛提肌、尾骨肌及其上、下面的筋膜）构成盆腔的底，将上方的盆腔与下方的会阴分开。

广义会阴呈菱形，其境界：前方为耻骨联合下缘，后方为尾骨尖，两侧界为耻骨下支、坐骨支、坐骨结节和骶结节韧带。两侧坐骨结节前缘的连线将会阴分为前、后两部：前部为尿生殖三角，男性有尿道穿过，女性有尿道和阴道穿过；后部为肛门三角，有肛管通过（图6-28、图6-29）。

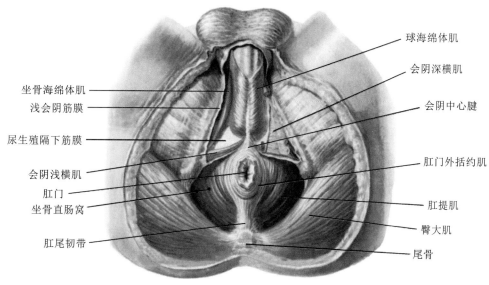

图6-28　男性会阴

狭义会阴即产科会阴，是肛门和外生殖器之间的区域。分娩时要保护此区，以免撕裂会阴。

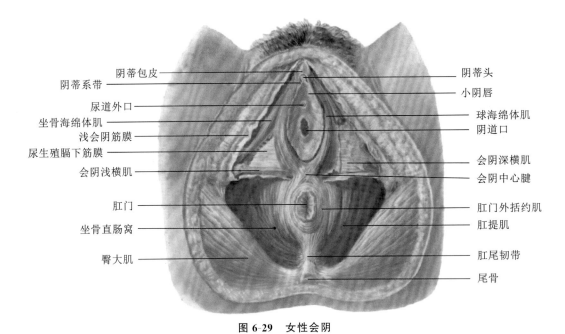

图 6-29　女性会阴

 会阴切开术

阴唇和肛门之间的部位是会阴。会阴通常只有 2～3 cm 长，但生产时可以拉伸至约 10 cm 长。这是为了宝宝的顺利诞生，激素将会阴拉伸来帮助生产。初次分娩时，拉伸会阴是相对较困难的。会阴侧切是指在会阴部做一斜形切口。会阴切开术不仅包括侧切，还可以中切。可以防止产妇会阴撕裂、保护盆底肌肉，且外科切开术容易修补和愈合良好。

一、肛门三角的肌肉

肛门三角的肌肉包括肛提肌、尾骨肌、肛门外括约肌（表 6-3）。

表 6-3　肛门三角的肌肉比较

名称	起止（位置）、结构特点	作用
肛提肌	起于耻骨后面、坐骨棘和张于二者之间的肛提肌腱弓，纤维向下、向后、向内侧，止于会阴中心腱、直肠壁、尾骨和肛尾韧带，左、右结合形成"U"形袢，从后方套绕直肠和阴道。两侧肛提肌前内侧缘间为三角形盆膈裂孔，有尿道、阴道通过	构成盆底 承托盆腔器官 括约肛管和阴道
尾骨肌	起自坐骨棘，止于骶骨下端和尾骨的外侧缘	参与构成盆底 固定骶骨和尾骨
肛门外括约肌	环绕肛门的骨骼肌，分为皮下部、浅部和深部	括约肛管

二、尿生殖三角的肌肉

尿生殖三角的肌肉分浅、深两层：浅层有会阴浅横肌、球海绵体肌和坐骨海绵体肌，深层有会阴深横肌和尿道括约肌（表6-4）。

表6-4　尿生殖三角的肌肉

名称	起止（位置）、结构特点	作用
会阴浅横肌	左、右各一 起自坐骨结节，止于会阴中心腱	固定会阴中心腱
球海绵体肌	左、右各一 男性：包绕尿道球和尿道海绵体，起自会阴中心腱和尿道球下面的中缝，止于阴茎背面筋膜 女性：分左、右两部，覆盖在前庭球的表面，为阴道括约肌	男性：收缩时可使尿道缩短变细，协助排尿和射精，并参与阴茎勃起 女性：缩小阴道口
坐骨海绵体肌	男性：起自坐骨结节，止于阴茎脚的表面。又名阴茎勃起肌 女性：较薄弱，称为阴蒂勃起肌	男性：收缩时压迫阴茎海绵体根部，阻止静脉血回流，参与阴茎勃起 女性：阴蒂勃起
会阴深横肌	尿生殖膈两层筋膜之间，肌束横行，张于两侧坐骨支之间，肌纤维在中线上互相交织，一部分纤维止于会阴中心腱	收缩加强会阴中心腱的稳固性
尿道括约肌	尿生殖膈两层筋膜之间，位于会阴深横肌前方 男性：围绕在尿道膜部周围，随意括约肌 女性：围绕尿道和阴道，尿道阴道括约肌	紧缩尿道、阴道

三、会阴的筋膜

（一）浅筋膜

1. 肛门三角　浅筋膜为富含脂肪的结缔组织，充填在坐骨肛门窝内。

2. 尿生殖三角　浅筋膜分为两层：①浅层富含脂肪，与腹下部和股部的浅筋膜相延续；②深层（会阴浅筋膜、Colles 筋膜），膜状，向后附阴囊于尿生殖膈后缘，向两侧附于耻骨下支和坐骨支，向前上与腹下部 Scarpa 筋膜相延续，向下与阴囊肉膜、阴茎浅筋膜相延续。

（二）深筋膜

1. 肛门三角　覆于坐骨肛门窝各壁，覆于肛提肌和尾骨肌上、下面的筋膜为盆膈上、下筋膜。

2. 尿生殖三角　覆于会阴深横肌和尿道括约肌上、下面的筋膜为尿生殖膈上、下筋膜。会阴浅筋膜与尿生殖膈下筋膜间围成会阴浅隙，尿生殖膈上、下筋膜间为会阴深隙。

四、会阴区三个重要结构

1. 盆膈　由盆膈上、下筋膜及肛提肌和尾骨肌组成，为盆腔底，有直肠穿过，托持盆腔脏器。

2. 尿生殖膈　由尿生殖膈上、下筋膜及会阴深横肌和尿道括约肌组成。封闭尿生殖三角，加强盆

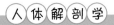

底，协助承托盆腔脏器。男性有尿道通过，女性有尿道和阴道穿过。

3. 坐骨肛门（直肠）窝　位于坐骨结节与肛门之间，为底朝下的锥形间隙。前界为尿生殖膈后缘，后界为臀大肌下缘，外侧壁为闭孔内肌、闭孔筋膜，内侧壁为肛提肌、盆膈下筋膜。窝内有大量脂肪组织和会阴神经、血管等。肛周脓肿和肛瘘发生于此。

【临床要点】

产科会阴的保护：肛门和阴道前庭后端之间的会阴中心腱（会阴体）处，临床上习惯称为会阴或产科会阴。

分娩时，此部常发生程度不等的会阴破裂，轻者只限于大阴唇后方的会阴浅横肌纤维；中度破裂可达肛门外括约肌；严重时可从阴道撕裂至肛门，甚至直肠阴道隔也被撕裂。因而在接产时，必须注意妥善保护会阴，防止发生撕裂，一旦发生，应分层缝合修补，以免发生变形。

女性的会阴中心腱较男性的发育良好，且富有弹性。如在分娩时盆底部肌肉损伤累及会阴中心腱，则肛提肌前部收缩时，盆膈前部的裂隙（盆膈裂孔）不是缩小而是增大。因而可能引起膀胱外翻，甚至可导致子宫、卵巢或直肠脱垂。

♣ 常用专业名词中英文对照表

会阴	perineum /ˌperiˈniːəm/
盆膈	pelvic diaphragm /ˈpelvik/ /ˈdaiəfræm/
尿生殖膈	urogenital diaphragm /ˌjuərəuˈʤenitəl/ /ˈdaiəfræm/
尿道括约肌	sphincter muscle of urethra /ˈsfiŋktə/ /juˈriːθrə/

（刘昉　马军）

第七章 腹 膜

【临床案例】

案例7-1 患者刘某，食欲差，消瘦，皮肤黄染，出现腹部膨胀呈蛙状腹，腹壁的浅静脉曲张（亦称皮下静脉），以脐为中心放射状排列走行（即海蛇头），肝下缘在右肋弓下三横指处可触及，质地硬；腹部叩诊，移动性浊音（＋＋）。B超提示腹膜腔积液；肝右叶多个低回声结节境界清（即结节周围有包膜），大小不等；肝门静脉管径扩大明显，胆囊、胆总管大小未见异常。初步诊断为肝癌。

（1）腹膜覆盖在脏器表面及腹壁内表面的具体形态如何？腹膜腔的大小形态如何？

（2）正常情况下，腹膜腔内的液体有多少？患者腹膜腔内大量的液体是从何处来的？这些液体量少，并且坐着或站立时，液体应该聚集在何处，为什么？液体量少并且仰卧时，液体应该聚集在何处，为什么？液体太多会产生哪些问题？

（3）正常情况下，肝的体表投影如何？你怎么判断肝大？

一、概述

腹膜是薄而光滑、半透明状、全身面积最大、配布最复杂的浆膜，由间皮及少量结缔组织构成，腹、盆腔壁内表面的腹膜为壁腹膜或腹膜壁层；紧贴覆于腹、盆脏器表面的腹膜为脏腹膜或腹膜脏层（图7-1）。

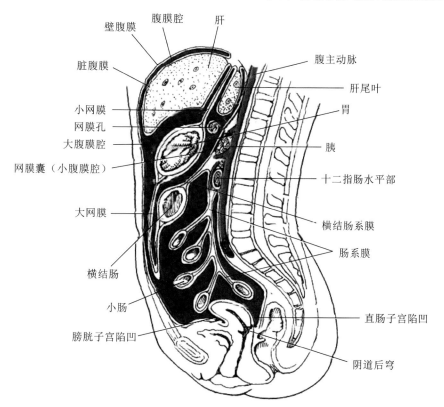

图7-1 腹部正中矢状面切面模式图（女性）

腹腔是膈下方、盆膈上方、腹壁间的腔隙。脏、壁腹膜互相延续、移行，共同围成不规则的潜在性腔隙为腹膜腔，含少量浆液。腹膜腔套在腹腔内，腹、盆腔脏器位于腹腔内、腹膜腔外。男性腹膜腔封闭；女性腹膜腔借输卵管腹腔口经输卵管、子宫、阴道与外界相通。壁腹膜较厚，与腹、盆壁间的疏松结缔组织为腹膜外组织。腹后壁、腹前壁下部的腹膜外组织有较多脂肪。脏腹膜从组织结构和功能方面可视为器官的一部分，如浆膜即为脏腹膜。

腹膜具有分泌、吸收、保护、支持、修复等多种功能。

（1）分泌少量浆液（正常情况下 100～200 mL），润滑和减少脏器间摩擦。

（2）吸收能力，吸收腹膜腔内液体和空气等，腹上部腹膜的吸收力较下部强，腹部炎症或手术后的患者多取半卧位，使有害液体流至下腹部，以减缓腹膜对有害物质的吸收。

（3）防御功能，浆液中的大量巨噬细胞可吞噬异物。

（4）修复和再生能力，浆液中纤维素的粘连作用，促进伤口愈合和炎症局限，若手术操作粗暴，可造成肠袢纤维性粘连等后遗症。

（5）固定和连结脏器，腹膜可形成网膜、系膜、韧带等结构。

二、腹膜与腹腔、盆腔脏器的关系

根据脏器被腹膜覆盖范围的大小不同，可将腹、盆脏器分为三类（图 7-2）。

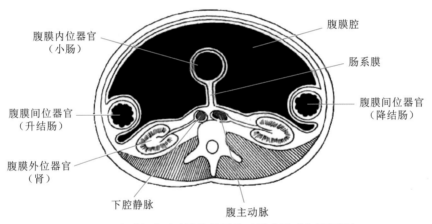

图 7-2　腹膜与腹腔脏器的位置关系模式图（水平切面）

（一）腹膜内位器官

是指各面均被腹膜覆盖的器官，如胃、十二指肠上部、空肠、回肠、盲肠、阑尾、横结肠、乙状结肠、脾、卵巢、输卵管等。

（二）腹膜间位器官

是指大部分被腹膜覆盖的器官，如肝、胆囊、升结肠、降结肠、直肠上段、子宫、膀胱（充盈时）等。

（三）腹膜外位器官

是指仅一面被腹膜覆盖的器官，如肾、肾上腺、输尿管、胰、十二指肠降部和下部、直肠中下部、膀胱（空虚时）等。

了解脏器与腹膜的关系，对手术是否必须经过腹膜腔、能否避免感染或术后粘连有重要意义。

三、腹膜形成的结构

腹膜各部在移行过程中形成网膜、系膜和韧带等结构，可连接和固定器官，是血管、神经出入脏器的途径。

（一）网膜

网膜是与胃大、小弯相连的薄而透明的双层腹膜结构，穿行有血管、神经、淋巴管等（图 7-1，图 7-3）。

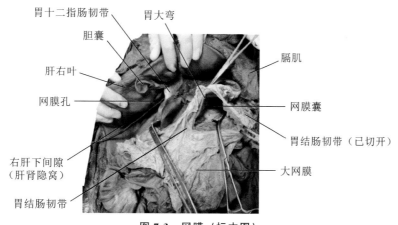

胃十二指肠韧带　　胃大弯
胆囊
肝右叶　　　　　　　　　　　　膈肌
网膜孔　　　　　　　　　　　　网膜囊
　　　　　　　　　　　　　　　胃结肠韧带（已切开）
右肝下间隙
（肝肾隐窝）　　　　　　　　　大网膜
胃结肠韧带

图 7-3　网膜（标本图）

1. 小网膜　自肝门向下移行至胃小弯和十二指肠上部，肝门与胃小弯间为肝胃韧带，内有胃左、右血管、淋巴结及神经等；肝门与十二指肠上部间为肝十二指肠韧带，走行内容物：右前方的胆总管、左前方的肝固有动脉和两者后方的门静脉，伴有淋巴管、神经丛和淋巴结。

2. 大网膜　连于胃大弯和横结肠间，形似围裙覆于空、回肠和横结肠前方，左与胃脾韧带相续。胃前、后壁的脏腹膜自胃大弯和十二指肠上部向下延续为大网膜前两层，下行贴附于横结肠为胃结肠韧带，前叶下行至脐水平附近（小儿在脐上、成人在脐下）向后反折向上形成后两层，连于横结肠并合成为横结肠系膜。前两层、后两层间的腔隙是网膜囊下部，随年龄增长前后四层粘连愈合，网膜囊下部消失。两层腹膜间有血管分支，胃大弯下约 1 cm 处有胃网膜左、右血管，向胃及大网膜发出分支，分支附近有脂肪沉积并含巨噬细胞。大网膜下垂部分可移动，腹膜腔内有炎症时，大网膜的粘连、包绕可限制炎症扩散。小儿大网膜短易患弥漫性腹膜炎。大网膜血管可作心冠状动脉桥接术中的供体血管。整形外科用带血管蒂的大网膜片铺盖胸、腹壁或颅骨创面作为植皮的基础。

3. 网膜囊（小腹膜腔）（Winslow's 囊）　位于小网膜和胃后方的扁窄间隙（图 7-1），网膜囊以外的腹膜腔为大腹膜腔。

网膜囊境界：上壁为肝尾状叶、膈下方腹膜；前壁为小网膜、胃后壁腹膜和胃结膜韧带；下壁为大网膜前、后层的愈合处；后壁为横结肠及其系膜，以及覆盖胰、左肾、左肾上腺等处的腹膜。左侧壁为脾、胃脾韧带和脾肾韧带。

网膜囊右侧借网膜孔（Winslow's 孔）与大腹膜腔相通，成人网膜孔可容 1～2 指，高度约在第 12 胸椎至第 2 腰椎体前方。网膜孔境界：上界为肝尾状叶，下界为十二指肠上部，前界为肝十二指肠韧带，后界为腹膜（覆盖下腔静脉的前方）。外伤性肝破裂时，可经网膜孔压迫小网膜右侧部内血管，暂时减少肝出血量。

网膜囊位置较深，胃后壁穿孔时，胃内容物常局限于囊内，早期诊断较难，应与胰腺炎相鉴别。

（二）系膜

系膜将肠管包裹，然后连结到腹后壁、盆壁的双层腹膜结构，内有血管、神经及淋巴管和淋巴结等。主要有以下系膜（图7-4）。

1. 肠系膜　将空、回肠系连固定于腹后壁，面积大，呈扇形，附着于腹后壁部分为肠系膜根，长约15 cm，自第2腰椎左侧起，斜向右下跨过脊柱及其前方结构，止于右骶髂关节前方。系膜的肠缘系连空、回肠，长达5～7 m。肠系膜根与其肠缘长度差大而形成许多皱褶，称为肠袢。肠系膜长而宽阔，空、回肠有较大活动度，利于消化、吸收，当肠蠕动失调时易造成系膜和肠袢的扭转。内含有肠系膜上血管的分支和属支、淋巴管、神经丛及脂肪、淋巴结。

2. 阑尾系膜　呈三角形，将阑尾系连于肠系膜下方，阑尾的血管、淋巴管、神经走行于系膜游离缘内，阑尾切除时应从系膜游离缘进行血管结扎。

3. 横结肠系膜　将横结肠系连于腹后壁，根部自结肠右曲起始，向左跨右肾中部、十二指肠降部、胰头等器官前方，沿胰前缘达左肾前方，至结肠左曲。内有中结肠血管、淋巴管、淋巴结和神经丛等。以横结肠系膜为标志将腹膜腔分为结肠上区、结肠下区。

4. 乙状结肠系膜　将乙状结肠固定于左下腹部，根部附着于左髂窝和骨盆左后壁。系膜较长，乙状结肠活动度较大，易系膜扭转产生肠梗阻。内有乙状结肠和直肠上血管、淋巴管、淋巴结和神经丛。

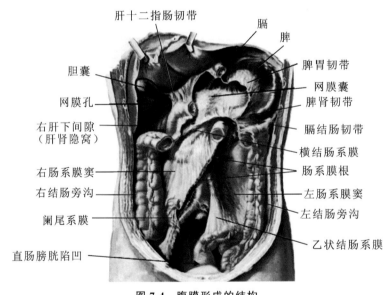

图7-4　腹膜形成的结构

（三）韧带

韧带是连接腹、盆壁与脏器之间或连接相邻脏器之间的腹膜结构，多为双层，可固定脏器。有的内含血管和神经。

1. 肝的韧带　位于肝下方的有肝胃韧带和肝十二指肠韧带，肝上方的有镰状韧带、冠状韧带和左、右三角韧带。

镰状韧带是位于前正中线右侧、膈下方与肝上面之间矢状位的双层腹膜结构，其前部沿腹前壁上份向下连于脐，侧面观呈镰刀状。其游离下缘肥厚，内含胚胎时脐静脉闭锁后形成的肝圆韧带。镰状韧带偏中线右侧，经脐切口时应偏向中线左侧，避免伤及肝圆韧带及其中的血管。

冠状韧带呈冠状位，分前、后两层，由膈下、肝上面的腹膜移行而成。前层向前与镰状韧带相延续，前、后两层间无腹膜覆盖的肝表面区域为肝裸区，前、后两层在左、右端黏合增厚形成左、右三角韧带。

2. 脾的韧带　包括胃脾韧带、脾肾韧带和膈脾韧带。

胃脾韧带连于胃底和脾门间，向下与大网膜左侧部连续，内含胃短血管和胃网膜左血管起始段及脾和胰的淋巴管、淋巴结等。脾肾韧带，自脾门至左肾前面，韧带内含胰尾及脾血管、淋巴管、神经丛等。膈脾韧带是脾肾韧带向上连于膈下面的结构，由膈与脾之间的腹膜构成。

3. 胃的韧带　包括肝胃韧带、胃脾韧带、胃结肠韧带和胃膈韧带等。

胃膈韧带是胃贲门左侧、食管腹段连于膈下面的腹膜结构。

膈结肠韧带为膈与结肠左曲之间的腹膜结构，可固定结肠左曲并从下方承托脾。

（四）皱襞、隐窝和陷凹

腹膜皱襞是脏器间或脏器与腹壁间腹膜形成的隆起，深部有血管走行。皱襞间或皱襞与腹、盆壁间的凹陷称隐窝，较大的隐窝则称陷凹。

1. 腹后壁的皱襞和隐窝　在胃后方、十二指肠、盲肠和乙状结肠系膜附近有皱襞和隐窝，大小和深浅可随年龄不同或腹膜外脂肪的多少而变化。半月形的十二指肠上皱襞位于十二指肠升部左侧，相当第2腰椎平面，下缘游离。皱襞深面为口向下方的十二指肠上隐窝，左侧壁腹膜深面有肠系膜下静脉。上隐窝下方有三角形的十二指肠下皱襞，上缘游离。下皱襞深面为口向上的十二指肠下隐窝。盲肠后隐窝位于盲肠后方，盲肠后位的阑尾常位于其内。乙状结肠间隐窝位于乙状结肠左后方，在乙状结肠系膜与腹后壁之间，后壁内有左输尿管。肝肾隐窝位于肝右叶下方与右肾之间，仰卧时为腹膜腔最低处，是液体易于积聚的部位。腹膜皱襞和隐窝较发达处为"腹内疝"好发部位。

2. 腹前壁的皱襞和隐窝（图7-5）　腹前壁内面有5条腹膜皱襞，均位于脐以下。

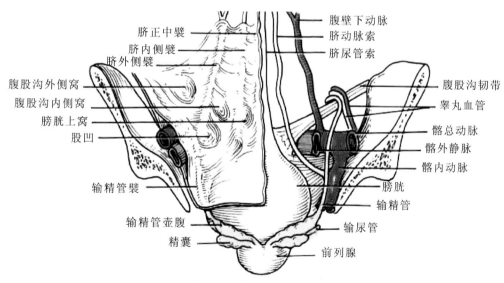

图 7-5　男性腹前壁后面观

脐正中襞一条，位于脐与膀胱尖之间，内含脐尿管闭锁后形成的脐正中韧带。

脐内侧襞一对，位于脐正中襞两侧，内含脐动脉闭锁后形成的脐内侧韧带。

脐外侧襞（腹壁动脉襞）一对，分别位于脐内侧襞的外侧，内含腹壁下动脉。

在腹股沟韧带上方，5条皱襞之间形成三对浅凹，由中线向外侧依次为膀胱上窝、腹股沟内侧窝和腹股沟外侧窝。后两窝分别与腹股沟管皮下环（浅环）及腹环（深环）位置相对应。在腹股沟韧带下方与腹股沟内侧窝相对应的浅凹为股凹，是股疝好发部位。

3. 腹膜陷凹　主要陷凹位于盆腔内，由腹膜在脏器间移行返折而成。男性在膀胱与直肠之间有直肠膀胱陷凹，凹底距肛门约 7.5 cm。女性在膀胱与子宫之间有膀胱子宫陷凹；直肠与子宫之间为直肠子宫陷凹（Douglas 腔），较深，与阴道后穹间仅隔以阴道后壁，凹底距肛门约 3.5 cm。站立或半卧位时，男性直肠膀胱陷凹和女性直肠子宫陷凹是腹膜腔最低部位，积液多聚集于此，临床上可进行直肠穿刺和阴道后穹穿刺以进行诊疗。

四、腹膜腔的分区和间隙

腹膜腔借横结肠及其系膜分为结肠上区和结肠下区。

（一）结肠上区

结肠上区（膈下间隙）为膈与横结肠及其系膜之间的区域，以肝为界分肝上间隙和肝下间隙，内有肝、胆囊、脾、胃和十二指肠上部等（图 7-6）。

1. 肝上间隙　位于膈与肝上面之间，借镰状韧带分为左、右肝上间隙。左肝上间隙以冠状韧带分为左肝上前、后间隙，左、右冠状韧带的前、后层之间的肝裸区。

2. 肝下间隙　位于肝下面与横结肠及其系膜之间，借肝圆韧带分为左肝下间隙、右肝下间隙（肝肾隐窝）。左肝下间隙以小网膜和胃分为左肝下前间隙、左肝下后间隙（网膜囊）。

肝上间隙 { 左肝上间隙：左肝上前间隙、左肝上后间隙
右肝上间隙
肝裸区

肝下间隙 { 左肝下间隙：左肝下前间隙、左肝下后间隙（即网膜囊、小腹膜腔）
右肝下间隙（即肝肾隐窝）

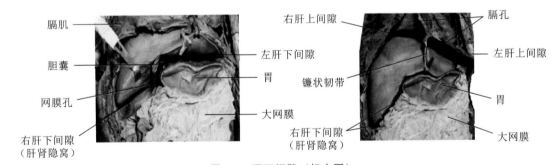

图 7-6　膈下间隙（标本图）

（二）结肠下区

结肠下区为横结肠及其系膜与盆底上面之间的区域，内有空肠、回肠、盲肠、阑尾、结肠及盆腔器官。结肠下区常以肠系膜根和升、降结肠为标志分为 4 个间隙（图 7-4，图 7-7）。

1. 结肠旁沟　位于升、降结肠外侧。右结肠旁沟为升结肠与右腹侧壁间的裂隙，向上通肝肾隐窝，向下经右髂窝通盆腔。因此，胃后壁穿孔时，胃内容物可经网膜囊→网膜孔→肝肾隐窝→右结肠旁沟→右髂窝→盆腔。阑尾脓肿、穿孔，脓液→右结肠旁沟→肝肾隐窝→膈下脓肿。左结肠旁沟为降结肠与左腹侧壁间的裂隙，受膈结肠韧带限制而不与结肠上区相通，向下经左髂窝通盆腔。

2. 肠系膜窦　位于肠系膜根与左、右结肠间。肠系膜根与升结肠间的三角形间隙为右肠系膜窦，

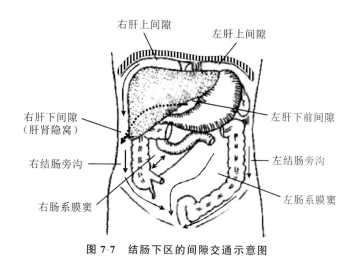

图 7-7　结肠下区的间隙交通示意图

下方隔以回肠末端（回盲部），炎症局限。肠系膜根与降结肠间的三角形间隙为<u>左肠系膜窦</u>，向下通盆腔，炎症可向盆腔蔓延。

【临床要点】

腹膜外剖宫产的解剖学基础：由于妊娠后期，子宫峡前面无腹膜覆盖，故当产妇不能自然分娩时，产科医生常在子宫下段做剖腹取胎术、不必打开腹膜腔，术后可以避免腹腹粘连、感染等并发症。

【临床案例】

案例 7-2　患者王某，女性，40 岁，发病前曾进油腻食物，半夜出现右上腹持续性剧痛，向右肩发射、寒战、高热、恶心、呕吐，急诊入院。以往有胆石症病史。体温 39.2 ℃，血压 11/8 kPa，急性病容，精神萎靡，意识模糊，巩膜深度黄染，口唇干燥，剑突下偏右季肋压痛，肌紧张，有反跳痛，肠鸣音减弱，白细胞计数 22×10^9/L，中性粒细胞 88％。诊断：急性梗阻性化脓性胆管炎、胆石症。请问：

（1）腹腔脏器手术后，为什么常常取半坐卧位？

（2）对腹膜外位器官手术时，一般不经过腹膜腔，而是从腰部（即腹后壁）做切口实施手术；对于腹膜内位或间位器官手术时，一般都从腹前外侧壁做切口，经过腹膜腔实施手术，为什么？

（3）患者术后放置 T 管引流，T 管的作用？T 管如何护理？

（4）由于术后放置了 T 管进行引流，引流袋内全是墨绿色的胆汁，患者觉得自己身上有一股怪味，自己很脏，不愿与人交流，自卑。针对此种情况，你会提出哪些护理措施？（问题提示：心理压力如何产生？）

♣ 常用专业名词中英文对照表

壁腹膜	parietal peritoneum/pəˈraiitəl/ /ˌperitəuˈniːəm/
脏腹膜	visceral peritoneum/ˈvisərəl/ /ˌperitəuˈniːəm/
腹腔	abdominal cavity/æbˈdɔminl/
腹膜腔	peritoneal cavity/ˌperitəuˈniːəl/
网膜囊	omenta bursa/əuˈmentə/ /ˈbəːsə/
网膜孔	omental foramen/əuˈmentəl/ /fəˈreimen/

肠系膜   mesentery/ˈmesəntəri/

小网膜   lesser omentum/əuˈmentəm/

大网膜   greater omentum/əuˈmentəm/

直肠子宫陷凹   rectouterine pouch/ˌrektəuˈjuːtərɑin/ /pautʃ/

膀胱子宫陷凹   vesicouterine pouch/ˌvesikəuˈjuːtərɑin/ /pautʃ/

直肠膀胱陷凹   rectovesical pouch/ˌrektəuˈvesikəl/

（邵晓云 彭云滔）

第三篇　脉 管 学

总　论

脉管系统是一套连续的、单向性的、密闭的管道系统，包括心血管系统和淋巴系统。内有血液和淋巴液周而复始地循环流动。

心血管系统的主要功能是物质运输，即通过血液循环将氧气、营养物质、激素等物质运送到全身的组织和细胞，同时将组织和细胞所产生的代谢产物运送到肾、肺和皮肤，排出体外，以保证新陈代谢的正常进行。此外还兼有内分泌功能。

淋巴系统可以看成是静脉回流的辅助部分，全身的淋巴液最终回流到静脉。因此，淋巴管道的结构及其功能与静脉类似。

 脉管系统文化

《易经》开篇："生生之谓易"讲的就是一个圆圈，一个循环无端、无往而不复的圆道周流。这是中国古人通过长期对大自然的观察发现的。比如春、夏、秋、冬，年年如此；月晦、弯月、满月、玄月，月月如此；早、午、晚、夜，日日如此；生、长、收、藏，事事如此；生、长、壮、老、死，人人如此。这就是中国传统文化的太极原理，又叫"圆道周流"。

《黄帝内经》讲："升降出入，无器不有。"老子讲："人法地，地法天，天法道，道法自然。""推天道以明人道"这是古人格物致知的东方智慧。其实，人就是一个小天地。自然界有江、河、溪、涧，人身上就有动脉、静脉、淋巴、毛细血管；"地气上为云，天气下为雨"这就是自然界水的循环，对应于人体就有动脉导血离心、静脉导血回心周而复始的血液循环，往复不息……

传统医学强调："气血通则百病不生。"保持血液的自然畅通，循环流动，周而复始，对保障每一个细胞的营养供给至关重要。现代医学已经充分证明：很多慢性疾病，如高血压、糖尿病、冠心病、脑卒中、癌症等都与血液循环障碍有关，而血液循环障碍又与人的紧张、压力、烦躁、劳累等因素有关，人是一个对外开放的复杂的巨系统。因此，养成良好的生活习惯，树立正确的人生观、世界观、价值观，积极、乐观地面对挫折和危机，保持一颗平静、自然、安详、泰然自若的心态对保持血液循环的良好状态至关重要。此外，科学的运动、合理的膳食、顺应四时气候及时增减衣服都对改善血液循环、保障机体每一个细胞的营养供给至关重要。正如《黄帝内经·上古天真论》："上古之人，其知道者，法于阴阳，和于术数，饮食有常节，起居有常，不妄作劳，故能形与神俱，而尽终其天年，度百岁乃去。"

（骆降喜）

第八章　心血管系统

【概述】

一、心血管系统的组成

心血管系统由心和血管组成。血管几乎遍布全身，根据其功能和形态结构特点，又可分为动脉、毛细血管和静脉三类（图 8-1）。

（一）心

心是连接动、静脉的枢纽和血液循环的"动力泵"，亦称"血泵"。

心是整个脉管学的核心器官，主要由心肌构成，且具有瓣膜结构的肌性器官，内腔被房间隔和室间隔分隔为左、右半心，共有四个心腔，即左、右心房和左、右心室。

（二）动脉

动脉是运送血液离开心室至毛细血管的管道，亦称"运送血管"。

动脉按管径大小，可分为大动脉、中动脉、小动脉（直径小于 0.1 cm）。动脉在行程中不断分支，越分越细，最后移行为毛细血管动脉端。因动脉内血压较高，流速快，故其管壁较厚，腔圆且富有弹性和收缩性。在活体的头颈部和四肢处，可扪及动脉的波动。

（三）毛细血管

毛细血管是连接小动脉末端和小静脉间的微细管道，量多，壁薄，通透性大，血流缓慢，是血液和细胞借助组织液进行物质双向交换的场所，亦称"交换血管"。

毛细血管管径一般为 6～8 μm，彼此吻合，连结成网，几乎遍布全身各器官内。

（四）静脉

起于毛细血管、运送血液回到心房的管道。因管径较大，属支较多，血流较慢，血容量大，亦称"容量血管"。

毛细血管静脉端汇合成小静脉，在向心回流中不断接受各级静脉属支，逐渐汇合成中静脉、大静脉，最后注入心房。

静脉与同名动脉比较，壁薄腔大，缺乏弹性，血压低。在活体，静脉无波动，近心端受压时易充盈、怒张或曲张。

二、血液循环

活体在神经和体液（激素）的调节下，占人体体重 7%～8% 的血液在密闭的连续的心血管系统中定向且单向循环流动的过程，称为血液循环。

血液循环按其所经途径和功能，人为分为体循环和肺循环两部分，两者同时进行，借左、右房室口相衔接（连通）。

（一）体（大）循环

动脉血由左心室搏出→主动脉及其各级大、中、小分支→全身各部（各个器官，包括肺和心）的毛细血管网（与组织液、细胞间进行物质交换，随后变成含 CO_2 多，含 O_2 少的静脉血）→静脉血经各级小、中、大静脉→上、下腔静脉及冠状窦→右心房。

特点：路程长、范围广、压力较高、营养全身，带走 CO_2 和代谢废物，使动脉血转变为静脉血。

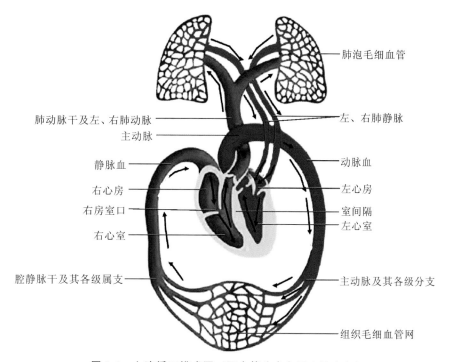

图 8-1　血液循环模式图（图中箭头方向示血流方向）

（二）肺（小）循环

静脉血由右心室搏出→肺动脉干→左、右肺动脉及其肺内各级分支→肺泡壁毛细血管网（进行气体交换，血液得以加 O_2 去 CO_2，变成含氧丰富的动脉血）→动脉血经肺静脉各级属支→左、右肺（上、下）静脉→左心房。

特点：路程短、只通过肺、给静脉血加氧，转变为动脉血。

 活体出血的判断；活体出血时常用止血方法

活体出血的判断

　1. 体循环的动脉出血　颜色鲜红，搏动性喷射状流出，流速较快。

　2. 毛细血管出血　颜色鲜红，渗血多，出血点不易定位。

　3. 体循环静脉的出血　颜色暗红，持续涌出，流速较慢。

活体出血时常用止血方法

　1. 指压止血法　为应急措施。

　2. 止血带止血法　多用于四肢较大动脉出血。

　3. 加压包扎止血法　用于一般出血。

　4. 屈曲肢体加垫止血法　用于肘窝、腘窝处加垫且屈曲位止血。

（三）血液循环途径、血流方向、功能

如图 8-2 所示。

左心室──→体循环的动脉──→全身毛细血管──→体循环的静脉──→右心房

左房室口（二尖瓣复合体）　　　　　　　右房室口（三尖瓣复合体）

左心房←─肺循环的静脉←─肺泡壁毛细血管网←─肺循环的动脉←─右心室

图 8-2　血液循环途径、血流方向示意图

血流方向：毛细血管静脉端→静脉→心房→房室口→心室→动脉→毛细血管动脉端→真毛细血管网（物质交换场所）→毛细血管静脉端

功能：是人体内物质运输的重要管道系统，对维持机体内环境的动态平衡起着重要作用。

（四）血管吻合及其功能意义

人体的血管除经动脉－毛细血管－静脉相连通外，还有以下吻合：动脉间吻合、静脉间吻合、动静脉吻合、侧支吻合。侧支循环对于保证器官的血液供应有重要的潜在性代偿意义。

【表面解剖】

一、体表标志

心血管系统常用体表骨性标志、肌性标志请参见教材第一、第二章。

二、体表投影

1. 心的体表投影（含心外形和各瓣膜的体表投影）　参见本章第一节相关内容。

2. 参与体循环的部分动脉的体表投影

颈总动脉和颈外动脉：从两侧乳突尖与下颌角连线的中点至左、右胸锁关节的连线，即为两侧颈总动脉和颈外动脉的体表投影，且甲状软骨上缘水平是两者的分界线。

锁骨下动脉：自左、右胸锁关节至左、右锁骨中点各画一条凸向上的弓形线，最凸处距离锁骨上缘 1～1.5 cm，即为两侧锁骨下动脉的体表投影。

颞浅动脉：其根部位于外耳门与颧弓交界处的前方，向上分为额支和顶支两大支。

面动脉：在下颌骨下缘与咬肌前缘相交处及同侧口角和眼内眦处，三点连线即是。

腋动脉、肱动脉：上肢外展 90°，掌心向上，由同侧锁骨中点至肘窝中点稍下方，约平桡骨颈平面的连线，两者以大圆肌下缘分界。

桡动脉：自桡骨颈平面至桡骨茎突前面的连线。

尺动脉：自桡骨颈平面至豌豆骨桡侧的连线。

指掌侧固有动脉：在手指近掌面的两侧走行。

股动脉：大腿微屈且外展和旋外时，自腹股沟韧带中点至股骨收肌结节连线的上 2/3 段。

腘动脉：腘窝中点至腘窝下角的连线，是腘动脉垂直段的投影。

胫前动脉：腓骨头到胫骨粗隆连线的中点与内、外踝前面连线中点之间的连线。

足背动脉：内、外踝在足背连线的中点与第 1、第 2 跖骨底之间的连线。

胫后动脉：腘窝下角与踝管中点之间的连线。

3. 参与体循环的部分静脉的体表投影

面部"危险三角"：参见本章面部静脉部分。

颞浅静脉：与颞浅动脉相伴行。

颈外静脉：自下颌角至锁骨中点的连线。

颈内静脉：自下颌角和乳突尖连线中点，至胸锁关节中点的连线。其与颈外动脉、颈总动脉相伴行，在其外侧下行。

手背静脉网、头静脉、贵要静脉、肘正中静脉：均为上肢浅静脉，当在活体用止血带捆扎臂上部后，均可充盈，在皮下可辨认。

锁骨下静脉：其位于锁骨上三角的前下方，前斜角肌的止点前上方内行，不进入斜角肌间隙。经三点连线进行定位，其中 A 点在体表为前斜角肌与胸锁乳突肌锁骨头夹角处；B 点为沿锁骨下动脉往外下顺延至锁骨下方（此时为腋动脉），紧靠其内侧即为锁骨下静脉延续为腋静脉处；C 点是胸锁关节上缘即锁骨下静脉和颈内静脉的汇合处；连接 A、B、C 三点间的连线，即可勾画出锁骨下静脉呈弓形的体表投影。

足背静脉弓、小隐静脉及大隐静脉：均为下肢浅静脉，当在活体用止血带捆扎小腿中上部后，均可充盈，在皮下可辨认。

股静脉：位于股三角内，在股动脉的内侧上行，可依据股动脉搏动点进行定位。

【临床案例】

案例 8-1　患者，女性，66 岁，有高血压、冠心病病史 15 年余，近 1 周受凉后出现咳嗽、咳痰、活动后胸闷、气促而入院治疗。入院查体：患者呈慢性病容，唇、甲轻度发绀，患者自诉在上两层楼后就出现明显的呼吸困难。入院后，按医嘱给予氧气吸入、静脉用药等治疗。请问，你能回答下述问题吗？

（1）给该患者吸氧的目的是什么？吸入的氧气跑到哪里去了？

（2）接待患者入院时，给其测量脉搏及血压的部位和血管分别是什么？

（3）冠心病是冠状动脉粥样硬化性心脏病的简称，可导致心绞痛、心律失常及心肌梗死等后果，那么心的血管是如何分布和循环的？

（4）给该患者的用药方式是静脉给药（包括静脉注射、静脉点滴），那么人体可用来进行静脉给药的主要浅静脉有哪些？怎样进行辨认？

案例 8-2　患者，男性，65 岁，有慢性肺源性心脏病 10 余年，主诉反复出现心慌、胸闷加重半月余而就诊。护士接待患者时发现：心脏听诊第一心音强弱不等，心律极不规则，有脉搏短绌，心电图检查提示"心房颤动"。

（1）"心房颤动"是一种常见的心律失常，与心的传导系统病变有关，请问心的传导系统由哪些结构组成？正常信号传递方向如何？

（2）"第一心音"是指在心尖的体表投影处用听诊器听到的二尖瓣关闭时所产生的振动声，请问心腔内的瓣膜有哪些？功能是什么？怎样随心室的收缩或舒张而协调配合，发挥"闸门"的功能？

第一节 心

一、心的位置、外形和血管

（一）心的位置

心斜位于胸腔中纵隔内，偏左，约2/3位于正中线的左侧，1/3位于正中线的右侧。心外面裹以心包，前方与胸骨体和第2~6肋软骨相邻；后方平对第5~8胸椎体；两侧与胸膜腔和肺相邻；上方连出入心的大血管；下方邻膈。心的长轴与身体前正中线构成约45°夹角。（图8-3）

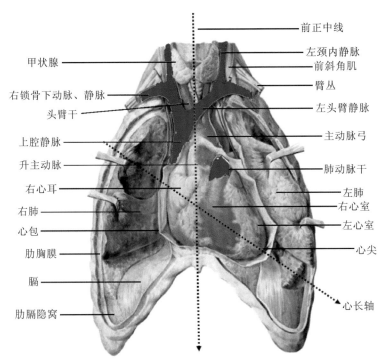

图 8-3 心的位置和毗邻示意图

（二）心的外形

心脏大小约与本人握拳相似，形似倒置的、前后稍扁的圆锥体。心的外形可归纳为一尖、一底、两面、三缘、四沟（图8-4、图8-5）。

心尖：朝向左前下方，圆钝、游离、活动度最大，由左心室构成，在左侧第5肋间隙锁骨中线内侧1~2 cm处可扪及心尖冲动。

心底：朝向右后上方，与出入心的大血管相连（心的8条功能性血管），不活动，主要由左心房和小部分的右心房构成。心底后面隔心包后壁与食管、迷走神经和胸主动脉等相邻。

胸肋面（前面）：朝向前上方，与胸骨和左侧第4~6肋软骨相邻，大部分由右心房和右心室构成，小部由左心耳和左心室构成。胸肋面上部可见起于右心室的肺动脉干行向左上方，起于左心室的升主动脉在肺动脉干后方向右上方走行。

膈面（下面）：朝向后下方，隔心包与膈毗邻，几乎呈水平位，大部分由左心室，小部分由右心室构成。

下缘（锐缘）：接近水平位，由右心室和心尖构成。

左缘（左肺面，钝缘）：大部分由左心室构成，上方的小部分由左心耳构成。

右缘（垂直缘）：由右心房构成。

冠状沟（房室沟）：呈冠状位，近似环形，前方被肺动脉干所中断；是心房和心室的表面分界。

前、后室间沟：分别位于心的胸肋面和膈面，是左、右心室表面的分界。前、后室间沟在心尖右侧会合处稍凹陷，称心尖切迹。

后房间沟：位于右心房与右上、下肺静脉交界处的浅沟，是左、右心房表面的分界。后房间沟、后室间沟与冠状沟的相交处称房室交点。

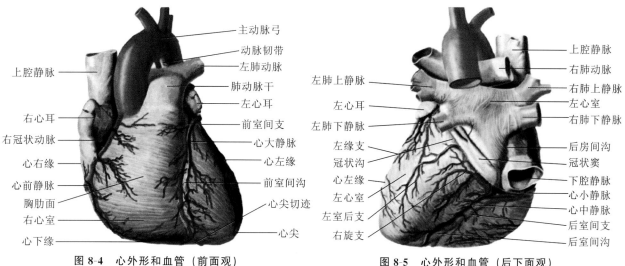

图 8-4　心外形和血管（前面观）　　　　　图 8-5　心外形和血管（后下面观）

（三）心的血管

心自身的血液循环称冠状循环，具有重要的生理意义。

1. 心的动脉（心的 2 条营养性血管）（图 8-4、图 8-5、图 8-6）　　心的血液供应来自左、右冠状动脉，虽然心的重量仅为体重的 0.5%，但是，左、右冠状动脉的血流量却占心搏出量的 4%～5%，可见心脏是一个高耗能、耗氧器官。

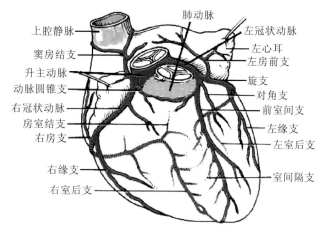

图 8-6　左、右冠状动动脉及其分支模式图

（1）**左冠状动脉**：起于主动脉左窦，向左行于左心耳与肺动脉干之间，分为前室间支和旋支。

前室间支（前降支）：沿前室间沟下行，分布于左室前壁、右室前壁一部分、室间隔的前 2/3。

旋支（左旋支）：在冠状沟内左行，绕心左缘至膈面。分布于左心房、左心室前壁一小部分、左室侧壁、左室后壁的一部或大部，还有约 40％的人，可分布于窦房结。

（2）**右冠状动脉**：起于主动脉右窦，于右心耳与肺动脉干之间沿冠状沟右行，绕心右缘至膈面，在房室交点附近分为后室间支和右旋支（左室后支）。分布于右心房、右室前壁大部、右室侧壁和后壁、左室后壁一部分和室间隔后 1/3 及房室结；约 60％的人，可分布于窦房结。

依据中国人的左、右冠状动脉在心膈面分布范围的大小，心的血供可分为 3 类：右优势型（66％）、左优势型（6％）、均衡型（28％），但左冠状动脉仍是生理上的优势动脉，是心的首要血供来源。

冠状动脉粥样硬化性心脏病（冠心病），可造成冠状动脉所分布区域心肌缺血、坏死，从而导致心绞痛、心肌梗死甚至猝死。

冠状动脉阻塞，还可能引起心传导系血供障碍，导致相应的心律失常。

2. 心的静脉　分浅、深静脉两个系统。深静脉直接汇入心腔。

浅静脉在心外膜下汇合成网、干，最后大部分由冠状窦汇入右心房。

（1）**冠状窦**：位于心膈面，左心房与左心室之间的冠状沟内。

冠状窦的主要属支有 3 条。

心大静脉：在前室间沟，伴左冠状动脉前室间支上行，进入冠状沟，绕心左缘至心膈面，移行为冠状窦。

心中静脉：伴后室间支上行，注入冠状窦。

心小静脉：在冠状沟内，伴右冠状动脉向左注入冠状窦右端。

（2）**心前静脉**：起于右室前壁，向上越过冠状沟直接注入右心房。

（3）**心最小静脉**：是位于心壁内的小静脉，直接开口于心房或心室腔。

二、心腔

心被心间隔分为左、右两半心，左、右半心互不相通；同侧的心房和心室借房室口相通，血液从心房流向心室（图 8-7）。

由于在胚胎发育过程中，心纵轴的轻度左旋，使得右半心位于左半心的右前方。故而位于最前方的心腔是右心室，最后方的是左心房，最右侧的是右心房。

1. **右心房**（图 8-8）　位于心的右上部，壁薄而腔大，腔壁厚度 2 mm 左右，表面以**界沟**为界，腔面以**界嵴**为界，分为前部的固有心房和后部的腔静脉窦两部分。

入口（3 个）：上、下腔静脉口和冠状窦口。出口（1 个）：右房室口。

固有心房前部为右心耳，内面有许多大致平行排列的梳状肌；卵圆窝位于右心房内，房间隔右侧面中下部的卵圆形凹陷，为胚胎时期卵圆孔闭合后的遗迹，是先天性心脏病"房间隔缺损"的好发部位。

2. **右心室**（图 8-9）　位于右心房的前下方，呈倒圆锥形，尖为心尖切迹偏右侧，底为其出、入口。腔壁厚度 3～4 mm，其内腔被室上嵴分成流入道和流出道两部分。

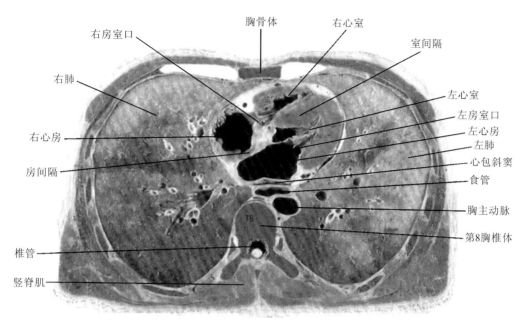

右房室口　胸骨体　右心室　室间隔

右肺

左心室
左房室口
左心房
左肺
心包斜窦
食管
胸主动脉
第8胸椎体

右心房

房间隔

椎管

竖脊肌

图 8-7　平第 8 胸椎体的胸部横断面标本图（下面观）

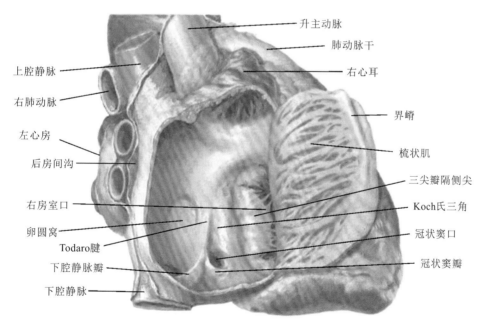

升主动脉
肺动脉干
右心耳

上腔静脉
右肺动脉

界嵴
梳状肌

左心房
后房间沟

三尖瓣隔侧尖
Koch氏三角
冠状窦口
冠状窦瓣

右房室口
卵圆窝
Todaro腱
下腔静脉瓣
下腔静脉

图 8-8　右心房内面观

入口（1 个）：右房室口。出口（1 个）：肺动脉口。

（1）流入道（窦部）：从右房室口延伸至右心室尖。室壁有许多纵横交错的肉柱和前、后、隔侧 3 群乳头肌，隔缘肉柱（节制索）自前乳头肌根部横过室腔至室间隔的下部。乳头肌尖端发出腱索连于三尖瓣。右房室口周缘有三尖瓣环围绕。三尖瓣基底附着于该环，按位置分为前尖（瓣）、后尖（瓣）和隔侧尖（瓣）。

三尖瓣环、瓣尖、腱索和乳头肌在结构和功能上是一个整体，称三尖瓣复合体。

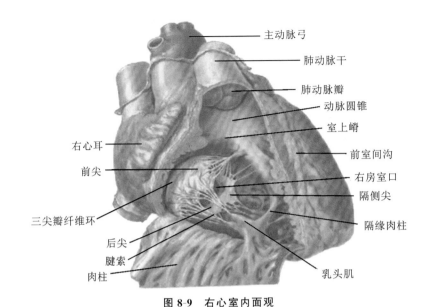

图 8-9 右心室内面观

（2）流出道（肺动脉圆锥）：位于右心室前上方，内壁光滑，上端有肺动脉口，口周缘有 3 个半月形的肺动脉瓣。肺动脉瓣与肺动脉壁之间为袋状的肺动脉窦。瓣膜游离缘朝向肺动脉干。心室收缩时，血液冲开肺动脉瓣进入肺动脉干。心室舒张时，血液倒流瓣膜撑开，肺动脉口关闭，阻止血液逆流入右心室。

3. 左心房（图 8-10）　位于右心房的左后方，构成心底的大部分。腔壁厚度 2～3 mm，亦分为左心耳和左心房窦两部。

入口（4 个）：左、右各一对肺静脉开口。出口（1 个）：左房室口。

4. 左心室（图 8-10、图 8-11）　位于右心室的左后方，亦呈倒圆锥形，尖为心尖，底为其出、入口。其室壁厚 9～12 mm，是右心室壁厚度的 3 倍。

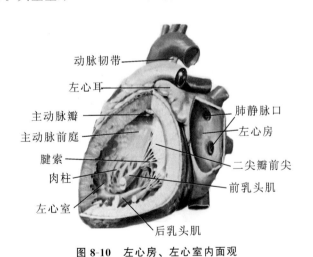

图 8-10　左心房、左心室内面观

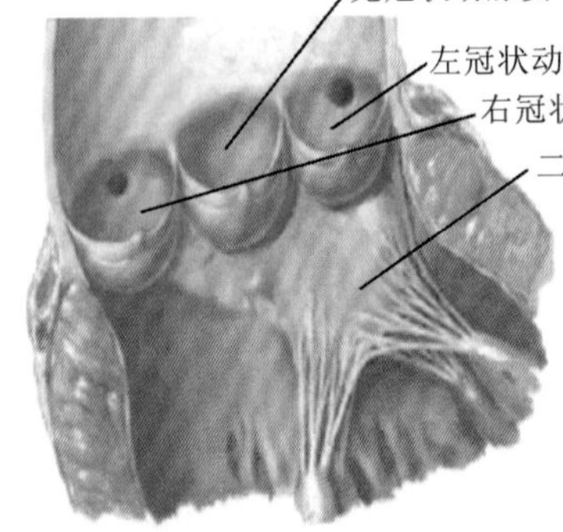

图 8-11　主动脉窦（切开主动脉口前壁放大图）

入口（1 个）：左房室口。出口（1 个）：主动脉口。

左心室腔以二尖瓣前尖为界，分为左心室流入道和流出道两部分。

（1）流入道（左心室窦部）：位于二尖瓣前尖的左后方，其主要结构为二尖瓣复含体，包括二尖瓣环、瓣尖、腱索和乳头肌。

（2）流出道（主动脉前庭）：为左心室的前内侧部分，壁光滑。流出道的上界为主动脉口，其周围有 3 个半月形的主动脉瓣。主动脉瓣与主动脉壁之间为袋状的主动脉窦。主动脉瓣可分为右瓣、左瓣和后瓣。相应的主动脉窦分为右窦、左窦和后窦。有些书根据左右冠状动脉开口将主动脉窦命名为左冠状动脉窦、右冠状动脉窦、无冠状动脉窦。

心"泵"有两套"闸门"，即房室瓣和动脉瓣，可以保证心内血液的定向流动。当心室收缩时，室腔内压增大，房室瓣（二尖瓣、三尖瓣）关闭，封闭房室口；同时动脉瓣（主动脉瓣、肺动脉瓣）打开，血液进入大动脉干。相反，当心室舒张时，室压下降，房室瓣开放，房室口张开；同时动脉瓣关闭，血液由心房进入心室。由此可保证心腔内的血液由"静脉→心房→房室口→心室→动脉干"，不能逆流；如果瓣膜病变，可导致血流紊乱。

三、心的构造

1. 心纤维性支架（心纤维骨骼） 位于房室口、肺动脉口和主动脉口的周围，由致密结缔组织构成，为心肌（含心房肌、心室肌）纤维和心瓣膜（属心内膜形成的结构）的附着处。包括左、右 2 个纤维三角、4 个瓣膜口纤维环、室间隔膜部等。

2. 心壁（图 8-12） 由心内膜、心肌层和心外膜（浆膜心包的脏层）组成，分别与血管管壁的 3 层膜相对应。

3. 心间隔

（1）房间隔（房中隔）：位于左、右心房之间，由两层心内膜中间夹心房肌纤维和结缔组织构成。

（2）室间隔（室中隔）：位于左、右心室之间，分为肌部和膜部。其中，膜部较薄，为先天性心脏病"室间隔缺损"的好发部位。

（3）房室隔。

四、心传导系

心传导系由具有自律性和传导性的特殊分化的心肌细胞组成，其主要功能是产生兴奋和传导冲动，控制心的节律性舒缩活动（图 8-13）。

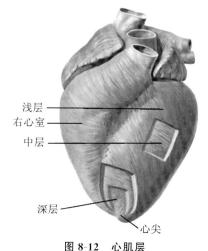

图 8-12 心肌层

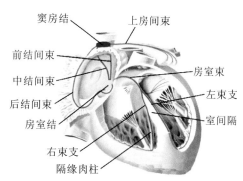

图 8-13 心传导系模式图

1. 窦房结　是心的正常起搏点，呈长梭形，位于上腔静脉与右心房交界处界沟上 1/3 的心外膜深面。

2. 结间束　有前、中、后结间束。

3. 房室结区　呈扁椭圆形，位于右心房 Koch 三角的心内膜深面（三尖瓣隔瓣附着处），其尖端发出房室束。

房室结的主要功能是将来自窦房结的兴奋先延搁，再下传至心室，保证心房肌收缩后心室肌再收缩，有利于心室的充分灌注。房室结也是重要的次级起搏点。

4. 房室束（His 束）　起自房室结前端，穿中心纤维体，沿室间隔膜部后下缘前行，至室间隔肌性部上缘分为左、右束支。

5. 左、右束支

（1）左束支：呈扁带状，在室间隔左侧心内膜下走行，分支分布至左室壁。

（2）右束支：从室间隔膜部下缘部向前下弯行，向下进入隔缘肉柱，到达右心室前乳头肌根部，分支分布至右室壁。

6. Purkinje 纤维网　左、右束支的分支在心内膜下交织成心内膜下 Purkinje 纤维网，其再分支至左、右心室室壁的心肌工作细胞（亦称收缩心肌），使心室收缩。

五、心包

心包包裹心和出入心的大血管根部，分内、外两层。对心有机械屏障样保护作用。外层为纤维心包，由纤维性结缔组织构成。内层是浆膜心包，又分脏、壁两层。壁层衬贴于纤维性心包的内面，脏层包于心肌的表面，即心外膜。脏、壁两层之间的潜在腔隙称心包腔，内含少量浆液，对心脏的跳动起润滑作用（图 8-14、图 8-15）。

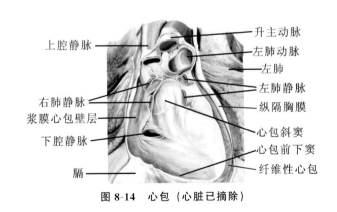

图 8-14　心包（心脏已摘除）

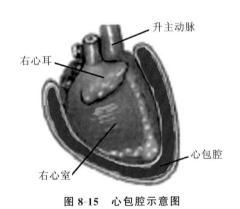

图 8-15　心包腔示意图

六、心的体表投影

（一）心外形体表投影

通常采用 4 点连线来确定（图 8-16）：

1. 左上点　左侧第 2 肋软骨的下缘，距胸骨侧缘约 1.2 cm 处。

2. 右上点　右侧第 3 肋软骨上缘，距胸骨侧缘约 1 cm 处。

3. 右下点　右侧第 6 胸肋关节处。

4. 左下点　左侧第 5 肋间隙，距前正中线 7～9 cm。

左、右上点连线为心的上界。左、右下点连线为心的下界。右上、下点之间微向右凸的弧形连线为心的右界。左上、下点之间微向左凸的弧形连线为心的左界。

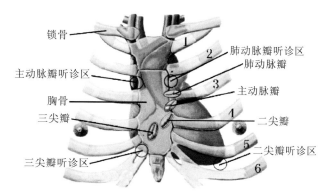

图 8-16　心外形及心各瓣膜体表投影

（二）心瓣膜体表投影和心听诊部位

如表 8-1 所示。

表 8-1　心瓣膜体表投影和心听诊部位

心瓣膜名称	体表投影	听诊部位
主动脉瓣	胸骨左缘平第 3 肋间隙	胸骨右缘第 2 肋间隙
二尖瓣	左侧第 4 胸肋关节	心尖体表投影处
肺动脉瓣	左侧第 3 胸肋关节	胸骨左缘第 2 肋间隙
三尖瓣	前正中线平第 4 肋间隙	胸骨体下端偏右侧

 胸外心脏按压术

1. 适应证　因各种原因（排除血胸、心脏损伤、心包填塞、重度胸外伤、张力性气胸等）造成的心搏骤停的现场复苏。

2. 目的　是当患者心搏骤停时，通过按压胸骨下端，下压（向后下陷）4～5 cm，使心脏在脊柱和胸骨间受到被动挤压，迫使心室内的血液进入动脉干；下压后完全放松，使胸骨复位，胸内负压使静脉内的血液回流至心房、心室。下压与放松时间相等，有节律性地连续按压，按压频率为每分钟 100 次。

3. 有效的按压以产生颈总动脉、股动脉出现搏动为标准。

4. 行胸外心脏按压术时，必需同时进行人工呼吸，达到心肺复苏的目的。

第二节　动　　脉

为了描述方便，人为地将全身的动脉分为肺循环的动脉和体循环的动脉两部分。其中，肺循环的动脉输送静脉（缺氧）血；体循环的动脉运送动脉（高氧）血。

一、肺循环的动脉

肺动脉干起自右心室，在升主动脉前方向左后上方斜行，至主动脉弓下方分为左、右肺动脉。

左肺动脉较短，分2支进入左肺上、下叶。

右肺动脉较长而粗，向右至右肺门处分为3支进入右肺上、中、下叶。

在肺动脉干分叉处稍偏左侧，有连于主动脉弓下缘的短纤维条索状结构，称动脉韧带，是胚胎时期动脉导管闭锁后的遗迹，如果出生后6个月尚未闭锁，则称为先天性心脏病"动脉导管未闭"，需手术结扎处理。

二、体循环的动脉

（一）主动脉

主动脉由左心室发出，起始段为升主动脉，向右上斜行达右侧第2胸肋关节高度移行为主动脉弓。再弯向左后方，达第4胸椎下缘移行为胸主动脉。胸主动脉沿脊柱左侧下行逐渐转至其前方，达第12胸椎高度穿膈的主动脉裂孔，移行为腹主动脉。腹主动脉在腹腔内沿脊柱左前方下降至第4腰椎体下缘处分为左、右髂总动脉。

升主动脉发出左、右冠状动脉。主动脉弓凸侧从右向左发出三大分支：头臂干、左颈总动脉和左锁骨下动脉。头臂干向右上至右胸锁关节后方分为右颈总动脉和右锁骨下动脉（图8-17、图8-18）。

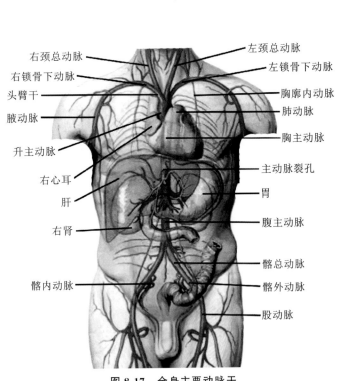

图8-17 全身主要动脉干

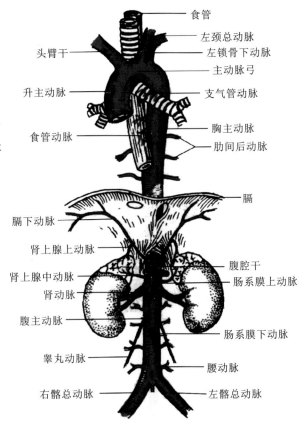

图8-18 主动脉分段、分支示意图

参与体循环动脉的器官外动脉分布规律：

（1）人体左、右对称的局部，器官外动脉分布具有左、右对称性，如头颈部、上肢、下肢、盆腔会阴部。

（2）器官外动脉行程较隐蔽，多位于四肢屈侧或体腔后壁前方。

（3）大多数动脉和静脉、神经干相伴行。

（4）每个局部都有1～2条动脉主干。

（5）就近分布（睾丸动脉、卵巢动脉除外）。

（6）体腔处（胸、腹、盆部），动脉分支有壁支和脏支之分。

（7）动脉管径的大小，与器官的功能重要性有关，与器官体积大小关系不大，如肾动脉的管径就大于肝固有动脉及肠系膜上动脉等。

人体各大局部动脉主干名称：

头颈、脑部动脉主干——左、右颈总动脉。

双上肢动脉主干——左、右锁骨下动脉。

胸部动脉主干——胸主动脉。

腹部动脉主干——腹主动脉。

盆部动脉主干——左、右髂内动脉。

双下肢动脉主干——左、右髂外动脉。

体循环动脉穿刺采血术

1. 目的　用于血气分析，可准确定量血液中所含气体（氧气、二氧化碳）的分压、离子浓度的变化，用以判断有无代谢性酸中毒、呼吸性酸中毒，以及水、电代谢失衡的情况，便于及时给予人为纠正；也可用于指导氧疗、机械通气的各种参数的调节；还可用于急救时动脉给药。

2. 采集动脉血气标本分析　常选用动脉有桡动脉、足背动脉、颞浅动脉、股动脉等。

（二）颈总动脉

颈总动脉（图 8-19）左侧起自主动脉弓，右侧起自头臂干。经胸锁关节后方上行，至甲状软骨上缘高度分为颈内动脉和颈外动脉。分叉处有颈动脉窦和颈动脉小球两个重要结构。

颈动脉窦是颈总动脉末端和颈内动脉起始部膨大部分，为压力感受器，可反射性地调节血压。

颈动脉小球是扁椭圆形小体，借结缔组织连于颈总动脉分叉处的后方，为化学感受器，可感受血液中二氧化碳分压、氧分压和氢离子浓度变化，反射性地调节呼吸。

1. 颈外动脉　穿腮腺上行至下颌颈处分为颞浅动脉和上颌动脉两个终支。

主要分支有面动脉、颞浅动脉、上颌动脉、甲状腺上动脉、舌动脉、枕动脉、耳后动脉等。

2. 颈内动脉（具体内容见脑的血管）　在颈部无分支，由颈总动脉发出后，上升至颅底，经颈动脉管入颅腔，分支分布于视器和脑。

（三）锁骨下动脉及上肢的动脉

1. 锁骨下动脉的延续关系及各自的行径

锁骨下动脉：左侧起于主动脉弓，右侧起于头臂干，经胸锁关节后方斜向外至颈根部，穿斜角肌间隙至第1肋外缘延续为腋动脉。

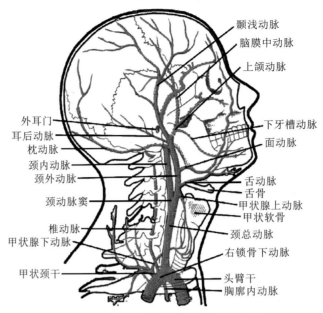

颞浅动脉
脑膜中动脉
上颌动脉

外耳门
耳后动脉
枕动脉
颈内动脉
颈外动脉
颈动脉窦
椎动脉
甲状腺下动脉
甲状颈干

下牙槽动脉
面动脉
舌动脉
舌骨
甲状腺上动脉
甲状软骨
颈总动脉
右锁骨下动脉
头臂干
胸廓内动脉

图 8-19　右颈外动脉分支及分布示意图

腋动脉：行于腋窝深部，至大圆肌下缘移行为肱动脉。

肱动脉：沿肱二头肌内侧沟下行至肘窝，平桡骨颈高度分为桡动脉和尺动脉。

桡动脉：沿前臂桡侧下行，绕桡骨茎突至手背，穿第 1 掌骨间隙到手掌，与尺动脉掌深支吻合成掌深弓。桡动脉下段是临床触摸脉搏的常用部位。

尺动脉：沿前臂尺侧下行，经豌豆骨桡侧下至手掌，与桡动脉掌浅支吻合成掌浅弓。

2. 锁骨下动脉及上肢的动脉（图 8-20）主要分支情况

（1）锁骨下动脉的主要分支有 3 个。①椎动脉：向上穿第 6～1 颈椎横突孔，经枕骨大孔入颅腔，分布于脑和脊髓。②胸廓内动脉：在椎动脉起点的相对侧发出，向下入胸腔。③甲状颈干：在前斜角肌内侧附近起始，迅即分为甲状腺下动脉、肩胛上动脉等。

（2）腋动脉主要分支有：胸肩峰动脉、胸外侧动脉、肩胛下动脉、旋肱前和旋肱后动脉等。

（3）肱动脉主要分支是肱深动脉。肱深动脉斜向后外方，伴桡神经绕桡神经沟下行，分支营养肱三头肌和肱骨，其终支参与肘关节网。

（4）桡动脉沿途除发分支参与肘关节网和营养前臂肌外，主要分支有 2 个。①掌浅支：在腕关节处发出，穿鱼际肌至手掌，与尺动脉末端吻合成掌浅弓。②拇主要动脉：在手掌深部发出，分为 3 支分布于拇指掌面两侧缘和食指桡侧缘。

（5）尺动脉主要分支有骨间总动脉、掌深支。掌深支在豌豆骨远侧起自尺动脉，与桡动脉末端吻合形成掌深弓。

3. 掌浅弓和掌深弓

（1）掌浅弓：由尺动脉末端与桡动脉掌浅支吻合而成。从弓凸侧发出 3 支指掌侧总动脉和 1 支小指尺掌侧动脉。指掌侧总动脉行至掌指关节附近，分为 2 支指掌侧固有动脉，分布到第 2～5 指相对缘。小指尺掌侧动脉分布于小指掌面尺侧缘。

（2）掌深弓：由桡动脉末端和尺动脉的掌深支吻合而成。由弓发出 3 支掌心动脉，于掌指关节附近分别注入相应的指掌侧总动脉。

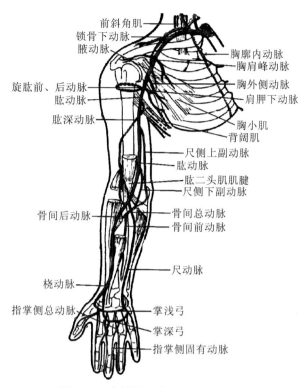

前斜角肌
锁骨下动脉
腋动脉
旋肱前、后动脉
肱动脉
肱深动脉
骨间后动脉
桡动脉
指掌侧总动脉

胸廓内动脉
胸肩峰动脉
胸外侧动脉
肩胛下动脉
胸小肌
背阔肌
尺侧上副动脉
肱动脉
肱二头肌肌腱
尺侧下副动脉
骨间总动脉
骨间前动脉
尺动脉
掌浅弓
掌深弓
指掌侧固有动脉

图 8-20 右锁骨下动脉及上肢的动脉

（四）胸主动脉

胸主动脉是胸部的动脉主干，其分支有壁支和脏支两种。

（1）壁支有肋间后动脉（9 对）、肋下动脉（1 对）和膈上动脉，分布于胸壁、腹壁上部、背部和脊髓等处。

（2）脏支包括支气管支、食管支和心包支，分布于气管、支气管、食管和心包。

（五）腹主动脉

腹主动脉是腹部的动脉主干，其分支有壁支和脏支（图 8-21）。

1. 壁支　主要有腰动脉（4 对）、膈下动脉（1 对）、骶正中动脉（1 支）等，分布于腹后壁、脊髓、膈下面和盆腔后壁等处，膈下动脉还发出肾上腺上动脉至肾上腺。

2. 脏支　分成对脏支和不成对脏支两种。

1）成对的脏支有 3 对。

（1）肾上腺中动脉：分布到肾上腺。

（2）肾动脉：约平第 1 腰椎高度起于腹主动脉，经肾门入肾。在入肾门之前发出肾上腺下动脉至肾上腺。

（3）睾丸动脉：细长，在肾动脉起始处稍下方由腹主动脉发出，走向外下方，入腹股沟管，分布至睾丸和附睾。

在女性则为卵巢动脉，经卵巢悬韧带下行入盆腔，分布于卵巢和输卵管。

2）不成对脏支有三大支。

（1）腹腔干：在主动脉裂孔下方起自腹主动脉，迅即分为 3 支。

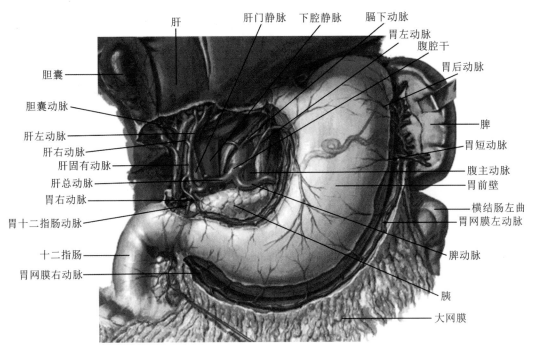

图 8-21　膜腔干及其分支

胃左动脉：向左上方至胃贲门附近，沿胃小弯向右行于小网膜两层之间，沿途分支至食管腹段、贲门和胃小弯附近的胃前、后壁。

肝总动脉：向右进入肝十二指肠韧带，分为肝固有动脉和胃十二指肠动脉。①肝固有动脉：在肝十二指肠韧带内上行至肝门，分左、右支进入肝左、右叶。右支在入肝门之前发出一支胆囊动脉，分布于胆囊。肝固有动脉还分出胃右动脉。②胃十二指肠动脉：经胃幽门后方至其下缘，分为胃网膜右动脉和胰十二指肠上动脉。

脾动脉：沿胰上缘左行至脾门，分数支入脾。主要分支：①胰支，多条，分布胰体和胰尾。②胃短动脉，在脾门附近发出，有 3～5 支，分布于胃底。③胃网膜左动脉，沿胃大弯右行，与胃网膜右动脉吻合，沿途分支分布于胃和大网膜。

（2）肠系膜上动脉（图 8-22）：在腹腔干稍下方起自腹主动脉，进入小肠系膜根，其分支如下。

胰十二指肠下动脉：分支营养胰头和十二指肠。

空肠动脉和回肠动脉：有 13～18 支，行于小肠系膜内，反复分支并吻合形成多级动脉弓，分布于空肠和回肠。

回结肠动脉：为肠系膜上动脉右侧壁发出的最下一条分支，分数支营养回肠末端、盲肠、阑尾和升结肠。至阑尾的分支称阑尾动脉，经回肠末端后方进入阑尾系膜，分支营养阑尾。

右结肠动脉：向右行，分支至升结肠。

中结肠动脉：向前偏右进入横结肠系膜，分支营养横结肠。

（3）肠系膜下动脉（图 8-23）：约平第 3 腰椎高度起于腹主动脉前壁，向左下走行，分支如下。

左结肠动脉：横行向左，分支分布于降结肠。

乙状结肠动脉：2～3 支，向左下方进入乙状结肠系膜，分支营养乙状结肠。

直肠上动脉：为肠系膜下动脉的直接延续，分布于直肠上部，并与直肠下动脉的分支吻合。

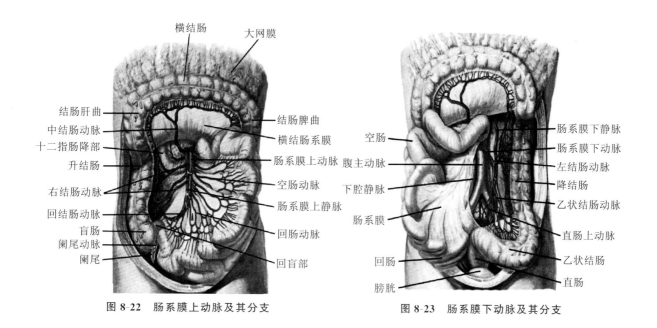

图 8-22　肠系膜上动脉及其分支

图 8-23　肠系膜下动脉及其分支

（六）髂总动脉

沿腰大肌内侧下行，至骶髂关节处分为髂内动脉和髂外动脉。

1. 髂内动脉（图 8-24）　　是盆部动脉的主干，沿盆腔侧壁下行，其分支有壁支和脏支。

（1）壁支。

闭孔动脉：沿骨盆侧壁行向前下，穿闭膜管至大腿内侧，分支至大腿内侧群肌和髋关节。

臀上动脉和臀下动脉：分别经梨状肌上、下孔至臀部，分支营养臀肌和髋关节等。

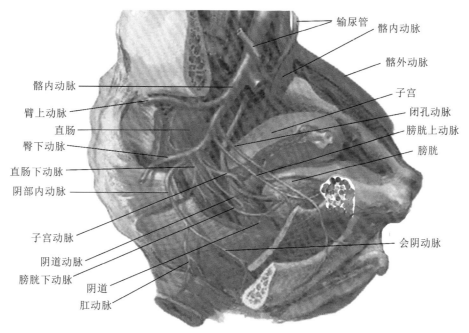

图 8-24　女性髂内动脉及其分支（右侧面观）

（2）脏支。

脐动脉：发出 2～3 支膀胱上动脉，分布于膀胱中、上部。

子宫动脉：进入子宫阔韧带，在子宫颈外侧约 2 cm 处跨过输尿管前上方，分支营养子宫、阴道、输卵管和卵巢，并与卵巢动脉吻合。

阴部内动脉：穿梨状肌下孔出盆腔，经坐骨小孔至坐骨直肠窝，分支分布于肛门、会阴部和外生殖器。

2. 髂外动脉及下肢的动脉

1）髂外动脉的延续关系及各自的行径（图 8-25）。

髂外动脉：沿腰大肌内侧缘下降，经腹股沟韧带中点深面至股前部，移行为股动脉。

股动脉：在股三角内下行，经收肌管至腘窝，移行为腘动脉。

腘动脉：在腘窝深部下行，至腘肌下缘分为胫前、胫后动脉。

胫后动脉：沿小腿后面浅、深屈肌之间下行，经内踝后方至足底，分为足底内、外侧动脉两终支。

胫前动脉：穿小腿骨间膜上缘至小腿前面，在小腿前群肌之间下行至踝关节前方，移行为足背动脉，沿途分支至小腿前群肌。

足背动脉：是胫前动脉的直接延续，前行至第 1 跖骨间隙近侧，分为第 1 跖背动脉和足底深支两终支。沿途分支分布于足背。

2）髂外动脉及下肢的动脉主要分支情况。

（1）髂外动脉：在腹股沟韧带稍上方发出腹壁下动脉，分布到腹直肌并与腹壁上动脉吻合。

（2）股动脉的主要分支为股深动脉，股深动脉又分出旋股内侧动脉、旋股外侧动脉、穿动脉（3～4 支）分布于大腿。

（3）胫后动脉的主要分支有以下 3 条。

腓动脉：分布于邻近诸肌和胫、腓骨。

足底内侧动脉：沿足底内侧前行，分布于足底内侧。

足底外侧动脉：向外行至第 5 跖骨底处再转向内，达第 1 跖骨间隙，与足背动脉的足底深支吻合成足底弓。

 ## 人体不同局部出血进行现场急救时，可用以压迫止血的动脉及部位

人体不同局部出血进行现场急救时，可用以压迫止血的动脉及部位

（1）当头面部的动脉大出血时，可于胸锁乳突肌前缘，平环状软骨高度，向后内将颈总动脉压向第 6 颈椎的颈动脉结节，进行止血。

（2）当面部的动脉出血时，可在咬肌前缘与下颌体下缘交汇处，压迫面动脉止血。

（3）当颞区的动脉出血时，可在外耳门前上方近颧弓根部此处，压迫颞浅动脉止血。

（4）当上肢的动脉出血时，可于锁骨中点上方的锁骨上窝处，将锁骨下动脉向后下方压向第 1 肋进行止血。

（5）当前臂和手部的动脉出血时，可在臂内侧中部，将肱动脉压向肱骨以暂时止血。

（6）当下肢的动脉出血时，可在腹股沟韧带中点稍下方，将股动脉压向耻骨下支进行止血。

（7）当小腿的动脉出血时，可在腘窝上半处，将腘动脉向前压到股骨腘面进行止血。

（8）当足部的动脉出血时，可在踝关节前方，内、外踝连线中点，向深部压迫足背动脉进行止血。

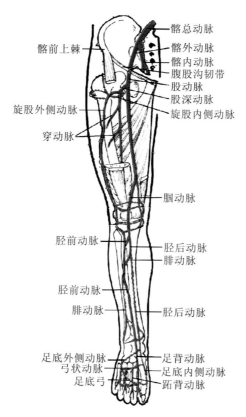

髂前上棘
旋股外侧动脉
穿动脉
胫前动脉
胫前动脉
腓动脉
足底外侧动脉
弓状动脉
足底弓

髂总动脉
髂外动脉
髂内动脉
腹股沟韧带
股动脉
股深动脉
旋股内侧动脉
腘动脉
胫后动脉
腓动脉
胫后动脉
足背动脉
足底内侧动脉
跖背动脉

图 8-25　右髂外动脉及下肢的动脉示意图

第三节　毛细血管

除角膜、软骨、晶状体、牙釉质、毛发和被覆上皮外，毛细血管几乎遍布全身。

毛细血管参与血液的微循环，管腔一般只能通过一个红细胞，管壁主要由一层内皮细胞和基膜构成。因其通透性大，血流缓慢，数量大，彼此吻合，连结成网，故小动脉末端的血液可通过毛细血管网参与的迂回通路，完成与组织液间的物质交换（包含气体交换）；还可通过直捷通路，使一部分血液能迅速通过微循环进入静脉，以补充血容量，维持血压。

窦状隙是毛细血管的特殊形式，包含肝血窦、脾血窦、红骨髓等，也存在于脑垂体、甲状旁腺等器官内。

第四节　静　　脉

一、概述

静脉是导血回心的管道，活体上无搏动。与相应动脉相比，静脉数量多，壁薄腔大，弹性小，压力低，血容量较大。

静脉在结构和配布方面有以下特点。

（1）静脉由毛细血管汇合而成，在回心过程中接受属支，小属支汇成大属支，大属支汇成较大的静脉干，注入心房。

（2）大多数静脉管道的内皮向内腔突出，形成半月状的静脉瓣（图 8-26），瓣膜多成对，其游离缘向心，有保证血液向心回流和防止血液逆流的作用。四肢静脉瓣较多。

（3）体循环静脉分深、浅两类（图 8-27）。

深静脉位于深筋膜深面，多与动脉伴行，也称伴行静脉，其名称、行程与其伴行的动脉相同（同名），引流范围与该动脉营养范围基本一致。

浅静脉（皮下静脉）位于皮下浅筋膜内，不与动脉伴行，有各自独立的名称、不同的行程和引流范围，但最终均注入深静脉。

临床上常经浅静脉进行药物注射、输液、输血、取血和插入导管等，还可作为自体血管移植材料。

（4）静脉之间有丰富的吻合支。浅静脉间可吻合成静脉网（弓），深静脉间可吻合成静脉丛。

在浅静脉之间、深静脉之间及浅、深静脉之间均存在广泛的交通支。当某一条静脉被阻断后，可借这些交通支快速建立侧支循环，恢复血流。

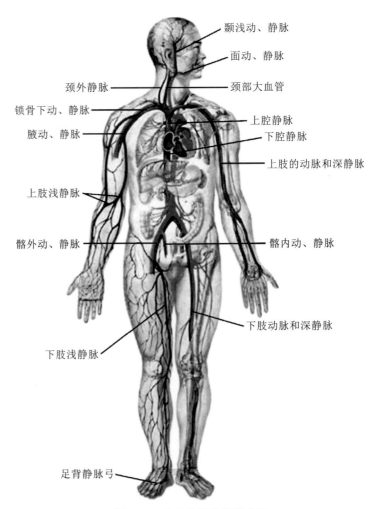

图 8-27　全身血管分布模式图

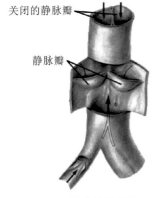

图 8-26　静脉瓣模式图

（5）某些部位静脉结构特殊，如硬脑膜窦、板障静脉，具体内容参见脑的被膜和血管。此外，骨松质是机体的巨大储血库，也可与周围静脉广泛交通。

影响静脉内血液回流的常见因素有静脉瓣、静脉压、心肌收缩力、体位改变、重力、骨骼肌的挤压作用、呼吸运动等。

全身的静脉可分为肺循环的静脉和体循环的静脉两大部分。

静脉切开术；静脉穿刺术；静脉输液（血）术；静脉采血术；深静脉置管术

静脉切开术

（1）目的：为重度虚脱、休克或其他需大量输血、输液的患者，在静脉穿刺未成功时采用；或需要较长期静脉输液的患者采用。

（2）部位：多采用内踝前方的大隐静脉进行切开置管。

静脉穿刺术

（1）目的：为用于急救时加压输血、输液或采集血液标本。

（2）部位：多采用股静脉穿刺、颈内静脉穿刺、锁骨下静脉穿刺等。

静脉输液（血）术

（1）目的：有输入药物，治疗疾病；补充水分和能量；增加血容量，维持血压；利尿消肿，降颅压；纠正体内水、电解质紊乱，维持酸碱平衡等。

（2）常用部位：有四肢浅静脉输液术、小儿头皮静脉输液术等。

静脉采血术

（1）临床收集的血标本为3类，有全血标本、血培养标本、血清标本，便于后续各项检查或细菌培养。

（2）常用采静脉血部位有婴幼儿头皮静脉、股静脉；四肢浅静脉；颈外静脉等。

深静脉置管术

（1）主要是用于危重、大手术及慢性消耗性患者进行监测中心静脉压、输液、输血、血透及肠道外高营养的最有效途径，是重症监护中常用操作之一。

（2）常用插管途径有锁骨下静脉、颈内静脉、颈外静脉、股静脉等。

二、肺循环的静脉

肺静脉（图 8-28）左、右各一对，分别为左肺上、下静脉和右肺上、下静脉，分别起自左、右肺门，向内行注入左心房后部，将含氧量高的动脉血输送到左心房。

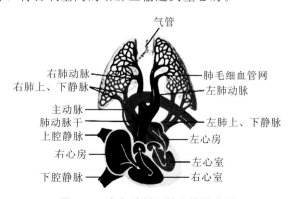

图 8-28 参与肺循环的血管模式图

三、体循环的静脉

体循环的静脉数量多、行程长、引流范围广，包括三大静脉系：上腔静脉系、下腔静脉系（含肝门静脉系）（图 8-29、图 8-30）和心静脉系（见心的血管）。

体循环的静脉血回流概况如图 8-31 所示。

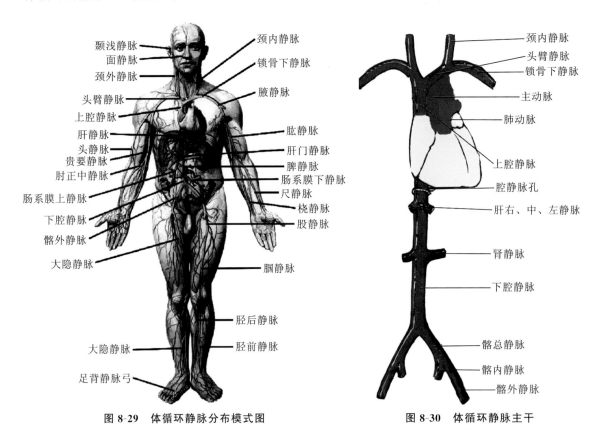

图 8-29　体循环静脉分布模式图

图 8-30　体循环静脉主干

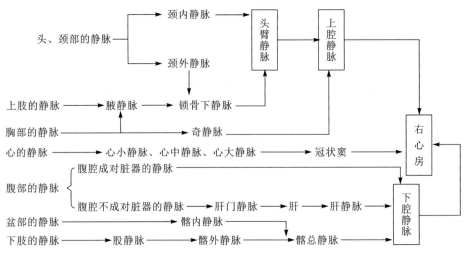

图 8-31　体循环的静脉血回流

（一）上腔静脉系

上腔静脉系借各级属支主要收集膈以上，上半身（心和肺除外）的静脉血，既由收集头颈、上肢、胸壁及部分胸腔脏器血液回流的多条静脉组成。主干为上腔静脉，汇入右心房（图8-32）。

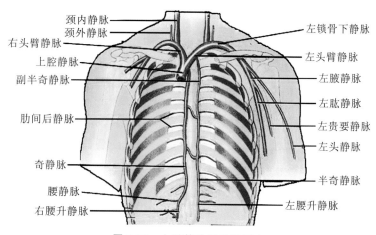

图 8-32　上腔静脉系及其属支

1. 上腔静脉　是一条粗短的静脉干，成人长约 7 cm，在右侧第 1 胸肋软骨结合处后方由左、右头臂静脉汇合而成，沿升主动脉右侧垂直下行，至第 3 胸肋关节下缘平面，注入右心房上部。同时，奇静脉自后方弓形向前跨过右肺根上方注入上腔静脉。

2. 头臂静脉　左、右各一支，在两侧胸锁关节的后方由同侧的锁骨下静脉和颈内静脉汇合而成。汇合处开口向外的夹角称静脉角，是两大淋巴导管（胸导管、右淋巴导管）注入静脉的部位。

头臂静脉主要大属支有颈内静脉和锁骨下静脉。此外，还收纳椎静脉、胸廓内静脉、甲状腺下静脉、肋间最上静脉等。

1）颈内静脉：是头、颈部静脉血回流的最粗主干，口径较大，平均约 1.3 cm，上端在颅底颈静脉孔处与乙状窦相续，向下行于颈动脉鞘内，至胸锁关节后方与锁骨下静脉汇合成头臂静脉。

颈内静脉属支繁多，按其部位可分为颅内属支及颅外属支两种（图8-33）。

（1）颅内属支：主要为许多硬脑膜窦及注入窦的脑静脉。收集脑膜、脑、颅骨、视器及前庭蜗器等部位的静脉血，最后经乙状窦出颈静脉孔注入颈内静脉。

（2）颅外属支：包括下颌后静脉、面静脉、舌静脉、咽静脉和甲状腺上、中静脉等。

下颌后静脉：由颞浅静脉与上颌静脉在腮腺实质内汇合而成，下行分为前、后两支。下颌后静脉收集面侧区深层和颞区的静脉血。

面静脉：起于内眦静脉，伴面动脉向下外行至下颌角下方与下颌后静脉的前支汇合，末端注入颈内静脉。面静脉收集面前部软组织的静脉血。

通常将两侧口角至鼻根间的三角形区域称作"面部危险三角"，原因是面静脉口角以上段缺少静脉瓣，其内的血液可与颅内海绵窦相交通，当此区面部感染处理不当时，可能导致颅内的继发性感染。

舌静脉、咽静脉，甲状腺上、中静脉等多直接注入颈内静脉本干。

2）锁骨下静脉：是位于颈根部的短静脉干，自第 1 肋骨外缘由同侧腋静脉延续而成，向内行于胸锁关节后方与颈内静脉汇合成头臂静脉。

因锁骨下静脉与附近筋膜结合紧密，位置较固定，管腔较大，可作为静脉穿刺或长期导管输液和大量输血的首选部位。

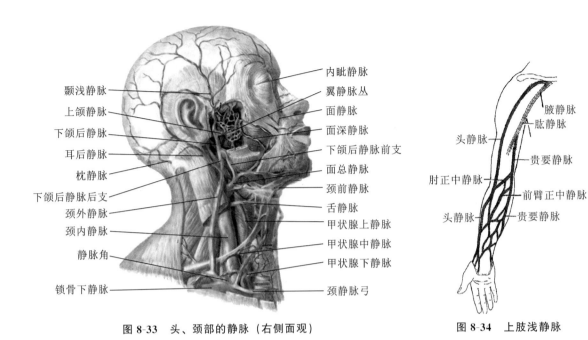

图 8-33 头、颈部的静脉（右侧面观）　　　　图 8-34 上肢浅静脉

锁骨下静脉的主要属支除腋静脉外，还有颈外静脉。

颈外静脉：是颈部最大的浅静脉，在耳下方由下颌后静脉的后支和耳后静脉、枕静脉等汇合而成，沿胸锁乳突肌浅面斜向下后行，在锁骨上方穿深筋膜注入锁骨下静脉。

颈外静脉主要收集耳郭、枕部及颈前区浅层的静脉血。因其位置表浅而恒定，故临床儿科常在此做静脉穿刺。当右心疾病或上腔静脉回流障碍时，可出现明显的颈外静脉怒张的体征。

 颈外静脉的应用解剖

> 颈外静脉在皮下脂肪不多的人，常可从体表见到，尤其在用力憋气时可见其充盈。如患者有充血性心力衰竭、右心房高压或有上腔静脉阻塞，则颈外静脉明显怒张，在安静坐位时也明显可见。颈外静脉也可插管达上腔静脉，供测中心静脉压或静脉内高营养之用，但其内径较小，不宜长时间置管。
>
> 颈外静脉穿过颈深筋膜时，静脉壁附着在深筋膜上，若此处静脉不慎被切断则不易塌陷，在吸气时空气就有可能被吸入静脉，出现气栓（空气栓塞）。

3. 上肢的静脉　分深静脉和浅静脉两种，最终都汇入腋静脉。

（1）上肢深静脉：从手掌至腋腔的深静脉都与同名动脉伴行，较细，而且多为两条，最后汇合成一条腋静脉。

腋静脉收集上肢浅、深静脉的全部血液，延续为锁骨下静脉。

（2）上肢浅静脉：起于丰富的指背浅静脉，上行至手背后，汇合成手背静脉网，在向心回流途中逐渐汇成较粗的头静脉、贵要静脉和肘正中静脉。

头静脉：起自手背静脉网的桡侧，后沿前臂桡侧及前面上行至肘窝，再沿肱二头肌外侧上行，行经三角肌胸大肌间沟，穿锁胸筋膜注入腋静脉或锁骨下静脉。

头静脉主要收集手、前臂桡侧浅层结构的静脉血。

贵要静脉：起于手背静脉网的尺侧，沿前臂前面尺侧上行，至臂中点稍下方穿过深筋膜注入肱静脉，或伴随肱静脉汇入腋静脉。

贵要静脉主要收集手及前臂尺侧部浅层结构的静脉血。

肘正中静脉：是斜行于肘窝处皮下的短静脉干，连通头静脉和贵要静脉，常接受前臂正中静脉，后者有时又分别注入贵要静脉和头静脉。该静脉是临床输液、采血的常用血管。

4. 胸部的静脉

1）胸前壁及脐以上腹前壁的浅层静脉，沿胸腹壁静脉，经胸外侧静脉注入腋静脉；深层静脉则沿胸廓内静脉注入头臂静脉。

2）胸部的深静脉主干为奇静脉，奇静脉的重要属支有半奇静脉、副半奇静脉及椎静脉丛等。

（1）奇静脉：起于右腰升静脉，穿膈向上进入胸腔，行至第 4 胸椎高度，弓形向前跨过右肺根上方，注入上腔静脉。

奇静脉沿途收集右侧肋间后静脉、食管静脉、支气管静脉及半奇静脉、副半奇静脉的血液。同时，奇静脉还是沟通上、下腔静脉系的重要侧支吻合途径之一。

（2）椎静脉丛：由围绕脊柱周围丰富的脊柱静脉构成，可分为椎外、椎内静脉丛，两者间吻合广泛。椎静脉丛是沟通上、下腔静脉系及颅腔内、外静脉和盆腔静脉丛的重要途径。

（二）下腔静脉系

下腔静脉系由下腔静脉及其各级属支组成，收集膈以下下半身（包含下肢、腹、盆部、会阴）的静脉血，最后注入右心房（图 8-35）。

1. 下腔静脉　是人体全身最粗大最长的静脉干。

由左、右髂总静脉在第 4～5 腰椎体右前方汇合而成，沿脊柱右前方、腹主动脉右侧上行，经肝脏面的腔静脉沟，穿过膈的腔静脉孔进入胸腔后，立即注入右心房下部。

下腔静脉属支除左、右髂总静脉外，还有许多来自腹腔、盆腔的脏支和壁支，也直接注入下腔静脉干。

2. 髂总静脉　在左、右骶髂关节前方由同侧髂内、髂外静脉汇合而成，较短粗，斜向内上行至第 4～5 腰椎右前方汇合成下腔静脉。其属支主要有髂腰静脉、骶正中静脉等。

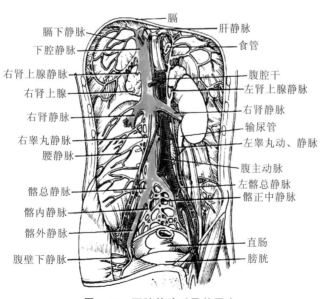

图 8-35　下腔静脉系及其属支

1）髂内静脉：是盆部的静脉主干，在坐骨大孔稍上方由盆部的静脉汇合而成。按其部位可分为壁属支及脏属支两种。

（1）壁属支包括：臀上、臀下静脉，闭孔静脉、骶外侧静脉等，收集同名动脉分布区域的静脉血。因此，临床上经臀部肌内注射的药物主要经此途径回流入血。

（2）脏属支包括：直肠下静脉、阴部内静脉、子宫静脉等，分别起自直肠静脉丛、膀胱静脉丛及子宫阴道静脉丛，引流同名动脉分布器官的静脉血，且各丛间可相互沟通。

2）髂外静脉：是下肢股静脉的直接延续，与同名动脉伴行向内上，至骶髂关节前方与髂内静脉汇合成髂总静脉。

髂外静脉收集下肢和腹前壁下部的静脉血。

3. 下肢的静脉（图8-29、图8-36）　分深静脉和浅静脉两种，因受重力的影响，下肢静脉回流较困难，故下肢静脉瓣膜丰富，浅、深静脉间交通支较多。

（1）下肢深静脉：从足底起始至小腿的深静脉都有两条并与同名动脉伴行，上行至腘窝下缘汇成一条腘静脉，后者再上行穿经收肌腱裂孔至股三角移行为股静脉。

股静脉：伴股动脉上行，在腹股沟韧带深面续为髂外静脉。股静脉属支主要有大隐静脉及与股动脉各分支所伴行的多条同名静脉。

股静脉收集下肢、腹前壁下部、外阴部等处的静脉血。

股静脉在股三角处位于股动脉内侧，位置较恒定且可借股动脉搏动而定位，故临床上可经股静脉进行穿刺采血或插管等操作。

（2）下肢浅静脉：足背浅静脉发达，互相吻合形成足背静脉弓，分别向上汇成大、小隐静脉，且这两条静脉是易发生静脉曲张的血管（图8-36、图8-37）。

大隐静脉：是全身最长的浅静脉，起自足背静脉弓内侧端，经内踝前方，伴隐神经沿小腿内侧、膝关节后内方、大腿内侧和前面上行，最后穿过大腿阔筋膜的隐静脉裂孔注入股静脉。

大隐静脉除收集足、小腿内侧、大腿前内侧部浅层结构的静脉血外，在注入股静脉前还收集5条属支，即股内侧浅静脉、股外侧浅静脉、腹壁浅静脉、旋髂浅静脉和阴部外静脉，即还收集大腿外侧、脐下腹前壁浅层及外阴部的静脉血。

因大隐静脉经过内踝前方时，位置表浅而恒定，是静脉输液或切开的常用部位。

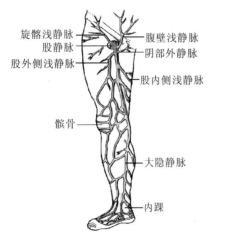

图 8-36　下肢浅静脉

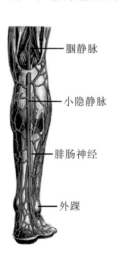

图 8-37　大隐静脉曲张体征

下肢浅静脉曲张；大隐静脉切开术

下肢浅静脉曲张

　　主要发生在大隐静脉，是下肢的常见病之一。大隐静脉在近侧端内有两对静脉瓣，一对位于穿筛筋膜之前，另一对位于注入股静脉处，若关闭不全可致静脉曲张。有些人大隐静脉先天性管壁薄弱，而此静脉行程比较长，在皮下的支持明显缺乏，若长期直立工作或有慢性腹压增高的人，易导致管壁扩张，瓣膜关闭不全，浅、深静脉的血液逆流，引起管壁迂曲、伸长，形成静脉曲张。如果曲张的静脉长期瘀血，患侧小腿，特别是小腿下 1/3 及踝部的皮肤及皮下组织多引发营养不良，导致慢性溃疡等病变。另外，静脉本身的损伤也会引起破裂出血，严重者可致血栓性静脉炎。临床上处理静脉曲张和溃疡等病变时，可采用大隐静脉高位结扎术，同时需分别结扎切断大隐静脉的 5 条属支及与深静脉的交通支，以防复发。

大隐静脉切开术

　　大隐静脉在内踝前方的一段位置表浅，且较恒定，临床上常在此处行静脉切开或穿刺。因隐神经行其前方进入足，手术时应注意分离，若误扎隐神经，常引起患者的足内侧缘疼痛。

　　小隐静脉：起自足背静脉弓外侧端，经外踝后方，沿小腿后中线上行至腘窝，穿过腘筋膜注入腘静脉。

　　小隐静脉沿途收集足外侧部及小腿后面的浅静脉。

　　4. 腹部的静脉　主干为下腔静脉。

　　直接注入下腔静脉的属支分壁支和脏支两种，其中不成对的脏属支先汇合成肝门静脉，于肝脏面横沟处入肝（第一肝门），流经肝血窦（肝）后，再由第 2 肝门处经肝静脉出肝，回流至下腔静脉。

　　1）壁属支。包括 1 对膈下静脉和 4 对腰静脉，皆与同名动脉伴行，并直接注入下腔静脉。同时，各腰静脉间有纵行分支相连构成的左、右腰升静脉，分别为半奇静脉和奇静脉的起始部。

　　2）脏属支。

　　（1）肾静脉：成对，起自肾门，在肾动脉前方向内侧横行注入下腔静脉。

　　左肾静脉除收集肾的血液外，还收集左睾丸静脉和左肾上腺静脉。

　　（2）睾丸静脉：成对，起自睾丸和附睾。右侧睾丸静脉直接以锐角注入下腔静脉。

　　而左侧睾丸静脉则以直角先汇入左肾静脉而后随之入下腔静脉。故左睾丸静脉常因回流不畅而造成左侧精索静脉曲张。

　　女性的卵巢静脉成对，起自卵巢静脉丛，其回流方式与睾丸静脉相似。

　　（3）肾上腺静脉：成对，左肾上腺静脉注入左肾静脉，右侧者直接注入下腔静脉。

　　（4）肝静脉：一般有肝右、肝中、肝左 3 条静脉，均包埋于肝实质内，收集肝血窦回流的血液，在第 2 肝门处分别注入下腔静脉。

　　5. 肝门静脉系　由肝门静脉及其属支组成（图 8-38、图 8-39）。主要功能是将消化道吸收来的物质（营养、药物等）运输至肝，在肝内进行代谢、解毒、贮存等，故肝门静脉可视作肝的功能性血管。

　　肝门静脉：是肝门静脉系的主干，直径约 1.25 cm，长约 7 cm，由肠系膜上静脉和脾静脉在胰颈的后方汇合而成，进入肝十二指肠韧带内，上行至肝门（第 1 肝门），分左、右两支分别入肝左叶和肝右叶，在肝内反复分支，最后汇入肝血窦，与肝固有动脉分支流入肝血窦的血共同经肝细胞代谢后导入小静脉，然后逐级汇入肝静脉。

　　肝门静脉各属支的起始端和肝门静脉左、右分支末端都与毛细血管相连，而且各属支内均无静脉

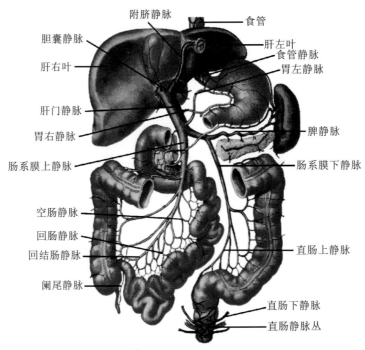

附脐静脉　食管
胆囊静脉　肝左叶
肝右叶　食管静脉
　　　胃左静脉
肝门静脉
胃右静脉　脾静脉
肠系膜上静脉　肠系膜下静脉
空肠静脉
回肠静脉
回结肠静脉　直肠上静脉
阑尾静脉
　　　直肠下静脉
　　　直肠静脉丛

图 8-38　肝门静脉系及其属支

瓣，因此，肝门静脉压力过高时（门静脉高压），易发生血液逆流。

肝门静脉收集食管下段、胃、小肠、大肠（直肠下部除外）、胆囊、胰和脾等腹腔不成对器官（肝除外）的静脉血，所含营养（来自肠道）最丰富。

1）肝门静脉的主要属支有 7 支（图 8-39）。

（1）**肠系膜上静脉**：与同名动脉伴行，走行于小肠系膜内，收集十二指肠至结肠左曲之间肠管（含阑尾）及部分胃和胰腺的静脉血注入肝门静脉。

此血管也是口服药物经小肠吸收入血，再入肝的主要途径。

（2）**肠系膜下静脉**：与同名动脉伴行，收集降结肠、乙状结肠及直肠上部的静脉血向右上行，注入脾静脉或肠系膜上静脉。

（3）**脾静脉**：起于脾门，向右行，多与肠系膜上静脉以直角汇合成肝门静脉。

脾静脉收集脾、胰及部分胃的静脉血。

（4）**胃左静脉**：与胃左动脉伴行，收集胃及食管下段的静脉血注入肝门静脉。

（5）**胃右静脉**：与胃右动脉伴行，并与胃左静脉吻合，注入肝门静脉。

（6）**胆囊静脉**：收集胆囊壁的静脉血，可注入肝门静脉或其右支。

（7）**附脐静脉**：起于脐周静脉网的数条小静脉，注入肝门静脉左支。

2）肝门静脉系与上、下腔静脉系之间的吻合部位及途径：肝门静脉系与上、下腔静脉系之间存在的吻合非常丰富，在肝门静脉因病变而回流受阻时，可通过这些吻合建立侧支循环途径。

因此，肝门静脉系与上、下腔静脉系的吻合有十分重要的临床意义，其主要吻合部位及途径如下。

（1）通过**食管静脉丛**使肝门静脉系的血液由胃左静脉的属支与上腔静脉系中奇静脉的属支间相互吻合交通（图 8-40）。

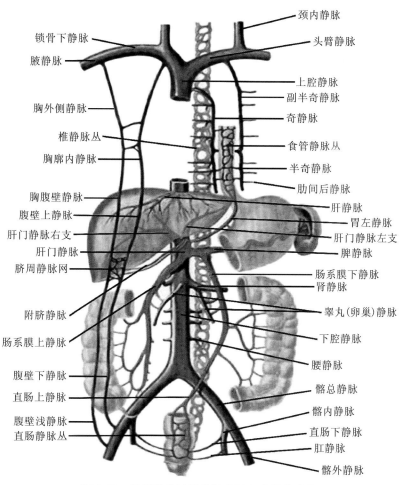

图 8-39 肝门静脉系及其侧支循环途径模式图

肝门静脉←→胃左静脉←→食管静脉丛→食管静脉→奇静脉→上腔静脉

图 8-40 食管静脉丛途径

（2）通过直肠静脉丛使肝门静脉系的血液由肠系膜下静脉的属支与下腔静脉系中髂内静脉的属支之间相互吻合交通（图 8-41）。

肝门静脉 ←→ 脾静脉 ←→ 肠系膜下静脉 ←→ 直肠上静脉 ←→ 直肠静脉丛

直肠静脉丛 → 直肠下静脉 → 髂内静脉 → 下腔静脉

直肠静脉丛 → 肛静脉 → 阴部内静脉 → 髂内静脉

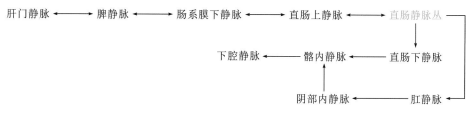

图 8-41 直肠静脉丛途径

（3）通过脐周静脉网使肝门静脉系的血液由附脐静脉与上腔静脉系的腹壁上静脉和胸腹壁静脉间相吻合；或者与下腔静脉系的腹壁下静脉和腹壁浅静脉间相吻合（图 8-42）。

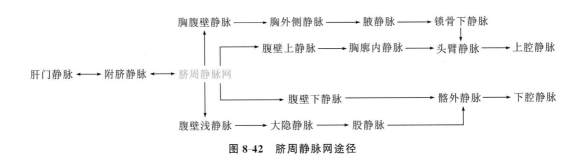

图 8-42　脐周静脉网途径

（4）通过椎静脉丛与上、下腔静脉系的肋间后静脉、脊柱静脉、腰静脉的属支间相吻合。

正常情况下，肝门静脉系和上、下腔静脉系之间的吻合支细小，血流量少，各属支分别将血液引流回所属的静脉系。但如果肝门静脉回流受阻（如肝硬化等），由于肝门静脉主干及其各属支内均无瓣膜，致使其中的血液可以逆流，并通过诸吻合途径建立侧支循环，分别经上、下腔静脉回流入心。此时，可造成吻合部位的细小静脉曲张，甚至破裂。如食管静脉丛曲张、破裂，造成呕血；直肠静脉丛曲张、破裂，可造成便血；脐周围静脉网和腹后壁等部位静脉曲张，则引起腹前壁静脉曲张（海蛇头）、腹水；脾静脉回流不畅导致脾肿大、脾功能亢进等体征。同时，由于经消化管吸收的有毒物质、代谢分解产物、药物等未经肝门静脉运至肝进行解毒或分解，致使有害物质积聚中毒，病情将更加恶化，严重时造成肝昏迷（肝性脑病）。

【临床要点】

1. 胸廓内动脉的应用

（1）临床上，可采用胸廓内动脉－冠状动脉搭桥术，治疗心绞痛、心肌梗死等疾病。

（2）可通过胸廓内动脉进行血管内灌注化疗及栓塞术等介入疗法治疗肺癌及大咯血、乳腺癌、恶性胸腺瘤，以及肝癌等。

2. 肾动脉　肾移植是目前器官移植中较为成熟、成功率较高的一种器官移植手术。通常髂窝是供体肾移植的较理想部位。可将肾动脉、静脉分别与髂外动脉、静脉吻合。由于肾动脉可能有几条，特别是副肾动脉发生率较高，且肾段动脉分布区之间有乏血管区，因此必须将所有的肾动脉与受体的动脉吻合，以免发生肾局部供血不足或坏死。

3. 静脉移植　通常情况下，动脉缺损用动脉移植重建，静脉缺损用静脉移植重建。但因动脉位置深，数量少，而且有的动脉切除后会引起某些区域供血不足；相反，浅静脉位置表浅，易寻找，切除一段多不引起血液回流障碍。所以，浅静脉或其属支即成为血管移植的常用供体。如大隐静脉是常用的静脉桥血管材料，多用作冠状动脉或脑血管搭桥。在用静脉代替动脉移植时，由于静脉有瓣膜，应将移植静脉倒置，将其远心端与动脉的近心端缝合，以避免瓣膜阻碍血流。

【临床案例】

案例 8-3　患者，男性，50 岁，小学文化。因"进食后半小时突然呕吐大量暗红色血液 2 次，伴头晕、乏力"急诊入院，既往有乙型肝炎、肝硬化病史 10 余年，近 2 年经常出现便血，为鲜红色。身体评估：T 37.5℃，P 102 次/min，R 24 次/min，BP 90/57 mmHg；患者神志清楚，对答切题；面色灰暗，甲床、睑结膜苍白、皮肤稍干燥；肝掌征（＋），胸前可见 3 颗蜘蛛痣，移动性浊音（－）。实验室检查：血红蛋白 72 g/L，红细胞 3.10×10^{12}/L，白细胞 7.0×10^9/L，血小板 105×10^9/L，HCT 0.36。入院诊断为：乙型肝炎、肝硬化、上消化道出血。

请问：

（1）该患者为什么会出现上消化道出血？与进食有关系吗？

（2）肝门静脉系与上、下腔静脉系之间主要有哪些侧支循环途径？

（3）该患者常出现便血，主要与哪条侧支循环开放有关？

（4）接诊该患者时，你认为最重要的护理措施是什么？

（5）你如何观察及判断患者有可能存在继续或再次出血的情况？

案例 8-4　患者，男性，66 岁，患糖尿病 12 年，高血压、冠心病 6 年余。近一年来常出现胸闷、胸痛，持续时间 1～2 min，自行舌下含服硝酸甘油后很快缓解，当天下午患者在家和老伴吵架时突然出现胸骨后压榨性疼痛，口服硝酸甘油无效，伴大汗，家人急诊送入医院。查体：痛苦面容、烦躁、四肢末梢湿冷，脉搏细速，心率 124 次/min，呼吸 24 次/min，血压 110/65 mmHg，急查心电图示：Ⅰ、aVR、$V_1 \sim V_5$ 导联 ST 段弓背向上抬高，彩超检查发现全身多处大动脉有斑块形成。临床诊断为：糖尿病、冠心病、心肌前下壁心肌梗死。

1）糖尿病患者常伴有糖尿病性大血管病变（即动脉粥样硬化性心、脑血管病变和大、中动脉的粥样硬化）和糖尿病性微血管病变（即 PAS 阳性物质沉着于内皮下而引起毛细血管基底膜增厚），从而诱发一系列心、脑、血管的并发病变，如心肌梗死、脑梗死、肾小球硬化症、失明、下肢疼痛及坏疽、易感染等等并发症。那么，请问：

（1）参与人体体循环的动脉主干是什么？其行程和分段、分支如何？

（2）营养人体各大局部的动脉主干名称分别是什么？

（3）试分别写出颈外动脉、胸主动脉、腹主动脉、髂内动脉的分支各有哪些？各分支的营养范围或器官如何？

2）对于该急性心肌梗死患者，在就医过程中精神紧张，烦躁不安，一直说自己快不行了，如果你是急救护士，你在进行急救操作的同时该如何安慰和稳定患者情绪？

患者入院第三天，病情好转，在输液时患者自行调快了输液速度，在输液约 2 h 时，突然出现呼吸困难、端坐呼吸、咳嗽、咳粉红色泡沫痰，听诊肺部明显湿啰音，患者出现了急性左心衰竭而导致急性肺水肿。此时经医、护配合急救后，得以缓解。

3）患者以上病征由输液速度过快诱发，请回答以下问题：

（1）简述体循环和肺循环各自的途径和特点。

（2）静脉输液可通过上肢或下肢浅静脉进行，最终经上、下腔静脉流回右心房，那么上腔静脉系和下腔静脉系各自的构成、主要属支和收集静脉血回流的范围（局部）如何？

（3）该患者为什么会出现急性肺水肿体征？

♣ 常用专业名词中英文对照表

脉管学	angiology/ˌændʒiˈɔlədʒi/
脉管系统	vascular system/ˈvæskjulə/
循环系统	circulatory system/səːkjʊˈleitəri/
心血管系统	cardiovascular system/ˌkɑːdiəuˈvæskjulə/
心	heart
静脉	vein/vein/

静脉瓣	venous valve/vælv/
静脉丛	venous plexus/ˈpleksəs/
静脉网	venous rete/ˈriːtiː/
毛细血管	capillary/kəˈpiləri/
体循环	systemic circulation/ˌsəːkjuˈleiʃən/
大循环	greater circulation/ˌsəːkjuˈleiʃən/
肺循环	pulmonary circulation/ˈpʌlmənəri，ˈpul—/
小循环	lesser circulation
心尖	cardiac apex/ˈkɑːdiæk/ /ˈeipeks/
心底	cardiac bace/ˈkɑːdiæk/
左缘	left border
右缘	right border
下缘	inferior border
前室间沟	anterior interventricular groove/ˌintəvenˈtrikjulə/ /gruːv/
后室间沟	posterior interventricular groove/ˌintəvenˈtrikjulə/ /gruːv/
冠状沟	coronary sulcus/ˈkɔrənəri/ /ˈsʌlkəs/
房室隔	atrioventricular septum/ˈseptəm/
心室	cardiac ventricle/ˈventrikl/
室间隔	interventricular septum
房间隔	interatrial septum
心房	cardiac atrium/ˈkɑːdiæk/ /ˈɑːtriəm/
房室口	atrioventricular orifice/ˌeitriəuvenˈtrikjulə/ /ˈɔrifis/
肉柱	trabeculae carneae/trəˈbekjuliː/ /ˈkɑːniəi/
乳头肌	papillary muscle/pəˈpiləri/
腱索	tendinous cord/ˈtendinəs/
左纤维环	left fibrous ring
右纤维环	right fibrous ring
界沟	limiting sulcus/ˈlimitiŋ/ /ˈsʌlkəs/
界嵴	terminal crest/ˈtəːminəl/ /krest/
腔静脉窦	sinus of vena cava/ˈsainəs/ /ˈviːnə/ /ˈkeivə/
卵圆窝	oval fossa/ˈəuvəl/ /ˈfɔsə/
卵圆孔	oval foramen/ˈəuvəl/ /fəˈreimen/
上腔静脉口	orifice of superior vena cava/sjuːˈpiriə，sjuːpə—/
下腔静脉口	orifice of inferior vena cava
冠状窦口	orifice of coronary sinus
右房室瓣	right atrioventricular valve，tricuspid valve/ˈventrikl/
室上嵴	supraventricular crest/krest/
动脉圆锥	arterial cone/kəun/

肺动脉口	pulmonary orifice
肺动脉瓣	pulmonary valve
隔缘肉柱	septomarginal trabecula
肺静脉口	orifice of pulmonary vein
左房室瓣	left atrioventricular valve/ˌeitriəuvenˈtrikjulə/
二尖瓣	vicuspid valve
主动脉口	aortic orifice
主动脉瓣	aortic valve
心传导系统	conduction system of heart
窦房结	sinoatrial node/ˌsainəuˈeitriəl/
结间束	hinternodal tract
房室结	atrioventricular node/ˌeitriəuvenˈtrikjulə/
房室束	atrioventricular bundle
左束支	left bundle branch
右束支	right bundle branch
冠状动脉	coronary artery/ˈɑːtəri/
冠状窦	coronary sinus
心大静脉	great cardiac vein
心中静脉	middle cardiac vein
心小静脉	small cardiac vein
纤维心包	fibrous pericardium/ˈfaibrəs/ /ˌperiˈkɑːdiəm/
浆膜心包	serous pericardium/ˈsiərəs/ /ˌperiˈkɑːdiəm/
心包腔	cavity of pericardium/ˌperiˈkɑːdiəm/
肺动脉干	pulmonary trunk/ˈpʌlmənəri/
升（降）主动脉	ascending（descending）aorta/eiˈɔːtə/
头臂干	brachiocephalic trunk
颈总动脉	common carotid artery/kəˈrɔtid/
颈动脉窦	carotid sinus
颈动脉小球	carotid bodies
颈内动脉	internal carotid artery
颈外动脉	external carotid artery
锁骨下动脉	subclavicular artery
椎动脉	vertebral artery/ˈvəːtibrəl/
腋动脉	axillary artery/ækˈsiləri/
肱动脉	rachial artery
桡动脉	radial artery
尺动脉	ulnar artery
胸主动脉	thoracic aorta

腹主动脉	abdominal aorta
腹腔干，腹腔动脉	celiac trunk/ˈsiːliæk/
肠系膜上动脉	superior mesenteric artery/ˌmesənˈterik/
肠系膜下动脉	inferior mesenteric artery/ˌmesənˈterik/
肾动脉	renal artery/ˈriːnəl/
髂总动脉	common iliac artery/ˈiliæk/
髂内动脉	internal iliac artery
髂外动脉	externa iliac artery
股动脉	femoral artery/ˈfemərəl/
腘动脉	popliteal artery/pɔpˈlitiəl/
胫前动脉	anterior tibial artery
胫后动脉	posterior tibial artery
足背动脉	dorsal pedal artery/dɔːsəl/ /ˈpedl/
足底内侧动脉	medial plantar artery/ˈplæntə/
足底外侧动脉	lateral plantar artery/ˈplæntə/
肺静脉	pulmonary vein/ˈpʌlmənəri/
左上肺静脉	left superior pulmonary vein
左下肺静脉	left inferior pulmonary vein
右上肺静脉	right superior pulmonary vein
右下肺静脉	right inferior pulmonary vein
上腔静脉	superior vena cava/ˈviːnə/ /ˈkeivə/
下腔静脉	inferior vena cava/ˈviːnə/ /ˈkeivə/
头臂静脉	brachiocephalic vein
颈内静脉	internal jugular vein/ˈdʒʌgjulə/
静脉角	venous angle/ˈviːnəs/
头静脉	cephalic vein/siˈfælik/
贵要静脉	basilic vein/bəˈzilik/
肘正中静脉	median cubital vein/ˈkjuːbitəl/
肝门静脉	hepatic portal vein/hiˈpætik/
椎静脉丛	vertebral venous plexus/ˈvəːtibrəl/ /ˈpleksəs/
食管静脉丛	esophageal venous plexus/ˌiːsəˈfædʒiəl/ /ˈviːnəs/
脐周静脉网	periumbilical venous network
直肠静脉丛	rectal venous plexus/ˈrektəl/
大隐静脉	great saphenous vein/səˈfiːnəs/
小隐静脉	small saphenous vein/səˈfiːnəs/

（欧叶涛　周思）

第九章　淋巴系统

【概述】

淋巴系统是脉管系统的一个组成部分，由各级淋巴管道、淋巴器官和散在的淋巴组织构成。其内流动着无色透明的淋巴（液）。淋巴沿各级淋巴管向心流动，并经过诸多淋巴结的滤过，最后汇入静脉。故淋巴系统可视为协助静脉进行体液回流的重要辅助结构（图9-1）。

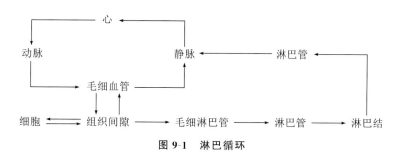

图9-1　淋巴循环

当血液经动脉运行至毛细血管时，其中部分液体物质透过毛细血管壁进入组织间隙，形成了组织液。组织液与细胞之间进行物质交换后，大部分经毛细血管静脉端吸收入血液，小部分含水分及大分子物质的组织液进入毛细淋巴管成为淋巴。

淋巴系统不仅能协助静脉运送体液回归血循环，而且能转运脂肪和其他大分子物质。淋巴器官和淋巴组织还能够繁殖和增生淋巴细胞、过滤淋巴液、参与免疫过程，是人体的重要防御屏障。

一、淋巴管道

根据结构和功能特点，可将淋巴管道由细到粗分为毛细淋巴管、淋巴管、淋巴干和淋巴导管四级（图9-2、图9-3）。

1. **毛细淋巴管**　淋巴管道的起始段，位于组织间隙内，以膨大的盲端起始，彼此吻合成网。管壁由内皮构成，无基膜和周细胞，内皮细胞间多成叠瓦状邻接，间隙较大，具有比毛细血管更大的通透性，大分子物质如蛋白质、细菌和癌细胞等较易进入毛细淋巴管。

毛细淋巴管分布广泛，除脑、脊髓、脾髓、骨髓、上皮、角膜、晶状体、牙釉质、软骨等处缺乏形态明确的管道外，毛细淋巴管几乎遍布全身。

2. **淋巴管**　由毛细淋巴管汇集而成。管壁内具有大量向心方向的瓣膜，可防止淋巴逆流，瓣膜附近管腔略扩张呈窦状，使充盈的淋巴管外观呈串珠状或藕节状。

根据淋巴管的分布位置，可分为浅淋巴管和深淋巴管两种，浅淋巴管行于皮下组织中，多与浅静脉伴行；深淋巴管多与深部血管神经束伴行。

浅、深淋巴管之间存在广泛的交通吻合支。

3. **淋巴干**　全身各部的浅、深淋巴管在向心行程中经过一系列的淋巴结，其最后一群淋巴结的输出管汇合成较大的淋巴管称为淋巴干（图9-4）。

全身共有9条淋巴干：即左、右颈干；左、右锁骨下干；左、右支气管纵隔干；左、右腰干和单一的肠干。

4. 淋巴导管　全身9条淋巴干分别汇成两条大的淋巴导管：即右淋巴导管和胸导管（图9-4）。

右颈干、右锁骨下干、右支气管纵隔干注入右淋巴导管，其余6条淋巴干注入胸导管。两条淋巴导管分别注入右、左静脉角，将淋巴液回流入血。

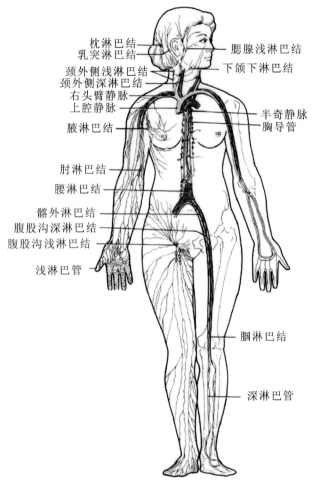

图9-2　淋巴系统模式图

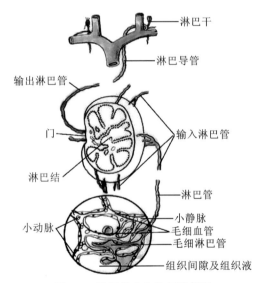

图9-3　淋巴的产生和回流概况

二、淋巴器官

淋巴器官包括淋巴结、扁桃体、脾和胸腺等。

淋巴结主要功能是过滤淋巴、产生淋巴细胞，参与机体的免疫过程。是淋巴管向心行程中的必经器官，一般为灰红色、质软的扁圆形小体，直径5～20 mm，一侧隆凸，另一侧凹陷称门，是神经、血管出入处。与凸侧面相连的淋巴管为输入淋巴管，将淋巴注入淋巴结；与凹面相连的淋巴管将经淋巴结过滤后的淋巴运出，称输出淋巴管，数目较少。

由于淋巴在最终进入静脉途中要流经一系列淋巴结，故某一淋巴结的输出淋巴管可为向心侧另一个淋巴结的输入淋巴管。

淋巴结多聚集成群，以深筋膜为界可将淋巴结分为浅、深两种，当浅淋巴结肿大时，活体常易触及。

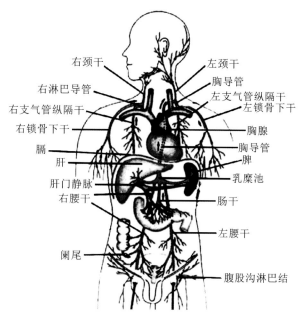

右颈干
左颈干
右淋巴导管
胸导管
右支气管纵隔干
左支气管纵隔干
左锁骨下干
右锁骨下干
胸腺
膈
胸导管
肝
脾
肝门静脉
乳糜池
右腰干
肠干
左腰干
阑尾
腹股沟淋巴结

图 9-4　淋巴干和淋巴导管模式图

淋巴结常以其所在部位及附近血管而命名。全身有 300～600 个淋巴结，集中成群排列，约 50 群。人体淋巴结配布存在以下规律。

（1）在四肢，淋巴结多位于凹窝处沿血管排列，按其部位命名，如腋淋巴结，腹股沟浅、深淋巴结等。

（2）在颈部，淋巴结多沿血管神经纵向排列，按伴随的血管神经命名，如沿颈外、内静脉排列的颈外侧浅、深淋巴结等。

（3）在胸腔、腹腔和盆腔，沿大血管干排列，按伴随的血管命名，如髂内、外淋巴结，肠系膜上、下淋巴结等。

（4）在实质器官，位于器官门处且沿出入门的血管排列，如肺门淋巴结、肝门淋巴结等。

（5）在空腔器官，淋巴结的配布不集中，散在于器官营养血管周围，如胃网膜左、右淋巴结等。

人体某个器官或某一区域的淋巴引流至一定的淋巴结，该组淋巴结则被称为这个区域或器官的局部淋巴结。

当某器官或区域发生病变时，病菌、毒素、寄生虫或癌细胞可沿淋巴管进入相应的局部淋巴结，该淋巴结可清除或阻截这些有害因子，成为阻止病变扩散蔓延的前哨屏障，从而发挥对机体的保护作用。此时，局部淋巴结细胞增生、机能旺盛、体积增大，故局部淋巴结的肿大常反映其淋巴液引流区域内有病变存在。

若局部淋巴结未能消灭或阻截住这些有害因子，则病变可沿淋巴流向继续蔓延。

所以了解局部淋巴结的位置、收纳范围及引流去向，对诊断、治疗某些疾病有相当重要的临床意义。

三、淋巴组织

是指含有大量淋巴细胞的网状结缔组织，主要分布于消化道、呼吸道的黏膜内，称上皮下淋巴组织，构成防止有害因子入侵机体的屏障。

【表面解剖】

全身可触诊的浅表淋巴结有枕淋巴结、乳突淋巴结、腮腺淋巴结、下颌下淋巴结和颏下淋巴结、颈前淋巴结、颈外侧浅淋巴结、颈外侧深淋巴结、肘淋巴结、腋淋巴结、腘淋巴结、腹股沟浅淋巴结、腹股沟深淋巴结等。

【临床案例】

案例 9-1   患者，男性，28 岁，主诉：发现颈部出现无痛性包块 3 月余，出现咳嗽、胸闷、气促半个月，伴有吞咽困难和鼻塞、发热 1 周来医院就诊。查体发现：患者颈部及锁骨上淋巴结肿大、互相粘连，部分融合成团，触诊有软骨样感觉，纵隔淋巴结肿大压迫周围组织，出现了上腔静脉压迫综合征。X 线检查提示患者胸腔积液，淋巴结组织活检确诊为：非霍奇金淋巴瘤（恶性肿瘤）。

（1）该患者出现吞咽困难和鼻塞、胸腔积液的症状主要是哪些淋巴器官受累引起的？

（2）当该患者得知病情时可能会出现怎样的反应？护士应如何应对？

（3）给该患者进行体检时，如何对患者颈部及腋下淋巴结进行触诊？

（4）人体淋巴结的配布和命名存在哪些规律？

第一节   人体的淋巴导管

全身各部淋巴结的输出管汇合成 9 条淋巴干，淋巴干最后汇合成两条淋巴导管，即胸导管和右淋巴导管，分别注入左、右静脉角（图 9-4、图 9-5）。

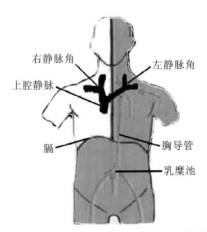

图 9-5   全身淋巴经淋巴导管回流示意图

图中白色区域示右淋巴导管回流范围；橙色区域示胸导管回流范围

一、胸导管

胸导管是全身最大的淋巴管，长 30～40 cm，管径约 3 mm，管腔内瓣膜较少，收纳约占全身 3/4 部位的淋巴。

乳糜池为胸导管起始膨大处，常位于第 1 腰椎前方，由左、右腰干和肠干汇成。

胸导管自乳糜池上行于脊柱前方，在主动脉后方向上穿经膈主动脉裂孔入胸腔，在食管后、脊柱前方继续上行，至第 5 胸椎附近向左侧偏斜，经食管上三角上行，出胸廓上口达颈根部后，继续向前下汇入左静脉角。在汇入左静脉角处还收纳左支气管纵隔干、左颈干和左锁骨下干。

胸导管通过上述 6 条淋巴干收集两下肢、盆部、腹部、左肺、左半心、左半胸壁、左上肢和头、颈左半部的淋巴。

二、右淋巴导管

右淋巴导管为一短干，长 1～1.5 cm，管径约 2 mm，由右颈干、右锁骨下干和右支气管纵隔干汇合而成，注入右静脉角。

右淋巴导管主要收纳头和颈右半部、右上肢、右肺、右半心、胸壁右半部的淋巴，即约占全身 1/4 部位的淋巴。

第二节　人体各局部的淋巴管和淋巴结

一、头颈部淋巴管和淋巴结

（一）头部的淋巴结

多位于头颈交界处，由后向前成环形排列，依次有枕淋巴结、乳突淋巴结、腮腺淋巴结、下颌下淋巴结和颏下淋巴结等，收纳头面部浅层的淋巴，直接或间接汇入颈外侧深淋巴结。

（二）颈部的淋巴结

分为颈前和颈外侧两组。

1. 颈前淋巴结　分浅、深两群，位于舌骨下方及喉、甲状腺、气管等器官的前方，收纳上述器官的淋巴管，其输出管注入颈外侧深淋巴结。

2. 颈外侧淋巴结　包括沿颈外静脉排列的颈外侧浅淋巴结（其输出管注入颈外侧深淋巴结）及沿颈内静脉排列的颈外侧深淋巴结（其输出管汇合成颈干）。

头颈部淋巴结总结如表 9-1 所示。

表 9-1　头颈部淋巴结的名称及回流概况小结

部位	淋巴结名称	注入部位
头面部	下颌下淋巴结	颈外侧上、下深淋巴结
	颏下淋巴结	下颌下淋巴结、颈内静脉二腹肌淋巴结
	枕淋巴结	颈外侧浅、深淋巴结
	乳突淋巴结	颈外侧浅、深淋巴结
	腮腺淋巴结	颈外侧浅、深上淋巴结
颈前区	颈前浅淋巴结	颈外侧下深淋巴结/锁骨上淋巴结
	颈前深淋巴结	颈外侧上、下深淋巴结

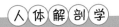
部位	淋巴结名称		注入部位
颈外侧区	颈外侧浅淋巴结		颈外侧深淋巴结上群
	颈外侧深淋巴结	颈外侧上深淋巴结 （颈内静脉二腹肌淋巴结） （副神经淋巴结）	颈外侧下深淋巴结
		颈外侧下深淋巴结 （颈内静脉肩胛舌骨肌淋巴结） （锁骨上淋巴结） （左颈根部：Virchow 淋巴结）	颈干

二、上肢的淋巴管和淋巴结

上肢的浅淋巴管较多，伴浅静脉行于皮下组织中，浅淋巴结有肘淋巴结。深淋巴管与深血管伴行。浅、深淋巴管部直接或间接注入腋淋巴结。

腋淋巴结：位于腋窝内腋血管及其分支周围，15～20 个，按其位置可分为 5 群（图 9-6）。

（1）外侧淋巴结：位于腋静脉远侧段周围，收纳上肢大部分淋巴管及肘淋巴结输出管。

（2）胸肌淋巴结：位于胸小肌下缘，胸外侧动、静脉周围，收纳胸、腹外侧壁和乳房外侧、中央部的淋巴管，是乳腺癌转移的最主要途径。

（3）肩胛下淋巴结：位于腋窝后壁肩胛下动、静脉周围，收纳项背部的淋巴管。

（4）中央淋巴结：位于腋窝内的脂肪中，肋间臂神经周围，此群接受上述 3 群淋巴结的输出管。

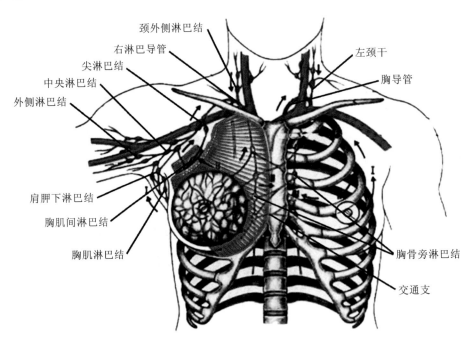

图 9-6　腋淋巴结分群及乳房淋巴回流途径

（5）尖淋巴结：位于腋窝尖部，沿腋静脉的近侧段排列，收纳中央淋巴结输出管和乳房上部的淋巴管，其输出管大部汇成锁骨下干，少数注入锁骨上淋巴结。

腋淋巴结收纳上肢、乳房、胸壁和腹壁上部等处的淋巴管，其输出管汇成锁骨下干后，左侧锁骨下干注入胸导管，右侧锁骨下干注入右淋巴导管。

三、胸部的淋巴管和淋巴结

胸部的淋巴管和淋巴结可分为胸壁和胸腔脏器者两种。

（一）胸壁的淋巴结

包括胸骨旁淋巴结、肋间淋巴结及膈上淋巴结等，收纳胸壁浅、深部的淋巴管，它们的输出管分别注入纵隔前、后淋巴结或参与支气管纵隔干及直接汇入胸导管。

（二）胸腔脏器的淋巴结

包括纵隔前淋巴结、纵隔后淋巴结、气管支气管淋巴结和左、右气管旁淋巴结、肺淋巴结及肺门淋巴结（收纳肺、食管等处的淋巴），最终汇入左、右支气管纵隔干。

四、腹部的淋巴管和淋巴结

（一）腹壁的淋巴管和淋巴结

脐平面以上腹前壁的淋巴管一般注入腋淋巴结，脐平面以下腹前壁的淋巴管一般注入腹股沟浅淋巴结。腹后壁的淋巴管注入腰淋巴结。

腰淋巴结位于下腔静脉和腹主动脉周围，30～50 个之多，除收纳腹后壁淋巴管外，还收纳腹腔成对器官（肾、肾上腺、睾丸、卵巢等）的淋巴管及髂总淋巴结输出管。

腰淋巴结的输出管汇合成左、右腰干，参与乳糜池的构成。

（二）腹腔脏器的淋巴管和淋巴结

腹腔成对脏器：肾上腺、肾、睾丸（卵巢）等器官的淋巴管直接汇入腰淋巴结。

腹腔不成对器官：消化管、肝、胆囊、胰、脾等器官的淋巴管分别注入腹腔干，肠系膜上、下动脉及其分支附近的诸淋巴结。由腹腔淋巴结、肠系膜上淋巴结和肠系膜下淋巴结输出管汇合而成的肠干多为一条，向上注入乳糜池。

肠干中的淋巴含有经肠道吸收的脂肪微粒而呈乳糜状。

五、盆部的淋巴管和淋巴结

盆壁与盆腔脏器的淋巴管分别注入以下几群淋巴结：髂内淋巴结、骶淋巴结、髂外淋巴结、髂总淋巴结。

髂总淋巴结位于左、右髂总动脉周围，通过收纳上述前三组淋巴结的输出管，收集了下肢、盆壁、盆腔脏器及腹壁下部的淋巴，其输出管分别注入左、右腰淋巴结。

六、下肢的淋巴管和淋巴结

下肢的淋巴管分为浅、深两种。浅淋巴管伴浅静脉行于皮下组织中，深淋巴管与深部血管束伴行，最后间接或直接注入腹股沟深淋巴结。

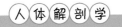

下肢的主要淋巴结有腘淋巴结、腹股沟浅淋巴结、腹股沟深淋巴结。

腹股沟深淋巴结位于股静脉根部周围，收纳腹股沟浅淋巴结的输出管及下肢的深淋巴管，其输出管汇入髂外淋巴结。

第三节　脾

脾是人体最大的淋巴器官，具有造血、滤血、清除衰老血细胞及参与免疫反应等功能。

脾位于左季肋区，胃左侧与膈之间，相当左侧第9～11肋的深面，其长轴与第10肋方向基本一致。

正常人在左肋弓下不能触到脾。脾色暗红，质脆易破，左季肋区受暴力时，常导致脾破裂（图9-7）。

脾为扁三角形的实质性器官，分为前、后两端，上、下两缘，脏、膈两面。脾前端较宽朝向前外方；后端圆钝朝向后内方。脾下缘较钝向后下方；上缘锐利朝前上方，并有2～3个深陷的脾切迹，是腹部触诊时辨认脾的标志。脾的膈面平滑隆凸，贴于膈穹隆下面；脏面凹陷，其中央有脾门，是神经、血管等出、入脾之处。

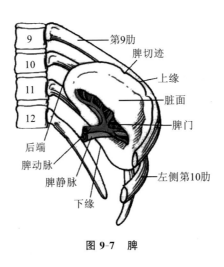

图 9-7　脾

脾为腹膜内位器官，在脾的韧带内常含有被膜包绕的脾组织小块为副脾（出现率30％左右），大小不等，数目不一。若因脾功能亢进而行脾切除术时，必须同时切除副脾，以免复发。

第四节　胸　腺

胸腺属中枢淋巴器官并兼有内分泌功能。

胸腺位于胸骨柄后方，上纵隔前部，贴近心包上方，大血管的前面，儿童的胸腺可向上突入颈根部。

胸腺一般分为不对称的左、右两叶，两者借结缔组织相连，每叶多呈扁条状，质软。胸腺有明显的年龄变化，新生儿和幼儿的胸腺相对较大；性成熟后最大，此后逐渐萎缩、退化，成人胸腺常被结缔组织所代替。

胸腺与机体建立完善的免疫功能密切相关。骨髓产生的淋巴干细胞不具有免疫功能，这些细胞经血循环入胸腺，在胸腺复杂的微环境中，淋巴干细胞被培育、增殖、转化成具有免疫活性的 T 淋巴细胞，然后再经血液转入淋巴结和脾，在这些部位增殖并参与机体的免疫反应。此外，增殖分化的 T 淋巴细胞还在胸腺内被选择和被淘汰。

研究证实，胸腺与机体免疫有关，还具有其他内分泌功能（见第十六章"内分泌系统"）。

【临床要点】

1. 腋窝淋巴结　乳房的淋巴回流到同侧的腋淋巴结，但也可以至对侧。

乳房行乳腺癌根治术时，应将胸大肌、胸小肌、乳房及周围的结缔组织一并切除，此外还要清除腋窝的淋巴结，以防癌细胞转移。

在清除胸肌淋巴结时，要注意保护在其附近走行的胸长神经。若损伤胸长神经，会造成前锯肌瘫痪，出现"翼状肩胛"。

在清除肩胛下淋巴结时，要保护其附近的胸背神经，胸背神经损伤会造成背阔肌瘫痪；在切除胸大肌时，应保护位于胸大肌三角肌间沟中的头静脉末端，损伤时会引起出血，或上肢浅静脉回流受阻。

2. 宫颈癌患者盆腔淋巴结清扫术　对早期宫颈癌患者，临床上常采用广泛性子宫切除术和盆腔淋巴结清除术治疗。切除范围包括子宫、输卵管、卵巢、阴道上段和子宫主韧带、骶子宫韧带、阴道旁组织及盆腔内各组淋巴结（如子宫颈旁淋巴结、闭孔淋巴结、髂内淋巴结、髂外淋巴结、髂总淋巴结下部及骶前淋巴结等），以防癌细胞沿淋巴回流管道扩散转移。

【临床案例】

案例 9-2　患者，男性，15 岁，学生，因反复出现发热、牙龈出血、全身多次皮肤瘀点、瘀斑月余入院。身体评估：T 38.5 ℃，P 92 次/min，R 22 次/min，BP 110/67 mmHg；患者神志清楚，面色苍白，甲床、睑结膜苍白，全身多次瘀斑，肝脾中度肿大，多处淋巴结肿大。实验室检查：血常规显示血红蛋白 62 g/L，红细胞 $2.80×10^{12}$/L，白细胞 $20×10^{9}$/L，血小板 $105×10^{9}$/L；入院做骨髓穿刺检查，诊断为急性淋巴细胞性白血病。

急性白血病是造血系统的一种恶性疾病，其特点为患者体内有大量未成熟和形态异常的白细胞广泛而无控制地增生，并出现在骨髓和许多其他组织和器官，且进入外周血液中。可分为急非淋白血病和急淋白血病两类。未经临床治疗（主要是化疗和支持治疗）的患者，自然病程一般仅有几个月。

请思考以下问题：

（1）该疾病可能导致哪些淋巴结和器官肿大？

（2）该疾病会给这位年轻的学生带来哪些打击？

（3）护士应如何给予患者心理支持才能帮助患者接受疾病的事实，并接受化疗？

♣ **常用专业名词中英文对照表**

淋巴系统	lymphatic system/limˈfætik/
淋巴	lymph/limf/
淋巴管	lymphatic vessel/ˌlimˈfætik/
毛细淋巴管	lymphatic capillary/kəˈpiləri/
浅淋巴管	superficial lymphatic vessel

深淋巴管	deep lymphatic vessel
淋巴管丛	lymphatic valve/væiv/
淋巴瓣丛	lymphatic plexus/ˈpleksəs/
淋巴干	lymphatic trunks/ˌlimˈfætik/
左颈干	left jugular trunk/ˈdʒʌgjulə/
右颈干	right jugular trunk/ˈdʒʌgjulə/
左锁骨下干	left subclavicular trunk
右锁骨下干	right subclavicular trunk
左支气管纵隔干	left bronchomediastinal trunk
右支气管纵隔干	right bronchomediastinal trunk
乳糜池	chyle cistern，chylocyst/kail/ /ˈsistən/
左腰干	left lumbar trunk/ˈlʌmbə/
右腰干	right lumbar trunk/ˈlʌmbə/
肠干	intestinal trunk /inˈtestinəl/
右淋巴导管	right lymphatic duct
胸导管	thoracic duct/θɔːˈræsik, θəu—/
淋巴结	lymph node/limf/ /nəud/
局部淋巴结	regional nodes/ˈriːdʒənəl/
腹股沟浅淋巴结	superficial inguinal lymph nodes/ˈiŋgwinəl/
腹股沟深淋巴结	deep inguinal lymph nodes/ˈiŋgwinəl/
脾	spleen/spliːn/
脾切迹	splenic notch/ˈspliːnic, ˈsple—/ /nɔtʃ/
脾门	hilum of spleen/ˈhailəm/
胸腺	thymus/ˈθaiməs/

（范晓明　黄毅）

第四篇　感　觉　器

总　论

感觉器是感受器及其附属结构的总称。感受器是指分布于体表或组织内部的一些感受机体内、外环境的各种刺激的结构和装置，并把刺激转化为神经冲动，传至感觉中枢产生感觉，机体的各类感受器是产生感觉的媒介器官，是机体探索世界和认识世界的基础。它们广泛地分布于机体各部，其形态和功能各不相同，有的仅为感觉神经的游离末梢，有的结构较为复杂，如环层小体、触觉小体等。而感觉器不仅感受装置更为完善，而且具有复杂的附属装置，如视器和听器等。

感受器的分类方法较多，主要介绍以下两种。

1. 根据其特化的程度分类

（1）一般感受器，分布全身各部，如触觉、压觉、痛觉、温度觉，以及分布于肌、关节、内脏和心血管的感受器。

（2）特殊感受器，只分布在头部，包括嗅、味、视、听和平衡觉感受器。

2. 根据感受器所在部位和接受刺激的来源分类

（1）外感受器，分布在皮肤、黏膜、视器和听器等处，接受来自外界环境的刺激，如触、压、温、光、声等刺激。

（2）内感受器，分布在内脏和血管壁等处，接受来自内环境的物理或化学刺激，如压力、温度、渗透压、离子及化合物浓度等刺激。

（3）本体感受器，分布于肌、肌腱、关节和内耳等处，接受躯体运动、肌张力和头部位置改变和平衡时产生的刺激。

 感觉器文化

古人云："色身是城，眼耳鼻舌是门，外有五门，内有意门?"古人把人比喻成一座城池，眼、耳、鼻、舌、身是五个城门，为"外五门"；体内还有一个门，这个门就是"意门"，是总门，也是内门，相当于人体的神经感觉中枢。"外五门"和"意门"相互通畅和感应道交是感觉产生的基础。如果大脑感觉中枢发生病变，或者眼耳鼻舌身等感觉器官出现问题，意识性感觉将无法产生。另外，人的大脑，即"意门"对"外五门"（眼耳鼻舌身）传入的感觉信息是有选择性的，对不感兴趣或自认为不重要的信息会选择性地忽略。因此，在日常生活中就有了视而不见，听而不闻，食而不知其味，妄言失智。

但是，古语又讲："非礼勿视，非礼勿听，非礼勿言，非礼勿动。"也就是说人对视、听、言、动是有正知、正觉、正见的。此处的"礼"主要指的是道德规范（孝悌忠信，礼义廉耻）。人类借助于眼、耳、鼻、舌、身来认识世界、研究世界、改造世界，并保持机体与外环境的和谐统一，不但能被动地适应环境，还能主动地改造自然环境和人文环境，最终创造人类美好的幸福生活。

《说文解字》讲"礼者，履也"，即恰到好处之意。因此，视、听、言、动应恰到好处、如理如法，注意个人品性之修养，合乎于道德规范，不但利人利己，还可以健康长寿。

第十章 视 器

【概述】

视器又称眼，由眼球和眼副器构成，位于眼眶内。眼球接受光波刺激，将光波刺激转变成神经冲动，信号通过视觉传导通路到达人脑视觉中枢，产生视觉。眼副器包括眼睑、结膜、泪器、眼球外肌及眶脂体和眶筋膜等，位于眼球的周围或附近，有保护、支持和运动眼球的作用。

【临床案例】

案例 10-1　患者，女性，22 岁，因怕热、多汗、易饥饿、多食、体重下降 3 个月，门诊诊断为：甲状腺功能亢进症、恶性突眼。护理评估：神志清楚、皮肤潮热、甲状腺Ⅰ度肿大，双眼球轻度突出。

问题：

（1）眼球由哪些部分组成？各有何功能？

（2）甲亢导致的良性突眼发生主要是眼球外肌肌肉张力增高引起，那么眼外肌有哪些呢？各自功能如何？

第一节 眼 球

眼球形似球形，是视器主要部分，其后部借视神经连于间脑的视交叉。眼球由眼球壁及其内容物组成（图 10-1）。

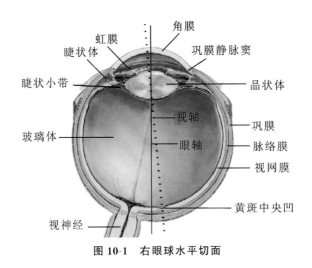

图 10-1　右眼球水平切面

一、眼球壁

眼球壁可分为三层：外层（外膜）为纤维膜、中层（中膜）为血管膜、内层（内膜）为视网膜。

（一）纤维膜

纤维膜由强韧有保护作用的纤维结缔组织组成，分为角膜和巩膜两部分：

1. **角膜**　占纤维膜的前 1/6，透明无色，无血管但有丰富的感觉神经末梢，故角膜的感觉十分敏锐。角膜曲度较大，具有屈光作用。

 角膜移植术

角膜移植术是用透明的角膜片置换混浊或有病变部分的角膜，以达到增视、治疗某些角膜病和改善外观的目的，是异体移植效果最好的一种手术。角膜移植手术分两种：①全层（穿透性）角膜移植术。以全层透明角膜代替全层混浊角膜。适应证包括中央性角膜白斑、角膜变性、圆锥角膜、顽固性角膜炎及溃疡及角膜瘘等，这种手术要求移植片内皮细胞有良好活性，故最好取自死后数小时内摘取的眼球，手术原则是根据病变范围选择适当口径的角膜环钻，分别做术眼及供眼角膜切除，做成移植床（术眼）及移植片（供眼），将移植片置于移置床上，缝线固定。术终可注气或林格液以恢复前房。手术成功的关键是不伤害术眼眼内组织及移植片内皮。并使移植片与移植床对位吻合良好。②板层角膜移植术。将浅层角膜病变组织切除，留下一定厚度的角膜作移植床，用一块同样大小和厚度的板层移植片放在受眼角膜床上。以间断缝线固定，植片和植床必须平整及互相吻合，才能得到良好的光学效果。适应证包括中浅层的角膜斑翳或营养不良性混浊、进行性角膜炎或溃疡、角膜瘘、角膜肿瘤等。因手术不穿通眼球，故较安全，并发症少，但光学效果不如穿透性角膜移植术。

2. **巩膜**　占纤维膜的后 5/6，不透明，呈乳白色。在巩膜与角膜交界处，深部有一环形的巩膜静脉窦。

（二）血管膜

血管膜（色素膜）含丰富的血管、神经和色素，呈棕黑色，自前向后分为虹膜、睫状体和脉络膜三部分。

1. **虹膜**　位于血管膜的最前部，呈冠状位圆盘形的薄膜，颜色取决于色素的多少，有种族差异，有黑、棕、蓝和灰色等数种，我国人多为棕色。中央有圆形的瞳孔。虹膜内有两种不同方向排列的平滑肌：环绕瞳孔周围的称瞳孔括约肌，受动眼神经中的副交感神经支配，收缩时使瞳孔缩小；放射状排列的称瞳孔开大肌，受交感神经支配，收缩时使瞳孔开大。在弱光下或看远方时瞳孔开大，在强光下或看近距离物体时瞳孔缩小。

2. **睫状体**（图 10-2）　位于巩膜与角膜移行部的内面，在眼球的矢状面上呈三角形，是中膜的最肥厚部分。其后部较平坦为睫状环；前部向内突出的皱襞为睫状突。由睫状体发出睫状小带与晶状体相连，可调节晶状体的曲度。睫状体内有平滑肌称睫状肌，睫状肌收缩时，睫状突向内移动，睫状小带松弛，晶状体变凸。当睫状肌松弛时，则与此相反。睫状体还可产生房水。

3. **脉络膜**　占血管膜的后 2/3，是一层柔软光滑含血管、色素并具弹性的棕色薄膜，起营养和遮光作用。

（三）视网膜

视网膜在血管膜的内面，自前向后分为三部分：虹膜部、睫状体部和脉络膜部。前两者贴附虹膜和睫状体的内面，无感光作用，称盲部。脉络膜部称视部，附着在脉络膜的内面。视网膜视部的后部最厚，愈向前愈薄。视神经的起始处有白色圆形隆起，称视神经盘。其中央有视网膜中央动、静脉穿行，此处无感光细胞，称生理性盲点。在视神经盘的颞侧稍下方约 3.5 mm 处有一黄色区域称黄斑，其中央有一凹陷称中央凹，是感光最敏锐的部位，由密集的视锥细胞构成。这些结构在活体用检眼镜检查

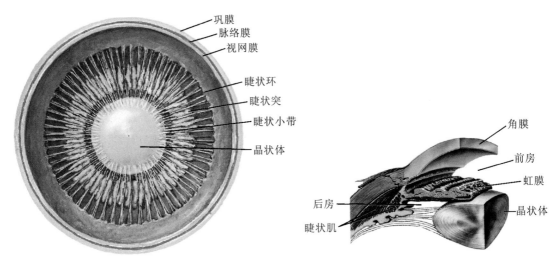

图 10-2　眼球前半部后面观及虹膜角膜角

时可见到（图 10-3）。

　　视网膜视部由三层细胞组成（图 10-4），外层为视锥和视杆细胞，是感光细胞；中层为双极细胞，将感光细胞的神经冲动传导至内层的神经节细胞，节细胞的轴突汇集穿过脉络膜和巩膜，构成视神经。视锥细胞主要分布在视网膜中央部，能感受强光和颜色，在白天或明亮处视物时起主要作用；视杆细胞主要分布于视网膜周边部，只能感受弱光，在夜间或暗处视物时起主要作用。其余的神经细胞均起到连接传导作用。

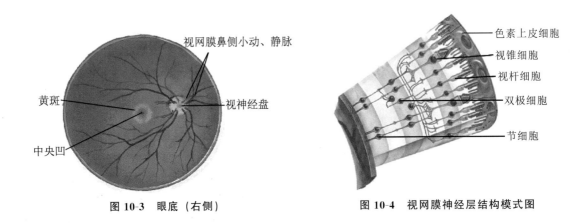

图 10-3　眼底（右侧）　　　　　　　图 10-4　视网膜神经层结构模式图

二、眼球内容物

　　眼球内容物包括房水、晶状体和玻璃体，和角膜一样，都是透明的，无血管分布，具有屈光作用，称为眼的屈光系统，使物像投射于视网膜上。

（一）眼房和房水

　　1. 眼房　是位于角膜和晶状体、睫状体之间的间隙，由虹膜分隔为眼前房和眼后房两部分，两者经瞳孔相通。

　　2. 房水　为无色透明的液体，充满眼房内。房水由睫状体产生后自眼后房经瞳孔入眼前房，然后由虹膜角膜角入巩膜静脉窦，再经睫前静脉汇入眼静脉。房水有屈光作用、营养角膜和晶状体及维持眼内压的作用。房水的生成与回流保持动态平衡，使眼内保持恒定的房水量和眼内压。若房水循环发生障碍，房水积留过多，充滞眼房中，引起眼内压增高，可致视力受损，称为继发性青光眼。

（二）晶状体

晶状体无色透明，具有弹性，不含血管和神经，呈双凸透镜状。位于虹膜和玻璃体之间，晶状体外包具有高度弹性的薄膜，叫晶状体囊。晶状体囊以睫状小带与睫状体相连。晶状体是眼球屈光系统的主要装置。当视近物时，睫状肌收缩，向前牵引睫状突，使睫状小带放松，晶状体则由于本身的弹性变凸，特别是前面的曲度加大，屈光力加强，使物象能聚焦于视网膜上。视远物时，则与此相反。随着年龄的增长，晶状体逐渐失去弹性，睫状肌也逐渐萎缩，调节功能减退，从而出现老视。晶状体若因疾病或创伤而变混浊，称为白内障。

（三）玻璃体

玻璃体是无色透明的胶状物质，表面覆有玻璃体囊。它充满于晶状体和视网膜之间，占据眼球内腔的 4/5，除有屈光作用外，尚有支撑视网膜的作用。

视觉的产生和传导途径：光线→角膜→前房房水→瞳孔→后房房水→晶状体→玻璃体→视锥、视杆细胞→双极细胞→节细胞→视神经→视觉传导通路→大脑皮质视觉中枢。

第二节　眼　副　器

眼副器包括眼睑、结膜、泪器、眼外肌及眼眶内的筋膜和脂肪等，对眼球起保护、运动和支持作用。

一、眼睑

眼睑分上睑（图 10-5）和下睑，位于眼球前方，为保护眼球的屏障。上、下睑之间的裂隙称睑裂。眼睑游离缘生有睫毛。睫毛根部有睫毛腺，此腺的急性炎症即称睑腺炎。睑裂的内、外侧端分别称内眦和外眦。眼睑由浅至深可分为 5 层：皮肤、皮下组织、肌层、睑板和睑结膜。眼睑的皮肤细薄，皮下组织疏松，因积水或出血而肿胀。肌层主要是眼轮匝肌的睑部，该肌收缩时睑裂关闭。睑板内的睑板腺为特化的皮脂腺，可分泌油样液体，有润滑睑缘防止泪液外溢的作用。睑板腺被阻塞时，形成睑板腺囊肿，亦称霰粒肿。睑结膜为结膜的一部分。

二、结膜

结膜是一层薄而透明的黏膜，覆盖在眼睑的后面和眼球的前面，富有血管。按其所在部位可分为三部分（图 10-5）。

（1）睑结膜，紧贴于眼睑后面，与睑板紧密相连，透明而光滑，其深面的血管与睑板腺清晰可见，是沙眼易发部位。

（2）球结膜，覆盖于眼球的前面，于角膜缘处移行为角膜上皮，除在角膜缘处与巩膜紧密相连外，其他部分连接疏松易于推动，是结膜疱疹易发部位。

（3）结膜穹隆（穹隆结膜），位于睑结膜与球结膜的移行处，形成结膜上穹和结膜下穹，多皱襞，便于眼球移动。结膜围成的囊状腔隙称

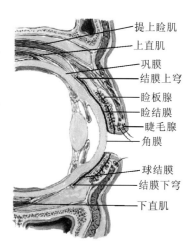

提上睑肌
上直肌
巩膜
结膜上穹
睑板腺
睑结膜
睫毛腺
角膜
球结膜
结膜下穹
下直肌

图 10-5　右眼眶前部（矢切）

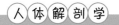

结膜囊，通过睑裂与外界相通。

三、泪器

泪器由泪腺和泪道组成（图 10-6）。

泪腺位于眶上壁外侧部的泪腺窝内，分泌的泪液可湿润眼球表面，防止角膜干燥、冲洗微尘等。泪液中含有杀菌作用的溶菌酶。

泪道包括泪点、泪小管、泪囊和鼻泪管。泪腺产生泪液，借眨眼活动涂抹于眼球表面，多余的泪液流向内眦处的泪湖，经泪点、泪小管进入泪囊，再经鼻泪管至鼻腔。

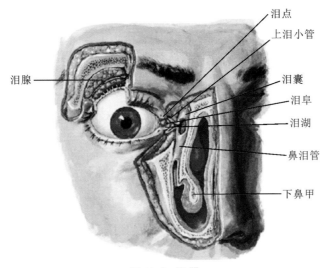

图 10-6　泪器

四、眼外肌

眼外肌（图 10-7）包括一条提上眼睑的上睑提肌和六条运动眼球的肌，都是骨骼肌。六条运动眼球的肌即上、下、内、外四条直肌和上、下两条斜肌，眼球的正常运动即由这六条肌协同完成。当某一肌麻痹时，可出现斜视和复视现象。

眼球、眼肌和泪器并未充满眶腔，其间的间隙填充大量的脂肪组织，称眶脂体。眶脂体与眼球的后外部间，隔有致密的纤维膜为眼球筋膜（眼球鞘或 Tenon 囊），眼球在囊内可灵活转动。

第三节　眼的血管和神经

一、眼的动脉

眼球和眶内结构的血液供应主要来自眼动脉。眼动脉起自颈内动脉，与视神经一起经视神经管入眶。眼动脉在行程中发出分支供应眼球、眼球外肌、泪腺和眼睑等。其中重要的分支为视网膜中央动脉，属于终动脉，是供应视网膜内层的唯一动脉，行于视神经中央，从视神经盘穿出，再各分为两支，即视网膜鼻侧上、下和颞侧上、下小动脉，营养视网膜内层，但黄斑的中央凹无血管分布。临床常用检眼镜观察此动脉，以帮助诊断某些疾病。

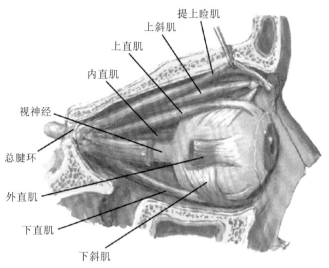

图 10-7　眼外肌

提上睑肌
上斜肌
上直肌
内直肌
视神经
总腱环
外直肌
下直肌
下斜肌

二、眼的静脉

眶内血液通过眼静脉回流，主要有眼上静脉和眼下静脉。眼上静脉向后经眶上裂入颅腔，汇入海绵窦；眼下静脉向后分为两支，一支汇入眼上静脉，另一支经眶下裂入翼腭窝，汇入翼静脉丛（图 10-8）。

眼球内的静脉主要有视网膜中央静脉和涡静脉。视网膜中央静脉与同名动脉伴行，收集视网膜回流的血液，注入眼上静脉；涡静脉位于眼球壁血管膜的外层，有 4～6 条，收集虹膜、睫状体和脉络膜的静脉血，在眼球后部穿出巩膜，经眼上、下静脉汇入海绵窦，因此，面部感染可经此途径侵入颅内。

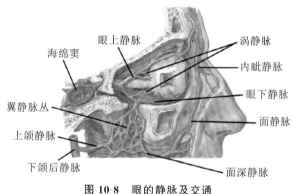

海绵窦
眼上静脉
涡静脉
内眦静脉
眼下静脉
面静脉
翼静脉丛
上颌静脉
下颌后静脉
面深静脉

图 10-8　眼的静脉及交通

三、眼的神经

视器的神经支配来源较多。视器的一般感觉来自三叉神经的分支；视觉由视神经传导；眼球外肌由三对脑神经支配，即动眼神经、滑车神经、展神经；睫状肌和瞳孔括约肌受副交感神经支配，瞳孔开大肌受交感神经支配。

【临床要点】

1. 近视眼　眼球在调节静止的状态下，来自 5 m 以外的平等光线经过眼的屈光后，焦点恰好落在视网膜上，能形成清晰的像，具有这种屈光状态的眼称为正视眼。其焦点落在视网膜前，不能准确地在视网

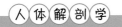

膜上形成清晰的像，称为轴性近视。对来自近处目标的分散光线却具有高度适应能力，只要目标向眼前移动到一定距离，就能获得清晰的视力。所以，近视眼看近距离目标清晰，看远模糊，以凹球面透镜可矫正。

2. 老花眼　所谓"老花眼"是指上了年纪的人，逐渐产生近距离阅读或工作困难的情况。这是人体机能老化的一种现象。老花眼医学上又称老视，多见于 40 岁以上，晶状体硬化，弹性减弱，睫状肌收缩能力降低而致调节减退，近点远移，故发生近距离视物困难，这种现象称为老视。

3. 青光眼　青光眼是指眼内压力或间断或持续升高的一种眼病。眼内压力升高可因其病因的不同而有各种不同的症状表现。持续的高眼压可给眼球各部分组织和视功能带来损害，造成视力下降和视野缩小。如不及时治疗，视野可全部丧失甚至失明。故青光眼是致盲的主要病种之一。劳累过度、睡眠不足、情绪波动、饮食不节或暴饮暴食等因素，可以影响血管神经调节中枢，使血管舒缩功能失调：一方面可使毛细血管扩张，血管通透性增加，造成睫状肌水肿、前移，堵塞前房角，使房水流出通道受阻；另一方面可使房水分泌过多，后房压力过高，周边虹膜受压向前移而使前房变浅，前房角变窄。这些因素均可引起眼压的急剧升高，最终导致青光眼急性发作。

4. 白内障　凡是各种原因如老化、遗传、局部营养障碍、免疫与代谢异常、外伤、中毒、辐射等，都能引起晶状体代谢紊乱，导致晶状体蛋白质变性而发生混浊，称为白内障。此时光线被混浊晶状体阻挠无法投射在视网膜上，就不能看清物体。世界卫生组织从群体防盲、治盲角度出发，对晶状体发生变性和混浊，变为不透明，以至影响视力，而矫正视力在 0.7 或以下者，才归入白内障诊断范围。

【临床案例】

案例 10-2　患者，女性，26 岁，因"突眼、视力下降、乏力、怕热、多汗、易饥饿、多食 3 个月，体重下降15 kg"，门诊诊断为"甲状腺功能亢进症、恶性突眼"而入院。护理评估：甲亢病容、皮肤湿热、甲状腺Ⅱ度肿大，双眼球突出，左眼突出约 20 mm，右眼突出约 25 mm，其中右眼不能闭合，眼部分泌物较多，患者诉视物模糊、眼部干涩，畏光。

（1）如何做好该患者眼部护理？

（2）患者需要外出时如何指导做好眼部防护？

（3）该患者的眼部变化可能会给患者带来哪些影响？

（4）治疗后她可以恢复原貌吗？

♣常用专业名词中英文对照表

视器	visual organ/ˈvizjuəl/ /ˈɜːgən/
眼球	eyeball/ˈaibɔːl/
眼球纤维膜	fibrous tunic of eyeball/ˈfaibrəs/ /ˈtjuːnik/
巩膜	sclera/ˈskliərə/
角膜	cornea/ˈkɔːniə/
脉络膜	choroid/ˈkɔːrɔid/
睫状体	ciliary body/ˈsiliəri/
虹膜	iris/ˈaiəris/
瞳孔	pupil/ˈpjupəl/
视网膜	retina/ˈretinə/
视神经盘	optic disc/ˈɔptik/

黄斑	yellow spot，macula retina/ˈjeləu/ /spɔt/ /ˈmækjulə/ /ˈretinə/
中央凹	central fovea/ˈsentrəl/ /ˈfəuviə/
前房	anterior chamber/ˈtʃeimbə/
后房	posterior chamber/ˈtʃeimbə/
房水	aqueous humour/ˈeikwiəs/ /ˈhjuːmə/
玻璃体	vitreous body/ˈvitriəs/
晶状体	lens/lenz/
眼副器	accessory organs of eye
眼球外肌	extraocular muscle/ˌekstrəˈɔkjulə/
上睑	superior eyelid/ˈaiˈlid/
下睑	inferior eyelid/ˈaiˈlid/
结膜	conjunctiva/ˌkɔnʤʌŋkˈtaivə/
泪阜	lacrimal caruncle/ˈlækriməl/ /ˈkærəŋkl/
球结膜	bulbar conjunctiva/ˈbʌlbə/ /ˌkɔnʤʌŋkˈtaivə/
睑结膜	palpebral（lidded）conjunctiva/ˈpælpibrəl/
泪器	lacrimal apparatus/ˈlækrəməl/ /ˌæpəˈreitəs/
泪腺	lacrimal gland
泪点	lacrimal point，dacryon/ˈdækriɔn/
泪小管	lacrimal ductule/ˈdʌktjuːl/
泪囊	lacrimal sac/ˈlækrəməl/ /sæk/
鼻泪管	nasolacrimal duct/ˌneizəuˈlækrəməl/

（张涛　赵克勇）

第十一章 前庭蜗器

【概述】

前庭蜗器（耳）又称位听器，是听觉和位置觉的感觉器官，可分为外耳、中耳和内耳三部分（图11-1）。

耳
- 外耳
  - 耳郭
  - 外耳道：外侧 1/3 软骨部、内侧 2/3 骨性部
  - 鼓　膜：上 1/4 松弛部、下 3/4 紧张部（光锥）
- 中耳
  - 鼓　室：听小骨
  - 咽鼓管：鼓室口、咽口
    - 前内 2/3 为软骨部、后外 1/3 为骨性部
  - 乳突窦、乳突小房
- 内耳
  - 骨迷路
    - 前庭：前庭窗和蜗窗
    - 骨半规管：前、外、后骨半规管
    - 耳蜗：蜗轴、蜗螺旋管、骨螺旋板、前庭阶、鼓阶、蜗孔
  - 膜迷路
    - 椭圆囊和球囊：椭圆囊斑、球囊斑（位置觉感受器）
    - 膜半规管：壶腹嵴（位置觉感受器）
    - 蜗管：螺旋器（听觉感受器）
  - 内耳道

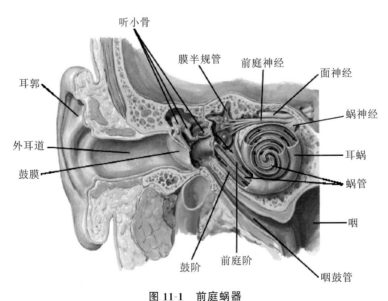

图 11-1　前庭蜗器

【临床案例】

案例 11-1　患者，女性，46 岁，诉右耳反复流脓 30 余年，在此期间曾多次门诊治疗后好转近 2 个

月又出现右耳流脓现象，伴听力明显下降，有耳鸣、头晕现象，要求入院住院治疗。入院后完善各项检查，第五天上午9点在全麻下行右耳乳突根治术，术程顺利，病情稳定后从手术监护室安返病房，患者术后当天及第一天稍有活动感头晕，伴较频繁恶心、呕吐现象，经对症处理后这些不适症状逐日减轻。

（1）如何做好该患者的术后护理？

（2）术后按医嘱给患者耳内滴药，操作时应注意些什么？

（3）你在工作中该如何与听力下降的患者进行有效沟通？

第一节 外 耳

外耳包括耳郭、外耳道和鼓膜三部分。

一、耳郭

耳郭位于头部两侧，由弹性软骨和结缔组织构成，表面覆盖着皮肤。耳郭下1/3为耳垂，是临床常用的采血部位。

二、外耳道

外耳道是一自外耳门至鼓膜弯曲的管道，外侧1/3为软骨部，内侧2/3为骨性部。从外侧向内侧，其方向是先向前上，次稍向后，然后复向前下，呈"S"状弯曲。做外耳道检查时，向后上方牵拉耳郭，即可拉直外耳道，观察鼓膜。婴儿外耳道发育未完全，故外耳道短而狭窄，其鼓膜的位置较近水平，故检查鼓膜时，须将耳郭向后下方牵拉。外耳道的皮肤除含有毛囊、皮脂腺外，还含有耵聍腺，能分泌耵聍，如凝结成块阻塞外耳道称耵聍栓塞，可妨碍听力。

三、鼓膜

鼓膜位于鼓室和外耳道之间，为椭圆形半透明薄膜。鼓膜在外耳道底呈倾斜位。鼓膜边缘附着于颞骨上，中心向内凹陷，为锤骨柄末端附着处称鼓膜脐。由鼓膜脐沿锤骨柄向上可见有锤骨前襞和锤骨后襞。在两个皱襞之间，鼓膜上1/4的三角形区为松弛部，薄而松弛，在活体呈淡红色。鼓膜的下3/4为紧张部，坚实紧张，在活体呈灰白色，前下方的三角形反光区称光锥（图11-2）。

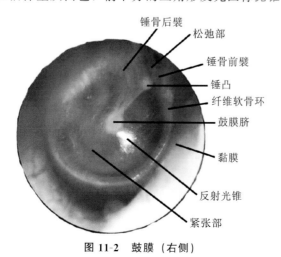

图 11-2　鼓膜（右侧）

第二节　中　耳

中耳位于外耳和内耳之间，包括鼓室、咽鼓管、乳突窦和乳突小房。

一、鼓室

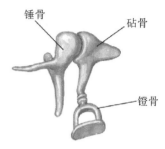

图 11-3　听小骨链

鼓室是颞骨岩部内含气的不规则小腔，内有听小骨、韧带、肌、血管和神经。鼓室内面及上述结构表面皆有黏膜衬覆。

鼓室内含有三块听小骨（图 11-3），即锤骨、砧骨和镫骨。三骨相互连接，连于鼓膜和前庭窗之间。三个听小骨似一曲折的杠杆系统，当声波振动鼓膜时，三块听小骨的连续运动使镫骨底在前庭窗上来回摇动，将声波的振动转换成机械能传入内耳。

二、咽鼓管

咽鼓管连通咽腔和鼓室，使鼓室的气压与外界的大气压相等，以便鼓膜振动。咽鼓管前内 2/3 为软骨部，后外 1/3 为骨性部。咽鼓管咽口平时封闭，当吞咽或尽力张口时，咽口张开，鼻咽部的空气进入鼓室。幼儿的咽鼓管较成人短而平，咽部感染易沿咽鼓管侵入鼓室。咽鼓管闭塞将会影响中耳的正常功能（图 11-4）。

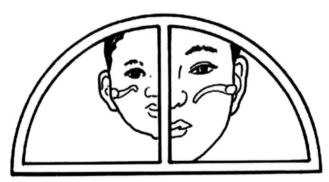

图 11-4　幼儿与成长咽鼓管比较模式图

三、乳突窦和乳突小房

乳突窦和乳突小房是鼓室向后的延伸。乳突窦是鼓室与乳突小房之间的小腔，乳突窦向前开口于鼓室，向后与乳突小房相通连。乳突小房为颞骨乳突内的许多含气小腔，大小不等，形态不一，互相通连。乳突窦和乳突小房内都衬以黏膜，且与鼓室的黏膜相延续，故中耳炎可经乳突窦侵犯乳突小房而引起乳突炎。

第三节　内　耳

内耳，又称迷路，是前庭蜗器的主要部分，由骨迷路和膜迷路组成（图 11-5），全部在颞骨岩部的骨质内。骨迷路是由致密骨质围成，膜迷路套在骨迷路内，两者之间的间隙充满外淋巴。膜迷路为一封闭的管道系统，管内充满内淋巴。内、外淋巴互不相通。位、听觉感受器位于膜迷路内。

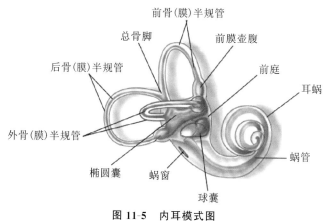

图 11-5　内耳模式图

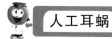

人工耳蜗是一种电子装置，由体外言语处理器将声音转换为一定编码形式的电信号，通过植入体内的电极系统直接兴奋听神经来恢复或重建聋人的听觉功能。近年来，随着电子技术、计算机技术、语音学、电生理学、材料学、耳显微外科学的发展，人工耳蜗已经从实验研究进入临床应用。现在全世界已把人工耳蜗作为治疗重度聋至全聋的常规方法。

一、骨迷路

骨迷路是由骨密质构成的腔与管，从前向后沿颞骨岩部的长轴排列，可分三部分：前庭、骨半规管和耳蜗。

（一）前庭

前庭是位居骨迷路中部的空腔，内藏膜迷路的椭圆囊和球囊，后部有五个小孔通三个半规管；前部有一大孔，通连耳蜗。外侧壁上有前庭窗和蜗窗。

（二）骨半规管

骨半规管为三个"C"形的互成直角排列的小管，分别称为前、后和外骨半规管。外骨半规管凸向外方，呈水平位，故又称水平半规管；前骨半规管凸向上方，与颞骨岩部的长轴垂直；后骨半规管凸向后外，与颞骨岩部的长轴平行。每个半规管都有两骨脚：单骨脚、壶腹骨脚。前、后骨半规管的单骨脚合成一个总骨脚，因此三个半规管只有五个开口于前庭的后上壁。

（三）耳蜗

耳蜗（图 11-6）位于前庭的前方，形如蜗牛壳，由蜗轴和环绕蜗轴外周旋转约两圈半的蜗螺旋管构成。蜗底朝向后内；尖端朝向前外的为蜗顶。蜗顶至窝底之间锥体形的骨松质称蜗轴，其内有蜗神经和血管穿行。蜗螺旋管起于前庭，以盲端终于蜗顶。自蜗轴发出的骨螺旋板突入蜗螺旋管，此板的远端未达蜗螺旋管的外侧壁，呈游离状，由基底膜填补封闭，基底膜上有一斜行的前庭膜，故将耳蜗内分为三个腔：上方的前庭阶，起自前庭，于前庭窗处为中耳的镫骨所封闭；下方是鼓阶，终于蜗窗上的第二鼓膜；中间是膜性蜗管，其尖端为盲端终于蜗顶处。近蜗螺旋管顶部盲端处，骨螺旋板离开蜗轴形成镰刀样突起，称为**螺旋板钩**，此钩与蜗轴、蜗管顶端共同围成蜗孔。前庭阶和鼓阶借蜗孔彼此相通。

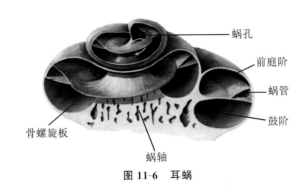

图 11-6　耳蜗

二、膜迷路

膜迷路是套在骨迷路内封闭的膜性管道，借纤维束固定于骨迷路。膜迷路亦可分为椭圆囊和球囊、膜半规管和蜗管三部分。

(一) 椭圆囊和球囊

椭圆囊位于前庭后上方，后壁有五个开口，连通三个膜半规管自前壁发出椭圆球囊管与球囊相连，并由此管发出内淋巴管，穿经前庭内侧壁，至颞骨岩部后面，在硬脑膜下扩大为内淋巴囊。内淋巴可经此囊渗透到周围血管丛。球囊较小，靠前下方，下端借连合管连于蜗管。在椭圆囊内的底和前壁上有椭圆囊斑，球囊内的前壁上有球囊斑，它们是位觉感受器，能感受直线加速或减速运动及静止状态。

(二) 膜半规管

膜半规管位于骨半规管内。在骨壶腹内的部分膨大为膜壶腹，壁上有隆起的壶腹嵴，是位觉感受器，能感受头部旋转变速运动时的刺激。

(三) 蜗管

蜗管套在蜗螺旋管内，尖端为盲端，起端以连合管连于球囊。蜗管的横切面呈三角形，有上、外和下三个壁。其上壁为蜗管前庭壁（前庭膜），将前庭阶和蜗管隔开；外壁较厚，富有血管，又名血管纹，可渗出内淋巴，与骨膜相结合；下壁由骨螺旋板和基底膜组成，并与鼓阶相隔。基底膜（螺旋膜）上有螺旋器（又称 Corti 器），是听觉感受器。

声音的传导：声波传入内耳的听觉感受器有两条途径，即空气传导、骨传导。正常情况下以空气传导为主。

（1）空气传导：声波→外耳道→鼓膜→听小骨链→前庭窗→前庭阶的外淋巴→蜗管内淋巴→基底膜上的螺旋器→蜗神经→听觉传导通路→大脑颞叶听觉中枢。

（2）骨传导：颅骨→蜗管内淋巴→基底膜上的螺旋器→蜗神经→听觉传导通路→大脑颞叶听觉中枢。

三、内耳道

内耳道位于颞骨岩部后面的中部，从内耳门至内耳道底，底上有很多小孔，前庭蜗神经和面神经及迷路动脉由此通过。

【临床要点】

1. 耳聋、助听器　听觉系统中传音、感音及听觉传导通路中的听神经和各级中枢发生病变，可引起听功能障碍，产生不同程度的听力减退，统称为耳聋。按病变部位及性质可分为 4 类。①传导性聋，因外耳、中耳传音结构发生病变，声波传入内耳发生障碍。②感音神经性聋，指耳蜗螺旋器病变不能将音波变为神经兴奋或神经兴奋途径发生障碍不能将神经兴奋传入；或大脑皮质中枢病变不能分辩语言，统称感音神经性聋。病变发生在耳蜗部位者，称为感音性聋，或蜗性聋。病变发生在耳蜗之后的部位，成为神经性聋，或蜗后聋。③混合性聋，传音和感音结构同时发生病变引起的听觉障碍者，如长期慢性化脓性中耳炎、耳硬化症晚期等。④中枢性聋，病变位于脑干与大脑，累及蜗神经核及其中枢传导通路、听觉皮质中枢时导致中枢性耳聋。

助听器是听力障碍者使用的辅具，用来补足听力损伤所造成的缺陷，辅助有残余听力的聋人提高听力。其工作原理：传声器将接收到的声音转变为电信号，经过晶体管放大器放大，再经耳机将放大的电信号转变为声波。

2. 眩晕症　眩晕是一种临床症状，引起眩晕的疾病很多，除耳鼻咽喉科疾病外，还涉及内科、神经内科及骨科的疾病。由于前庭末梢感受器是在内耳迷路，故眩晕在耳鼻咽喉科范围内，以研究真性眩晕为主要对象。真性眩晕（周围性、前庭外周性）：呈阵发性的外物或本身的旋转、倾倒感、坠落感，症状重，多伴有明显的恶心、呕吐等自主神经症状，持续时间短，数十秒至数小时，很少超过数天或数周者，多见于前庭外周性病变。假性眩晕（中枢性、脑性）：为外物或自身的摇晃不稳感，或左右或前后晃动，注视活动物体时，或嘈杂环境下加重。症状较轻，伴发自主神经症状不明显，持续时间较长，可达数月之久，多见于脑部和眼部等疾患。

3. 中耳炎　中耳炎是累及中耳全部或部分结构的炎性病变，绝大多数为非特异性炎症，尤其好发于儿童。可分为非化脓性及化脓性两大类，非化脓性者包括分泌性中耳炎、气压损伤性中耳炎；化脓性者有急性和慢性之分。特异性炎症少见，如结核性中耳炎等。

♣常用专业名词中英文对照表

前庭蜗器	vestibulocochlear organ/vesˌtibjuləuˈkɔkliə/
耳	ear
鼓膜	tympanic membrane/timˈpænik/ /ˈmembrein/
鼓室	tympanic cavity/timˈpænik/
听小骨	auditory ossicles/ˈɔːditəri/ /ˈɔsikl/
咽鼓管	auditory tube/ˈɔːditəri/
骨迷路	bony labyrinth/ˈlæbərinθ/
膜迷路	membranous labyrinth/ˈmembrənəs/ /ˈlæbərinθ/
前庭	vestibule/ˈvestəˌbjuːl/
骨半规管	bony semicircular canals/ˈsemiˈsəːkjulə/ /kəˈnæl/
耳蜗	cochlea/ˈkɔkliə/
蜗轴	modiolus/məuˈdaiələs/
蜗螺旋管	cochlear spiral canal/ˈspaiərəl/

骨螺旋板	osseous spiral lamina/ˈɔsiːəs/ /ˈlæmənə/
蜗孔	helicotrema/ˈhelikəutriːmə/
椭圆囊	utricle/ˈjuːtrikl/
球囊	saccule/ˈsækjuːl/
膜半规管	semicircular ducts/ˈsemiˈsəːkjulə/
蜗管	cochlear duct/ˈkɔkliə/
内耳道	internal acoustic meatus/inˈtəːnəl/ /əˈkuːstik/ /mi（ː）ˈeitəs/

（宋铁山　李庆武）

第五篇　神经系统

总　论

【概述】

神经系统由脑和脊髓及与之相连的脑神经、脊神经共同组成。神经系统是人体结构和功能最为复杂的系统，在人体各系统中起主导作用。

神经系统的主要功能：

（1）控制和调节人体各系统的活动，使人体成为一个有机整体。例如，在神经系统的调控下进行体育锻炼时，人体骨骼肌强烈收缩的同时会出现呼吸加深加快、出汗及心跳加快等一系列改变。

（2）借助各种感受器接受体内、外刺激，使参与活动的各器官系统作出适宜反应，以维持机体与外环境间的统一。例如，天气寒冷时，通过神经调节使机体周围小血管收缩，减少散热，从而使机体体温维持在正常水平。

（3）人不仅能被动地适应环境，更能主动地改造和调控外部环境，使自然环境得到保护和改善并为自身服务。

 神经系统文化

《易经》云："夫哀莫大于心死；而人死亦次之。"如果一个人失去了信念，没有了精神支柱和精神追求，那么就形同行尸走肉了，可见以神经系统为基础的人的精神活动是多么重要。我国第一部中医理论经典之作《黄帝内经》讲："心为君主之官也，神明出焉？故主明则下安，主不明则十二官危矣。"又说："心动，则五脏六腑皆摇。"提示如果神经系统不能正常运行，那么在神经系统调控下的其他各个系统、各个器官、组织、细胞也将面临失控。

古罗马哲人也强调："大夫给予患者的首先是心，其次才是草药。"美国沙拉纳克湖畔的特鲁多医生的墓志铭"To Cure Sometimes；To Relieve Often；To Comfort Always"，揭示了医学的最核心的问题是"人文关怀"。中国明代名医张景岳也大声疾呼："心病不除，百药难医。"

中外经典文化都强调"心"的力量。近几十年备受世界医学关注的"心身医学"也强调："心身高度和谐统一的重要性。"以上谈到的"心"指的是以神经系统为物质基础的人的心理活动和精神生活。

现代医学科学已经充分证明："人类的免疫力取决于神经系统的稳定性和有序化程度。"21世纪人类的很多疾病并非完全是"外源性疾病"，相反"内源性疾病"所占的比重越来越大，尤其像糖尿病、高血压、冠心病、卒中、癌症等，无不与人的精神活动异常有关。因此，对于临床所面临的慢性病、亚健康，如果还像过去一样采取单纯的生物医学模式来解决显然行不通。只有结合提高人的文化素养和道德品质，提倡有规律的健康生活，不断修身养性，达到心平气和的"内明"的状态，最终才能"形与神俱，而尽终其天年，度百岁乃去！"

现代医学已经从"生物医学"模式转变为"生物－心理－社会－文化－道德"的综合医学模式，以实现人文医学与生物医学的和谐发展。

一、神经系统的区分

神经系统（图神经系统总论-1）按其所在位置和功能的不同，分为中枢部和周围部两部分。

中枢部（中枢神经系统）包括脑和脊髓，分别位于颅腔和椎管内，含有绝大多数神经元的胞体。

周围部（周围神经系统）分为脑神经和脊神经两部分，主要由感觉神经元和运动神经元的突起组成。脑神经（12 对）与脑相连，脊神经（31 对）与脊髓相连。按照分布范围和功能之不同，周围神经可分为躯体神经和内脏神经。

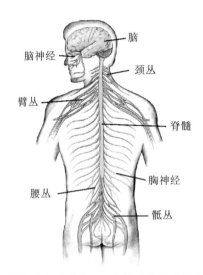

图神经系统总论-1　神经系统组成概况

二、神经系统的组成

神经系统的基本组织是神经组织，神经组织由神经元和神经胶质组成。

（一）神经元

神经元（神经细胞）是神经系统的基本结构和功能单位，具有感受刺激和传导神经冲动的功能。

1. 神经元的构造（图神经系统总论-2、图神经系统总论-3）　不同神经元的大小和形态差异较大，由胞体和突起构成。胞体中央为细胞核，核周围为细胞质，胞质内除有一般细胞有的细胞器如线粒体、内质网等外，还有特有的神经原纤维及尼氏体。神经元的突起分为树突和轴突。树突较短但分支较多，它主要接受神经冲动。每个神经元只发出 1 条轴突，胞体发生的神经冲动沿轴突传出。

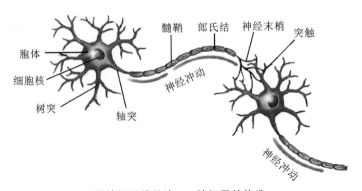

图神经系统总论-2　神经元的构造

2. 神经元的分类　可根据神经元的突起数目、功能及神经冲动传导的方向和合成、释放神经递质的种类等进行分类。

1) 根据突起的数目，将神经元分为三大类（图神经系统总论-3）。

（1）假单极神经元：胞体发出的一个突起在离胞体不远处呈"T"形分叉分为两支，一支至周围的感受器称周围突；另一支入脑或脊髓称中枢突。

（2）双极神经元：自胞体两端各发出一个突起，其中一支叠感受器称周围突；另一支入中枢部称中枢突。如位于嗅黏膜内的嗅细胞、视网膜内的双极细胞。

（3）多极神经元：胞体有多个树突和一个轴突。

2) 根据神经元的功能和传导方向，可分为以下三类。

（1）感觉神经元（传入神经元）：将内、外环境的刺激传向脑和脊髓，假单极神经元和双极神经元均属此类。

（2）运动神经元（传出神经元）：将冲动由脑和脊髓传向身体各部，多极神经元属于此类。

（3）联络神经元（中间神经元）：是在脑和脊髓内位于感觉神经元和运动神经元之间的多极神经元，此类神经元的数目很大，占神经元总数的 99%。

3. 神经纤维　神经元较长的突起被髓鞘和神经膜所包裹称为神经纤维。被髓鞘和神经膜共同包裹称有髓神经纤维，其神经冲动以跳跃式传导，传导速度与髓鞘的厚度、纤维直径大小成正比。仅为神经膜所包裹则称为无髓神经纤维，其神经冲动的传导速度较有髓神经纤维慢。

4. 突触（图神经系统总论-3）　突触指的是神经元与神经元之间、神经元与效应器之间、感受器细胞与神经细胞之间的特化区域。神经元通过突触才能把信息传递到另一个神经元或效应器。突触分化学突触和电突触两种。人体大部分突触属于化学突触，化学突触包括突触前膜、突触间隙和突触后膜三部分。

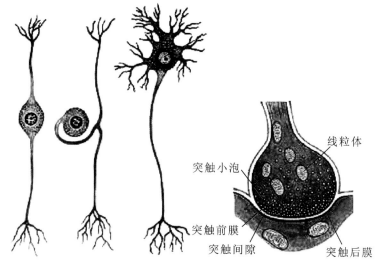

双极神经元　假单极神经元　多极神经元　　　　突触结构

图神经系统总论-3　神经元的分类和突触

（二）神经胶质

神经胶质细胞（胶质细胞）一般没有传递神经冲动的功能，其数量是神经元的 10～50 倍，对神经元起着支持、绝缘、营养和保护等作用。神经胶质细胞可分为两大类：

1. **大胶质细胞**　主要包括星形胶质细胞、施万细胞、室管膜细胞、少突胶质细胞。其中星形胶质细胞数量最多，功能最复杂。

2. **小胶质细胞**　是神经系统的巨噬细胞，神经系统发生病变时增多。

三、神经系统的活动方式

神经系统在调节机体的活动中，对内、外界环境的刺激做出适宜反应的神经调节过程称为反射。反射是神经系统生理活动的基本方式。反射活动的形态学基础是反射弧（图神经系统总论-4），反射弧包括五个部分：①感受器；②传入神经；③中枢；④传出神经；⑤效应器。

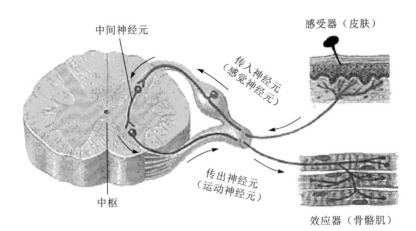

图神经系统总论-4　反射弧示意图

 反射的分类

　　反射：有以下不同的分类方式。①先天性反射、后天性反射；②条件反射、非条件反射；③单突触反射、多突触反射；④浅反射、深反射；⑤生理反射、病理反射。反射无处不在。人类通过反射活动不断地调节和保持与自然、社会的和谐统一，在动态中保持平衡。理解和掌握神经系统的反射通路是诊断和治疗神经系统疾病的基础和关键。

四、神经系统的常用术语

神经元的胞体和突起在中枢神经系统和周围神经系统中集聚形成的结构不同，故用不同的术语来表示（表神经系统总论-1）。

1. **灰质**　在中枢神经系统中，大量神经元胞体和树突的集聚部位，在新鲜标本上色泽灰暗（因活体上此区域血供丰富），称为灰质。

2. **皮质**　分布于大、小脑表面的灰质，称为皮质。

3. **神经核**　在中枢神经系统中，由形态和功能相似的神经元胞体聚集成团或柱状结构，称为神经核。

4. **白质** 在中枢神经系统中，神经纤维集聚的部位，因髓鞘含类脂质、色泽白亮，称为白质。

5. **髓质** 位于大、小脑的白质因被皮质包被而位于深部，称为髓质。

6. **纤维束** 在中枢神经系统中，凡起止、行程和功能基本相同的神经纤维集合在一起呈束状结构，称为纤维束（传导束）。

7. **神经节** 在周围神经系统中，神经元胞体聚集形成的结构，称为神经节。

8. **神经** 在周围神经系统中，神经纤维集聚在一起形成的条索状结构，称为神经。

表神经系统总论-1　神经系统常用术语

部位	构成内容	结构
中枢神经系统	神经元胞体和树突集中处	灰质
		皮质（大、小脑表面）
	神经纤维集中处	白质
		髓质（大、小脑深部）
周围神经系统	神经纤维集合成束	纤维束（传导束）
		神经（条索状）
中枢神经系统	神经元胞体集中形成的团块	神经节
		神经核

♣ 常用专业名词中英文对照表

神经系统	nervous system /ˈnəːvəs/ /ˈsistəm/
神经元	neuron /ˈnjuərən/
神经细胞	nerve cell /nəːv/
胞体	soma，cell body /ˈsəumə/
树突	dendrite /ˈdendrait/
轴突	axon /ˈæksən/
突触	synapse /siˈnæps/
受体	receptor /riˈseptə/
神经递质	neurotransmitter /ˌnjuərəuˈtrænsmitə/
感受器	receptor /riˈseptə/
效应器	effector /iˈfektə/
反射弧	reflex arc /ˈriːfleks/ /ɑːk/
神经核	nerve nucleus /ˈnjuːkliəs/
神经节	ganglion /ˈgæŋgliə/
灰质	gray matter /grei/ /ˈmætə/
白质	white matter
皮质	cortex /ˈkɔːteks/

髓质	medulla /miˈdʌlə/
中枢神经系统	central nervous system /ˈsentrəl/ /ˈnəːvəs/
周围神经系统	peripheral nervous system /pəˈrifərəl/ /ˈnəːvəs/
内脏神经系统	visceral nervous system /ˈvisərəl/
躯体神经系统	somatic nervous system /səuˈmætik/

第十二章 中枢神经系统

【概述】

中枢神经系统包括位于椎管内的脊髓和位于颅腔内的脑。（图12-1）

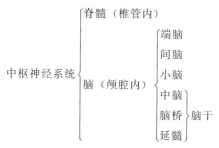

图 12-1 中枢神经系统

【表面解剖】

1. 第7颈椎棘突 较长，常作为辨认椎骨序数的标志。
2. 髂嵴 两侧髂嵴最高点连线平对第4腰椎棘突。
3. 眉弓 位于眶上缘上方的弓形隆起，皮肤表面长有眉毛。眉弓适对大脑额叶的下缘。
4. 额结节 为额骨外面最突出部。深面适对大脑额中回。
5. 颧弓 由颧骨的颞突和颞骨的颧突共同构成，平颧弓上缘相当于大脑半球颞叶前端的下缘。

【临床案例】

案例 12-1 患者江某，25 岁，一年半前腰部被砸伤，被确诊为不完全性脊髓损伤（T_{12}脊髓节段），现转院继续治疗。查体：上肢正常，肌力 5 级。双下肢活动尚可，能稍抬起，近端肌力 2 级，远端肌力 0～1 级，有冷、热、疼痛感觉，但踝关节以下感觉较差，感觉减退平面位于 T_{12} 水平。且双下肢有着无法忍受的疼痛，依靠药物也无法进行止痛，不能站立和行走。大、小便有感觉，基本能控制。

（1）脊髓的位置和外形如何？

（2）为什么 T_{12}脊髓节段损伤会导致下肢肌力减退和踝关节以下感觉较差？

（3）作为责任护士，您如何缓解患者的疼痛？

案例 12-2 患者王某，男性，66 岁，高血压病 10 余年。某日看电视足球赛时晕倒，急诊入院时深昏迷，无自主呼吸，接诊后经检查诊断为脑干出血。立即给予气管插管，呼吸机辅助呼吸，然后又先后进行了侧脑室穿刺外引流术和血肿腔的立体定向穿刺外引流术，术后自主呼吸恢复，逐渐脱离呼吸机。1 周后，拔除脑室外引流管，行腰大池引流术继续引流颅内的血性脑脊液，并及时行高压氧、神经细胞移植修复治疗、醒脑开窍针刺治疗等。经过 2 个月治疗，出院时意识清楚，可遵嘱握手，言语流利。

（1）脑干的位置和外形如何？

（2）脑干的内部结构如何？为何无自主呼吸？

（3）作为责任护士，您如何为患者进行功能锻炼？

第一节 脊 髓

一、脊髓的位置和外形

（一）位置

脊髓位于椎管内，平枕骨大孔处与延髓相连，下端在成人平第1腰椎体下缘（新生儿可达第3腰椎体下缘平面），表面有3层被膜及脑脊液包围，全长42～45 cm（图12-2）。

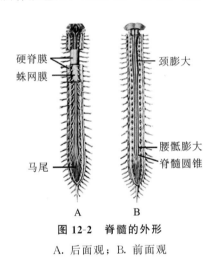

图 12-2 脊髓的外形

A. 后面观；B. 前面观

（二）外形

脊髓呈前、后稍扁的圆柱形，全长粗细不等，有2个膨大（内部神经元和纤维相对较多）：颈膨大（C_4～T_1）和腰骶膨大（L_2～S_3），分别与上、下肢的出现有关。由于人类的上肢动作灵巧，解剖结构精细，所以支配上肢的臂丛神经就比较发达，颈膨大正相当于臂丛神经发出的节段。脊髓末端变细为脊髓圆锥，向下延为一条细长无神经组织的终丝（被硬脊膜包裹，向下终止于尾骨背面）。

脊髓表面可见6条纵行的沟或裂。

前面正中较深的沟称前正中裂，其两侧各有一条浅沟称前外侧沟（有脊神经前根根丝附着）。

后面正中较浅的沟称后正中沟，其两侧各有一条浅沟称后外侧沟（有脊神经后根根丝附着）。

在颈髓和胸髓上部，后正中沟和后外侧沟之间有一条较浅的后中间沟，是薄束和楔束的分界标志。

二、脊髓节段及其与椎骨的对应关系

脊髓在外形上无明显节段性，但人为地将与每一对脊神经前、后根相连的一段脊髓称为一个脊髓节段（图12-3）。由于有31对脊神经，故脊髓分为31个节段：8个颈节（C）、12个胸节（T）、5个腰节（L）、5个骶节（S）和1个尾节（Co）。（图12-3）

在胚胎3个月以前，脊髓与脊柱是等长的，所有神经根呈直角自脊髓发出进入相应的椎间孔。自胚胎第 4 个月起，脊柱的生长速度比脊髓快，脊髓头端连于脑部被固定，而脊髓头端以下部分在发育过程中出现与脊柱的相应关系不一致。因此成人脊髓比脊柱要短很多，脊髓节段与相应的椎骨也不完全对应。了解脊髓的节段与椎骨的对应关系，对确定脊髓损伤平面和麻醉的定位有重要意义。

在成人，椎骨与脊髓节段有一定的对应关系（表 12-1）。

一般的推算方法为：上部颈节（$C_{1\sim4}$）大致与同序数椎骨的椎体相对应；下部颈节（$C_{5\sim8}$）和上部胸节（$T_{1\sim4}$）约与同序数椎骨的上一节椎体相对应，如第 6 颈节平对第 5 颈椎的椎体；中部胸节（$T_{5\sim8}$）约与同序数椎骨的上两节椎体相对应；下部胸节（$T_{9\sim12}$）约与同序数椎骨的上三节椎体相对应；腰节约平对第 11～12 胸椎的范围；骶、尾节（$S_{1\sim5}$，Co）约平对第 1 腰椎。

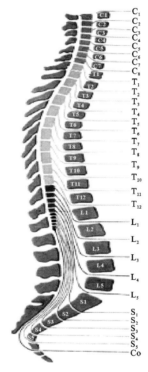

图 12-3　脊髓节段及其与椎骨的对应关系

表 12-1　椎骨与脊髓节段对应关系

脊髓节段	差值	对应椎骨
$C_{1\sim4}$	-0	第 1 至第 4 颈椎
$C_5\sim C_8$、$T_1\sim T_4$	-1	第 4 颈椎至第 3 胸椎
$T_5\sim T_8$	-2	第 3 至第 6 胸椎
$T_9\sim T_{12}$	-3	第 6 至第 9 胸椎
$L_1\sim L_5$		第 10 至第 12 胸椎
$S_1\sim S_5$、C_0		第 1 腰椎

在脊髓末端以下的脊神经根围绕终丝形成马尾。蛛网膜与软脊膜之间的腔隙为蛛网膜下隙，其内充满脑脊液。蛛网膜下隙在脊髓末端以下扩大成终池，内容马尾，长的马尾神经根浸在脑脊液内。临床上常选择第3～4或第4～5腰椎棘突间进行腰椎穿刺或麻醉，一般不会损伤脊髓和马尾，是腰椎穿刺的安全部位。其穿刺层次：皮肤→浅筋膜→胸腰筋膜→棘上韧带→棘间韧带→黄韧带→椎管内骨膜→硬膜外隙→硬脊膜→硬膜下隙→蛛网膜→蛛网膜下隙。

三、脊髓的内部结构

脊髓（图12-4）由灰质和白质两部分组成。

在脊髓的横切面上，中央有一细小的中央管，中央管纵贯脊髓全长，向上通第四脑室，管内含脑脊液，其周围是"H"形或蝶形的灰质，灰质的外周是白质。

灰质前部的突起为前角（前柱）；后部狭细的突起为后角（后柱），它由后向前又可分为头、颈和基底三部分。

前、后角之间的区域为中间带。在胸髓和上部腰髓（$L_{1\sim3}$），前、后角之间还有向外伸出的侧角（侧柱）。

中央管前、后的灰质分别称为灰质前连合和灰质后连合。灰质前、后连合又称中央灰质。

白质借脊髓的纵沟分为三个索：前正中裂与前外侧沟之间为前索；前、后外侧沟之间为外侧索；后外侧沟与后正中沟之间为后索。在灰质前连合的前方有白质前连合。

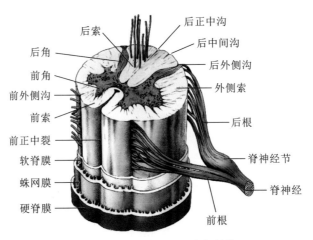

后索　　　　　　后正中沟
后角　　　　　　后中间沟
前角　　　　　　后外侧沟
前外侧沟　　　　外侧索
前索
前正中裂　　　　后根
软脊膜　　　　　脊神经节
蛛网膜
硬脊膜　　　　　脊神经
　　　　　　　　前根

图12-4　脊髓的外形和内部结构

在灰质后角基部外侧，灰、白质混合交织，称网状结构（图12-5）。

（一）灰质

脊髓灰质是神经元胞体和树突、神经胶质和血管等的复合体。灰质内的主要结构如下。

1. 前角　主要由α-运动神经元（支配跨关节梭外肌纤维，引起关节运动）和γ-运动神经元（支配梭内肌纤维，调节肌张力）组成。

2. 侧角　可见于$T_1\sim L_3$脊髓节段，是交感神经的低级中枢。在脊髓$S_{2\sim4}$节段灰质的外侧部，有骶副交感核，是副交感神经节前神经元胞体所在的部位，构成副交感神经的低级中枢。

3. 后角　主要由中间神经元组成，接受脊神经后根的传入纤维。

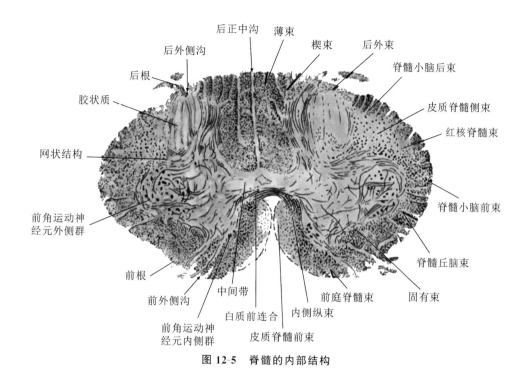

图 12-5　脊髓的内部结构

（二）白质

脊髓白质主要由长的上、下行纤维束构成（图 12-6）。上行纤维束将不同的感觉信息上传到脑；下行纤维束从脑的不同部位将神经冲动传递到脊髓。

1. 主要上行纤维束（图 12-7）

（1）薄束和楔束：为脊神经后根内侧部的粗纤维在同侧后索的直接延续。

薄束成自同侧第 5 胸节（T_5）以下、楔束成自第 4 胸节（T_4）以上脊神经节细胞的中枢突，周围突分布于肌、腱、关节和皮肤的感受器。

薄束、楔束在脊髓后索上行，止于延髓的薄束核和楔束核。在第 5 胸节（T_5）以下薄束占据后索的全部；在第 4 胸节（T_4）以上薄束占据后索的内侧部，楔束位于后索的外侧部。

薄束、楔束传导来自同侧半身的肌、腱、关节和皮肤的本体感觉（位置觉、运动觉和震动觉）和精细触觉（物体纹理粗细和两点距离）信息。

脊髓后索发生病变时，本体感觉和精细触觉的信息不能经此两束向上传入大脑皮质。在患者不能借助视觉（如闭眼或黑夜）时，难以确定自身关节的位置和运动状况，出现站立不稳、行动不协调及不能辨别所扪摸物体的性状等症状。

（2）脊髓丘脑束：分为脊髓丘脑侧束和脊髓丘脑前束。

脊髓丘脑侧束位于外侧索的前半部，传递由后根细纤维传入的痛、温觉信息。

脊髓丘脑前束位于前索，传递由后根粗纤维传入的粗略触觉、压觉信息。

脊髓丘脑束主要起自脊髓灰质Ⅰ和Ⅳ～Ⅶ层（后角固有核），经白质前连合交叉越边后，在对侧的外侧索和前索上行。至脑干下部时，脊髓丘脑前束加入内侧丘系，而脊髓丘脑侧束纤维自成脊髓丘系继续上行。

一侧脊髓丘脑束损伤时，病变水平1～2节以下对侧的区域会出现痛、温觉的减退或消失。

（3）脊髓小脑束：主要传递躯干下部和下肢非意识性本体感觉和皮肤的触、压觉信息至小脑。

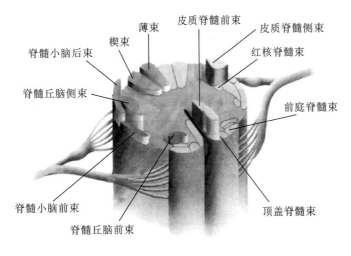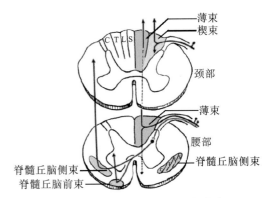

图12-6 脊髓内的主要上、下行纤维束　　　　图12-7 脊髓内的主要上行纤维束

2. 主要下行（运动）纤维束（传导束）

1）皮质脊髓束（图12-8）：其纤维起源于大脑皮质中央前回等处，下行至锥体交叉处，大部分（75%～90%）纤维交叉至对侧形成皮质脊髓侧束，小部分未交叉的纤维在同侧下行形成皮质脊髓前束。皮质脊髓束可完成大脑皮质对脊髓的直接控制，主要是对运动功能的控制（对前角运动细胞有重要影响）。

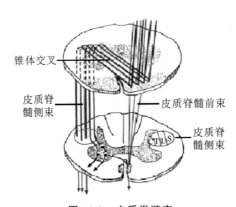

图12-8 皮质脊髓束

（1）皮质脊髓侧束：在脊髓侧索后部下行，直达骶髓，逐渐终于同侧灰质板层Ⅳ～Ⅸ，由对侧大脑皮质运动中枢发出的纤维组成，止于同侧脊髓灰质前角中的运动神经元，主要支配同侧上、下肢肌。

（2）皮质脊髓前束：仅存于脊髓中胸部以上，在前索最内侧下行，大多数纤维经白质前连合交叉终于对侧前角的运动神经元，部分纤维始终不交叉而终于同侧前角的运动神经元，主要支配躯干肌。

2）红核脊髓束：起自中脑红核，纤维交叉至对侧，在脊髓外侧索下行。对屈肌的运动神经元有较强兴奋作用，与皮质脊髓束一起对肢体远端肌肉运动发挥重要影响。

3）前庭脊髓束：起于前庭神经外侧核，在同侧前索外侧部下行。主要兴奋躯干和肢体的伸肌，在调节身体平衡中起作用。

4）网状脊髓束：来自脑桥和延髓的网状结构，行于前索和侧索前内部。主要参与对躯干和肢体近端肌肉运动的控制。

脊髓白质内重要上、下行纤维束小结如表 12-2 所示。

表 12-2　脊髓白质内重要上、下行纤维束小结

名　称	位　置	起　始	终　止	功　能
楔束	外脊髓同侧后索	T_4 以上脊神经节	楔束核	本体感觉
薄束	内脊髓同侧后索	T_5 以下脊神经节	薄束核	精细触觉
脊髓小脑后束	外侧索周边后部	同侧背核	同侧小脑皮质	本体感觉
脊髓小脑前束	外侧索周边前部	Ⅴ～Ⅶ层外侧部	对侧小脑皮质	外感觉信息
脊髓丘脑侧束	外侧索前部	Ⅰ、Ⅳ～Ⅶ层	对侧丘脑	痛、温觉信息
脊髓丘脑前束	前索	（后角固有核）		粗触、压觉信息
皮质脊髓侧束	外侧索后部	对侧大脑中央前回	同侧Ⅳ～Ⅸ层	支配同侧肢体肌
皮质脊髓前束	前索	同侧大脑中央前回	对侧前角细胞	支配躯干肌
红核脊髓束	外侧索	中脑红核	对侧Ⅴ～Ⅶ层	兴奋屈肌
前庭脊髓束	前索外侧部	前庭神经核	Ⅷ层	兴奋伸肌，调节平衡

四、脊髓的功能

1. 传导功能　脊髓是上、下行传导路径的中继站，它是脑与脊髓低级中枢、周围神经联系的主要通道。

2. 反射中枢　脊髓反射是指脊髓固有的反射，分为躯体反射（骨骼肌的反射活动有牵张反射、屈曲反射和浅反射等）和内脏反射（躯体-内脏反射、内脏-内脏反射和内脏-躯体反射，如直肠排便反射、膀胱排尿反射、竖毛反射等）。

 脊髓损伤的节段性定位

1. 颈髓　表现为颈枕部放射性疼痛，颈项强直，四肢痉挛性瘫痪，C_1～C_4 以下躯体感觉障碍；膈神经受到刺激可引起呃逆、呕吐；膈神经损伤则出现呼吸困难，呼吸肌麻痹。

2. 胸髓　根性症状表现为肋间神经痛，腹背部疼痛。感觉障碍平面位于 T_2 以下，腹股沟以上，双下肢痉挛性瘫痪，腱反射亢进，腹壁反射消失。

3. 腰骶髓　腰上段（L_1～L_2）：髋关节屈曲及不能内收，膝、踝、足趾痉挛性瘫痪；疼痛分布范围是腹股沟、臀外部、会阴或大腿内侧；下肢痉挛性瘫痪，膝反射亢进，提睾反射消失。腰下段（L_3～S_2）：疼痛分布于大腿前外侧、小腿外侧，感觉障碍局限于下肢；膝、踝关节运动障碍；股二头肌反射和提睾反射正常；膝反射、踝反射消失；大、小便潴留或失禁。

4. 脊髓圆锥（$S_{3～5}$）　含有自主神经和副交感神经，主要负责膀胱和直肠的反射及生殖器的功能，即支配膀胱及肛门括约肌和邻近皮肤、阴唇、阴囊、阴茎海绵体、阴茎的勃起和射精。因此，腰椎间盘突出如压迫圆锥及相应的马尾神经，可引起大、小便失禁及性功能的障碍。

5. 脊柱　T_{12}～L_2 发生率最高，也最容易发生截瘫。但脊髓圆锥下极在椎管中的位置因人而异，临床症状可不相同。

脊髓不同部位损伤的表现

1. 脊髓全横断　脊髓突然完全横断后，横断平面以下全部感觉和运动丧失，反射消失，处于无反射状态，称为脊髓休克。数周至数月后，各种反射可逐渐恢复。但由于传导束很难再生，脊髓因失去了脑的易化和抑制作用，恢复后的深反射和肌张力比正常时高，离断平面以下的感觉和运动不能恢复。

2. 脊髓半横断（布朗-色夸综合征）　损伤平面以下的位置觉、振动觉和精细触觉丧失；同侧肢体痉挛性瘫痪；损伤平面以下的对侧身体痛、温觉丧失。

3. 脊髓前角损伤　主要伤及前角运动神经元，表现为这些细胞所支配的骨骼肌呈迟缓性瘫痪，肌张力低下，腱反射消失，肌萎缩，无病理反射，但感觉无异。如脊髓灰质炎（小儿麻痹症）患者。

4. 中央灰质周围损伤　若病变侵犯了白质前连合，则阻断了脊髓丘脑束在此的交叉纤维，引起相应部位的痛、温觉消失，而本体感觉和精细触觉无障碍（感觉分离），如脊髓空洞症或髓内肿瘤患者。

第二节　脑

脑（图 12-9）位于颅腔内，向下在枕骨大孔处连于脊髓。在成人，其平均重量约 1 400 g，其形态结构及其功能均较脊髓复杂。脑可分为六部分：端脑（大脑）、间脑、中脑、脑桥、延髓和小脑。通常把中脑、脑桥和延髓合称为脑干。随着脑的发育，胚胎时期的神经管就在脑各部的内部形成一个连续的脑室系统。

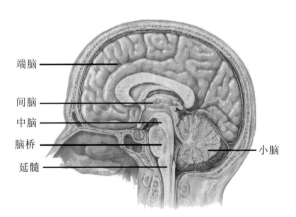

图中标注：端脑、间脑、中脑、脑桥、延髓、小脑

图 12-9　脑正中矢状切面

一、脑干

脑干（图 12-10～图 12-12）是位于脊髓和间脑间的较小部分，自下而上由延髓、脑桥和中脑组成。脑干向上与间脑相连，向下经枕骨大孔连接脊髓，其背面与小脑相连。

（一）脑干的外形

1. 脑干腹侧面（前面）观

（1）延髓：上端在前正中裂的两侧各有一对纵行隆起。内侧的是锥体，其内有锥体束通过；在锥体下端，大部分皮质脊髓束纤维越过中线，左、右交叉形成锥体交叉。锥体背外侧为橄榄。橄榄和锥体之间的纵沟有舌下神经根穿出。在橄榄背侧自上而下依次有舌咽神经、迷走神经和副神经根穿出。

（2）脑桥：腹侧面有宽阔膨隆的脑桥基底部，下缘借延髓脑桥沟与延髓分界，上缘与大脑脚相接。在延髓脑桥沟中自内侧向外侧依次有展神经、面神经和前庭蜗神经穿出。基底部正中有纵行的基底沟，基底部向外移行为小脑中脚。两者的交界处有三叉神经根附着。在延髓脑桥沟的外侧部，延髓、脑桥与小脑交接处，有临床上所称的脑桥小脑三角；该三角的肿瘤常累及前庭蜗神经和面神经根，从而出现相应的症状。

（3）中脑：上界为视束，下界为脑桥上缘。两侧粗大的纵行柱状隆起为大脑脚，其间的凹陷为脚间窝。大脑脚底的内侧有动眼神经根出脑。

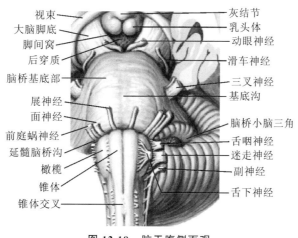

图 12-10　脑干腹侧面观

2. 脑干背侧面（后面）观

（1）延髓：上部构成菱形窝的下半；下部形似脊髓，脊髓后索中的薄束、楔束向上延伸，分别扩展为膨隆的薄束结节（深面有薄束核）和楔束结节（深面有楔束核）。在楔束结节的外上方有小脑下脚。

（2）脑桥：下部构成菱形窝的上半，两侧是小脑上脚和小脑中脚。左、右小脑上脚间的薄层白质为上髓帆。

（3）中脑：有上、下两对圆形隆起，上方为上丘（视觉反射中枢）；下方为下丘（听觉反射中枢），在下丘的下方有滑车神经根穿出，它是唯一自脑干背侧面出脑的脑神经。

（4）菱形窝：在延髓上部和脑桥下部，脊髓的中央管敞开形成第四脑室，其底为菱形窝。髓纹横行于菱形窝外侧角与正中线之间。在正中线上有正中沟，沟外侧有界沟。界沟与正中沟之间为内侧隆起。髓纹以下有：舌下神经三角（内含舌下神经核）和迷走神经三角（内含迷走神经背核）。界沟的外侧为前庭区，其深面为前庭神经核。前庭区的外侧角上有听结节，内含蜗背侧核。靠近髓纹上缘有面神经丘（内含面神经膝和展神经核）。界沟上端有一在新鲜标本上呈蓝灰色的小区域称蓝斑。

（5）第四脑室：位于延髓、脑桥和小脑之间，呈四棱锥形。其底为菱形窝；顶的前部为小脑上脚及上髓帆，后部为下髓帆和第四脑室脉络组织，内含第四脑室脉络丛。该脉络丛产生的脑脊液与经中脑水管流入的第三脑室的脑脊液汇合，再借第四脑室正中孔和一对外侧孔与蛛网膜下隙相通。

脑干的分部及前、后面的主要结构如表 12-3 所示。

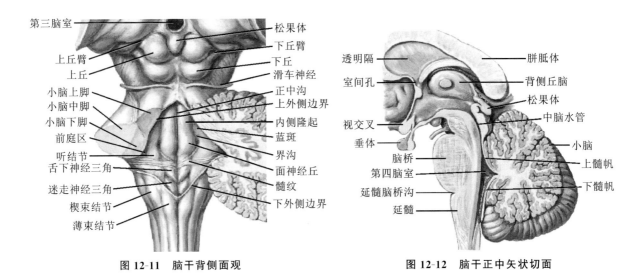

图 12-11　脑干背侧面观　　　　　　　**图 12-12　脑干正中矢状切面**

表 12-3　脑干的分部及前、后面的主要结构

分部	主要结构（腹侧面）	主要结构（背侧面）
延髓	延髓脑桥沟、锥体、锥体交叉、橄榄 舌咽神经（Ⅸ）、迷走神经（Ⅹ）、副神经（Ⅺ）、舌下神经（Ⅻ）	髓纹、小脑下脚 薄束结节、楔束结节
脑桥	脑桥基底部、基底沟、小脑中脚、脑桥小脑三角 三叉神经（Ⅴ）、展神经（Ⅵ）、面神经（Ⅶ）、前庭蜗神经（Ⅷ）	小脑上脚、中脚、下脚
中脑	大脑脚、脚间窝、后穿质 动眼神经（Ⅲ）	上丘、上丘臂 下丘、下丘臂 滑车神经（Ⅳ）

（二）脑干内部结构

脑干的内部结构由灰质（脑神经核、非脑神经核）、白质（上、下行纤维束）和网状结构组成。

1. 脑干的灰质　是分散、功能各异的神经核，根据其纤维联系及功能的不同，可分为两类：脑神经核，直接与脑神经发生联系；非脑神经核，参与组成各种神经传导通路或反射通路。

1）脑神经核。（图 12-13）

（1）躯体运动核。

动眼神经核：位于中脑上丘阶段，发出纤维参与组成动眼神经，支配上睑提肌、上直肌、下直肌、内直肌和下斜肌。

滑车神经核：位于中脑下丘阶段，发出纤维构成滑车神经，支配上斜肌。

展神经核：位于脑桥中下部，发出纤维构成展神经，支配外直肌。

舌下神经核：位于舌下神经三角的深面，发出的纤维构成舌下神经根，支配全部舌内、外肌。

（2）内脏运动核。

三叉神经运动核：位于脑桥中部，发出的轴突构成三叉神经运动根，支配咀嚼肌等。

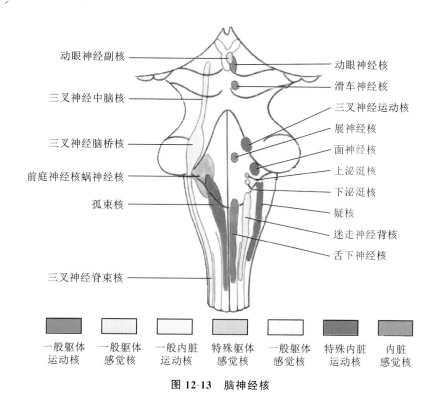

动眼神经副核

三叉神经中脑核

三叉神经脑桥核

前庭神经核蜗神经核

孤束核

三叉神经脊束核

动眼神经核

滑车神经核

三叉神经运动核

展神经核

面神经核

上泌涎核

下泌涎核

疑核

迷走神经背核

舌下神经核

| 一般躯体运动核 | 一般躯体感觉核 | 一般内脏运动核 | 特殊躯体感觉核 | 一般躯体感觉核 | 特殊内脏运动核 | 内脏感觉核 |

图 12-13　脑神经核

面神经核：位于脑桥下部，发出纤维构成面神经运动根，支配面肌、镫骨肌等。

疑核：位于延髓橄榄上部至内侧丘系交叉平面的网状结构中，发出纤维加入舌咽神经、迷走神经和副神经脑根，支配软腭、咽、喉和食管上部的骨骼肌。

副神经核：位于锥体交叉至第 4 或第 5 颈髓节段前角外侧区，发出纤维在椎管内汇成副神经脊髓根，入颅腔与脑根合并，出颈静脉孔后又分开。脑根并入迷走神经，支配部分腭肌和喉肌。脊髓根成为副神经，支配胸锁乳突肌和斜方肌上部。

上述四对核团支配的咀嚼肌、表情肌、咽喉肌等骨骼肌是由鳃弓衍化而来，故将其归入内脏运动核团。

动眼神经副核：发出副交感节前纤维，经动眼神经至睫状神经节交换神经元。节后纤维支配瞳孔括约肌和睫状肌。

上泌涎核：位于脑桥下部，发出的副交感节前纤维经面神经至所属副交感神经节，换元后支配泪腺、舌下腺、下颌下腺、鼻和腭黏膜腺体的分泌。

下泌涎核：位于橄榄上部，发出的副交感节前纤维经舌咽神经至所属副交感神经节，换元后支配腮腺的分泌。

迷走神经背核：位于迷走神经三角深面，发出的副交感节前纤维加入迷走神经，换元后支配颈部和胸、腹腔大部分脏器及心的活动。

（3）内脏感觉核：由孤束核构成，其上部为味觉核，接受味觉纤维；下部为心-呼吸核，接受一般内脏感觉纤维。

（4）躯体感觉核。

三叉神经脑桥核：位于脑桥中部，接受三叉神经感觉根上行支中传递触觉的粗纤维，主要与头面部皮肤、口腔软组织和牙的触、压觉有关。

三叉神经脊束核：颅侧端与三叉神经脑桥核相续，尾侧端与脊髓后角相续，接受三叉神经脊束的终止，与头面部皮肤、口腔和牙的痛、温觉有关。

三叉神经中脑核：位于三叉神经脑桥核上端至上丘平面。此核神经元周围突将来自咀嚼肌的本体感觉冲动，经其中枢突传至三叉神经脑桥核背内侧部、脊束核颅侧亚核背内侧部及附近网状结构，继而经丘脑腹后内侧核传至大脑皮质。

蜗神经核：包括蜗背侧核和蜗腹侧核，接受蜗神经初级听觉纤维，发出二级听觉纤维，在两侧的外侧丘系上行，将一侧耳的听觉冲动传至双侧下丘及听觉中枢。

前庭神经核：接受前庭神经初级平衡觉纤维，是小脑传入和传出通路的重要中转站。前庭神经核经内侧纵束及前庭脊髓内侧束，协调眼球运动和头部姿势。经前庭脊髓外侧束，协调肌张力。前庭神经核上行投射至丘脑腹后核，继而至大脑前庭皮质（中央后沟与顶内沟交界处），使平衡觉冲动上升为意识。

2）非脑神经核。

（1）薄束核与楔束核（图 12-14、图 12-15）：分别位于延髓薄束结节和楔束结节深面，接受薄束和楔束的终止，发出弓状纤维，在中央管腹侧交叉（内侧丘系交叉）至对侧，在中线两侧转折上行，形成内侧丘系。

（2）下丘：接受外侧丘系的终止，发出纤维组成下丘臂到达内侧膝状体，是听觉通路上的重要中继站。其分层结构具有对音频定位的功能。还发纤维到上丘，完成头和眼球转向声源的反射性调整。

（3）上丘：位于中脑上部的背侧，在人类构成主要的视觉反射中枢。上丘对不同的传入信息进行整合，参与大脑皮质对眼球快速垂直和水平运动的控制，并参与协调眼、头对声、光等刺激的定向运动。

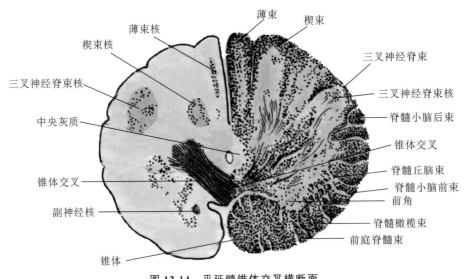

图 12-14　平延髓锥体交叉横断面

（4）顶盖前区：位于中脑和间脑交界处，中脑导水管周围灰质的背外侧，接受经视束、上丘臂来的视网膜节细胞的纤维，其传出纤维止于双侧动眼神经副核，使两眼同时完成直接和间接对光反射。

（5）红核（图 12-16）：位于上丘至间脑尾侧平面，主要参与对躯体运动的控制。

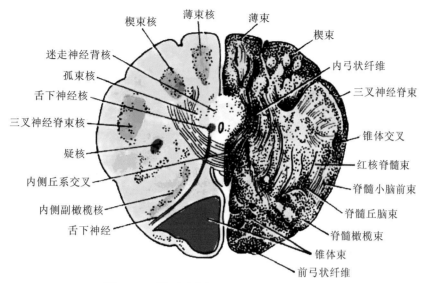

图 12-15　平延髓内侧丘系交叉高度横断面

（6）**黑质**（图 12-16）：位于大脑脚底和被盖之间，主要由多巴胺能神经元组成。新纹状体接受黑质致密部多巴胺能神经元的投射。帕金森病（parkinson 病）就是黑质的神经元变性，使新纹状体的多巴胺水平下降所致。表现为肌张力增高、肌肉强直、运动受限、动作迟缓、减少并出现静止性震颤、姿势不稳等。

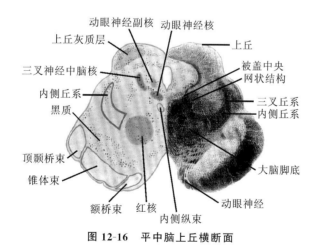

图 12-16　平中脑上丘横断面

3. **脑干的白质**　主要由长的上、下行纤维束和出、入小脑的纤维组成。

1）上行纤维束。

（1）**内侧丘系**：薄束核、楔束核发出的纤维，呈弓状绕过中央管的腹侧，经内侧丘系交叉后在中线两侧转折上行形成内侧丘系，止于背侧丘脑腹后外侧核，传导对侧躯干和上、下肢的本体感觉和精细触觉。

（2）**脊髓丘系**：脊髓丘脑束进入脑干后，与一些从脊髓投向上丘的纤维组合在一起，组成脊髓丘系，终于丘脑腹后外侧核，传导对侧躯干和上、下肢的痛、温觉和粗略触、压觉。

（3）**外侧丘系**：起于双侧蜗背侧核、蜗腹侧核的纤维，大部分在脑桥中、下部横行越边到对侧，形成斜方体，然后在上橄榄核的外侧转折向上，形成外侧丘系；小部分不交叉的纤维也加入同侧外侧丘系上行，止于内侧膝状体。一侧外侧丘系传导双侧耳的听觉冲动。

（4）三叉丘系：三叉神经脊束核及大部分三叉神经脑桥核发出的纤维交叉至对侧上行，形成三叉丘系，止于丘脑腹后内侧核，主要传导对侧头面部的触、压觉和痛、温觉。

2）下行纤维束：主要是锥体束，是大脑皮质发出的控制骨骼肌随意运动的下行纤维束，它由两部分纤维组成。

（1）皮质核束（图12-17）：锥体束的部分纤维在下行过程中止于各脑神经躯体运动核。

（2）皮质脊髓束（图12-18）：锥体束的另一部分纤维下行至脊髓止于前角。

皮质脊髓束的大部分纤维在延髓锥体下端经过锥体交叉，大约75%的纤维交叉后在脊髓外侧索下行，称皮质脊髓侧束；其余不交叉的纤维在脊髓前索内下行，称皮质脊髓前束。

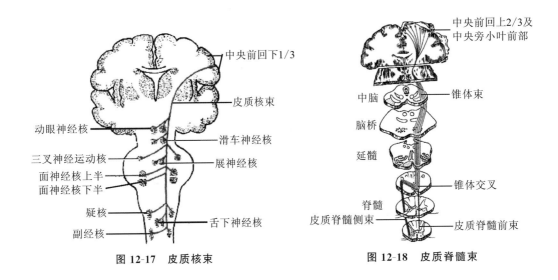

图12-17　皮质核束　　　　　图12-18　皮质脊髓束

4．脑干网状结构　脑干网状结构位于脑神经核、界限明确的非脑神经核和长的上、下行纤维束之间，由纵横交错的神经纤维和网眼中的神经元构成。网状结构的各类神经元相对较为散在，与纤维交错排列。

脑干不同切面代表性损伤的临床表现

1．延髓内侧综合征（舌下神经交叉性偏瘫）　①锥体损伤，对侧上、下肢瘫痪；②内侧丘系损伤，对侧上、下肢及躯干意识性本体感觉和精细触觉障碍；③相邻的舌下神经根损伤，同侧半舌肌瘫痪，伸舌时舌尖歪向同侧。

2．延髓外侧综合征　①三叉神经脊束损伤，同侧头面部痛、温觉障碍；②脊髓丘脑束损伤，对侧上、下肢及躯干痛、温觉障碍；③疑核损伤，同侧软腭及咽肌麻痹，吞咽困难，声音嘶哑；④下丘脑致胸髓节段中间外侧核的交感下行通路损伤，Horner综合征（同侧瞳孔缩小，上睑轻度下垂，面部皮肤潮红及汗腺分泌障碍）；⑤小脑下脚损伤，同侧上、下肢共济失调；⑥前庭神经核损伤，眩晕，眼球震颤。

3．脑桥基底部综合征（展神经交叉性偏瘫）　①锥体束损伤，对侧上、下肢瘫痪；②展神经根损伤，同侧眼球外直肌麻痹。

4. 脑桥背侧部综合征　①展神经核损伤，同侧眼球外直肌麻痹，双眼患侧凝视麻痹；②面神经核损伤，同侧面肌麻痹；③前庭神经核损伤，眩晕、眼球震颤；④三叉神经脊束损伤，同侧头面部痛、温觉障碍；⑤脊髓丘脑束损伤，对侧上、下肢及躯干痛、温觉障碍；⑥内侧丘系损伤，对侧上、下肢及躯干意识性本体感觉和精细触觉障碍；⑦下丘脑至胸髓节段中间外侧核的交感下行通路损伤，同侧 Horner 综合征；⑧小脑下脚和脊髓小脑前束损伤，同侧上、下肢共济失调。

5. 大脑脚底综合征（动眼神经交叉性偏瘫）　①动眼神经根损伤，同侧除外直肌和上斜肌外的所有眼肌麻痹，瞳孔散大；②锥体束损伤，对侧上、下肢瘫痪。

6. 本尼迪克特综合征　①内侧丘系损伤，对侧上、下肢躯干意识性本体感觉和精细触觉障碍；②动眼神经根损伤，同侧除外直肌和上斜肌外的所有眼肌麻痹，瞳孔散大；③小脑丘脑纤维损伤，对侧上、下肢意向性震颤，共济失调。

二、小脑

（一）小脑的位置和外形

小脑（图 12-19、图 12-20）位于颅后窝，其背侧面平坦、腹侧面为脑桥和延髓，前下方借三对小脑脚连于脑干。小脑中间较狭窄的部位称小脑蚓，两侧膨大的部分称小脑半球。小脑半球下面，靠近延髓背面的膨隆部分，称小脑扁桃体。小脑扁桃体紧邻延髓和枕骨大孔的两侧，当颅内压增高时，小脑扁桃体可向下嵌入枕骨大孔，形成枕骨大孔疝或称小脑扁桃体疝，压迫延髓的呼吸中枢和心血管中枢，危及生命。

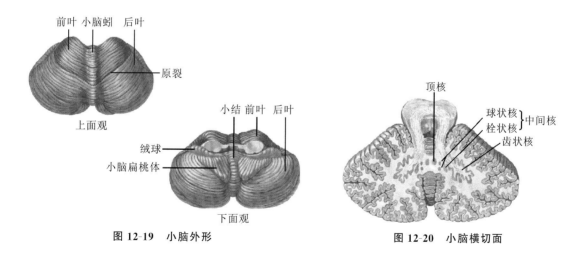

图 12-19　小脑外形　　　　　　图 12-20　小脑横切面

（二）小脑的内部结构

小脑体积约占整脑的 10%，其所含神经元数量超过全脑神经元总数一半以上。小脑由表面的皮质、深面的髓质及小脑核组成。

1. 小脑皮质　小脑皮质由神经元的胞体和树突构成，其神经元由内向外依次构成颗粒层、梨状细胞层、分子层三层结构。皮质表面可见许多大致平行的横沟，将小脑分成许多横行的薄片，称为叶片。

2. 小脑的白质　小脑内部的白质称髓质，由进出小脑的纤维束构成。

3. 小脑核团　位于小脑内部，包埋于小脑髓质内，从内侧向外侧依次为顶核、球状核、栓状核和齿状核（形如袋状、体积最大）四对。球状核和栓状核合称为中间核。

（三）小脑分叶及功能

根据小脑的发生、功能和纤维联系，可将小脑分为3叶。

1. 绒球小结叶　位于小脑下面最前部，包括绒球和小结。绒球和小结之间以绒球脚相连接。绒球小结叶在种系发生上是小脑最古老的部分，称为原小脑，其纤维主要与脑干前庭核和前庭神经相联系，故又称前庭小脑。其功能主要与维持身体平衡、协调眼球运动有关。

2. 前叶　小脑上面原裂以前的部分为前叶。前叶与蚓垂、蚓锥体等在种系发生上出现较晚，称为旧小脑，又称脊髓小脑。其功能主要与肌张力的调节有关。

3. 后叶　后叶是原裂以后的部分，占小脑的大部分。在进化中出现最晚，称新小脑；接受大脑皮质通过皮质-脑桥-小脑纤维传达的信息，又称大脑小脑。其功能主要与协调骨骼肌的随意运动有关。

4. 小脑功能　随着脊椎动物的进化，小脑体积增大，在人类达到高峰，与高等动物特别是人能从事精密细致的复杂运动有关。小脑的功能主要是维持身体的平衡、调节肌张力，协调随意运动。小脑的损伤不会引起随意运动的丧失（瘫痪），但可出现平衡失常及肌张力特别是运动协调的障碍。

小脑萎缩

脊髓小脑萎缩症（spinocerebellar ataxia，SCA），家族显性遗传神经系统疾病。患者发病后，行走动作摇摇晃晃，有如企鹅，被称为"企鹅家族"。

主要症状为走路不稳、动作不灵、握物无力、言语不清，有的患者头晕、头重、头涨、头痛，伴有复视或视物模糊，吞咽发呛，书写颤抖，大、小便障碍等。小脑萎缩的主要表现是共济失调，护理上要协助患者多进行肢体锻炼、改善平衡能力、延缓共济失调性残疾。

三、间脑

间脑（图12-21）位于脑干与端脑之间，连接大脑半球和中脑。其体积不到中枢神经系统的2%，但结构和功能十分复杂，仅次于大脑皮质。两侧间脑之间有一狭窄的腔隙称为第三脑室。间脑分为背侧丘脑、后丘脑、上丘脑、下丘脑和底丘脑五个部分。

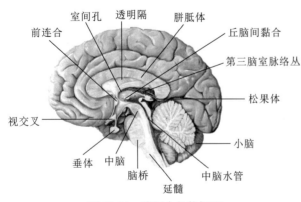

图12-21　脑正中矢状切面

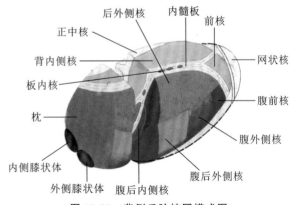

图12-22　背侧丘脑核团模式图

（一）背侧丘脑

背侧丘脑（丘脑）（图 12-22）由一对卵圆形的灰质团块组成，借丘脑间黏合相连，前端突起称前结节，后端膨大称丘脑枕，内侧面有下丘脑沟，是背侧丘脑与下丘脑的分界线。

在背侧丘脑内部有一"Y"字形的内髓板，将背侧丘脑大致分为丘脑前核、丘脑内侧核群和丘脑外侧核群。外侧核群分为背侧组和腹侧组，腹侧组由前向后分为腹前核、腹外侧核及腹后核。

1. 特异性中继核团

（1）腹前核和腹外侧核：主要接受小脑齿状核、苍白球、黑质的纤维，发出纤维至躯体运动中枢，调节躯体运动。

（2）腹后核：包括腹后内侧核和腹后外侧核。

腹后内侧核接受三叉丘系和孤束核发出的味觉纤维，发出纤维参与组成丘脑中央辐射，终止于大脑皮质中央后回的下部，传导头面部的感觉和味觉。

腹后外侧核接受内侧丘系和脊髓丘系的纤维，发出纤维参与组成丘脑中央辐射，主要终止于大脑皮质中央后回中上部和中央旁小叶后部，传导躯干和四肢的深、浅感觉。

2. 非特异性投射核团　包括中线核、板内核和网状核。主要接受嗅脑、脑干网状结构的纤维，与下丘脑和纹状体之间有往返联系。网状结构上行纤维经这些核团转接，构成上行网状激动系统，维持机体的清醒状态。

3. 联络性核团　包括丘脑前核、内侧核和外侧核的背侧组，具有情感意识的分辨能力，还参与学习记忆活动，能领略到粗略的感觉、愉快与不愉快的情绪。

（二）后丘脑

后丘脑位于丘脑的后下方，包括内侧的内侧膝状体和外侧的外侧膝状体，属特异性中继核。

内侧膝状体接受下丘臂的听觉纤维，发出纤维至听觉中枢，与听觉形成有关。

外侧膝状体接受视束的传入纤维，发出纤维至视觉中枢，与视觉形成有关。

（三）上丘脑

上丘脑位于间脑的背侧面，包括松果体、缰三角、缰连合、丘脑髓纹和后连合。16 岁以后松果体钙化，是 X 线诊断颅内占位病变的定位标志。松果体为内分泌腺，产生褪黑激素，具有抑制生殖腺和调节生物钟等作用。

（四）下丘脑

1. 位置和外形　下丘脑（图 12-23）位于背侧丘脑的下方，借下丘脑沟与背侧丘脑分界。下面最前方是视交叉，前上方连接终板，后方有灰结节。灰结节向下移行于漏斗，其后方有一对乳头体。漏斗下端与垂体相接。

2. 下丘脑的核团　①在视上区的视上核、室旁核和下丘脑前核；②在结节区的漏斗核、腹内侧核和背内侧核；③在乳头体区的乳头体核和下丘脑后核。

3. 下丘脑与垂体的纤维联系　由视上核和室旁核合成分泌的抗利尿激素（ADH）（加压素）和催产素分别经视上垂体束和室旁垂体束输送到神经垂体，在此储存并在需要时释放入血液；由漏斗核及邻近室周区合成分泌的多种激素释放因子或抑制因子经结节漏斗束投射到垂体门脉系统，调控腺垂体的内分泌功能。

4.下丘脑的功能 下丘脑是神经内分泌中心，调节机体的内分泌活动，也是皮质下自主神经活动高级中枢，可调节体温、摄食、生殖、水盐平衡和内分泌活动，有调节情绪、行为、昼夜节律等重要功能。

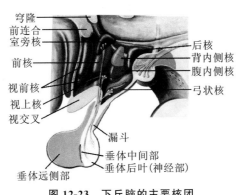

图 12-23 下丘脑的主要核团

（五）底丘脑

底丘脑位于间脑与中脑的过渡区，内含底丘脑核，参与锥体外系的功能。一侧底丘脑核受损，可产生对侧肢体不自主的舞蹈样动作或半身颤搐。

间脑综合征

感染、中毒、血管疾病、外伤等原因引起下丘脑慢性退行性病变所致的综合病征称为间脑综合征。由于下丘脑与垂体之间神经通路异常可导致内分泌、自主神经及精神活动异常，如间脑性木僵，表现为强直、姿势性紧张症以及缺乏情感和自发性运动，体温调节障碍、尿崩症、睡眠障碍、肥胖、血管舒缩性发作、猝倒、流涎、流泪、出汗等。

四、端脑

端脑占据颅腔大部，是脑的最高级部位，由两侧大脑半球借胼胝体连接而成。大脑半球表面的灰质层，称大脑皮质，深面的白质又称髓质，埋在髓质内的灰质核团，称基底核。大脑半球内部的腔隙称为侧脑室。

（一）大脑的形态和分叶

主要的沟和裂 左、右大脑半球之间为纵行的大脑纵裂。在纵裂底面，连接左、右大脑半球宽厚的纤维束板称为胼胝体。大脑和小脑之间为大脑横裂。大脑半球皮质的各部分发育不平衡，在半球表面出现为许多隆起的脑回和深陷的脑沟，脑回和脑沟是对大脑半球进行分叶和定位的重要标志。

每个半球分为3面：外上面、内侧面和下面。外上面隆凸，内侧面平坦，两面以上缘为界；下面凹凸不平。

每个半球内有3条恒定的沟：外侧沟起于半球下面，行向后上方，至上外侧面；中央沟起于半球上缘中点稍后方，斜向前下方，下端与外侧沟隔一脑回，上端延伸至半球内侧面；顶枕沟位于半球内侧面后部，自下向上。

3条沟将每侧大脑半球分为5叶：额叶、顶叶、枕叶、颞叶及岛叶。在外侧沟上方和中央沟以前的部分为额叶。外侧沟以下的部分为颞叶。枕叶位于半球后部，其前界在内侧面为顶枕沟，在上外侧面的界限是顶枕沟至枕前切迹的连线。顶叶为外侧沟上方，中央沟后方，枕叶以前的部分。岛叶呈三角形岛状，位于外侧沟深面，被额、顶、颞叶所掩盖。

（二）大脑半球的重要沟回

1. 大脑半球外上面（图12-24）

（1）额叶的主要沟回：在中央沟的前方，有与之平行的中央前沟。中央沟与中央前沟之间为中央前回。自中央前沟向前，有额上沟和额下沟，是额上回、额中回和额下回的分界线。

（2）顶叶的主要沟回：在中央沟后方，有与之平行的中央后沟。此沟与中央沟之间为中央后回。在中央后沟后方，有一条与半球上缘平行的顶内沟。此沟上方为顶上小叶，下方为顶下小叶。顶下小叶又分为缘上回和角回。

（3）颞叶的主要沟回：在外侧沟的下方，有与之平行的颞上沟和颞下沟。颞上沟的上方为颞上回，内有几条短的颞横回。颞上沟与颞下沟之间为颞中回。颞下沟的下方为颞下回。

2. 大脑半球内侧面的主要沟回（图12-25）　该面中部有前后方向上略呈弓形的胼胝体。中央前、后回延伸到内侧面的部分为中央旁小叶。胼胝体后下方，有呈弓形的距状沟。距状沟与顶枕沟之间称楔回，距状沟下方为舌回。在胼胝体背面有胼胝体沟，此沟上方，有与之平行的扣带沟。扣带沟与胼胝体沟之间为扣带回。

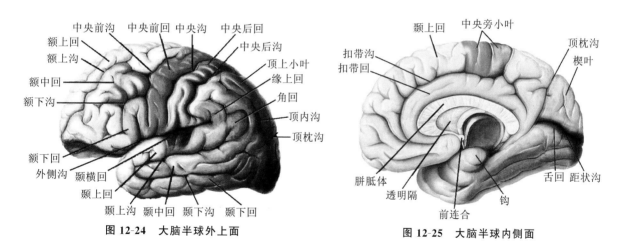

图 12-24　大脑半球外上面　　　　　图 12-25　大脑半球内侧面

3. 大脑半球底面的主要沟回（图12-26）　额叶下面有纵行的嗅束，其前端膨大为嗅球，与嗅神经相连。嗅束向后扩大为嗅三角。颞叶下方有与半球下缘平行的枕颞沟，其内侧有与之平行的侧副沟。侧副沟内侧为海马旁回，后者的前端弯曲，称钩。海马旁回内侧为海马沟，在沟的上方有呈锯齿状的齿状回。在齿状回的外侧，侧脑室下角底壁上有一弓形隆起，称海马，海马和齿状回构成海马结构。

边缘叶指胼胝体周围和侧脑室下角底壁的一圈弧形结构，包括隔区（包括胼胝体下回和终板旁回）、扣带回、海马旁回、海马和齿状回等，加上岛叶前部、颞极共同构成边缘叶。

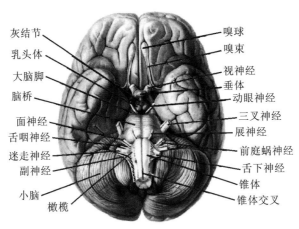

灰结节
乳头体
大脑脚
脑桥
面神经
舌咽神经
迷走神经
副神经
小脑
橄榄

嗅球
嗅束
视神经
垂体
动眼神经
三叉神经
展神经
前庭蜗神经
舌下神经
锥体
锥体交叉

图 12-26　大脑半球底面

（三）大脑皮质功能定位

大脑皮质是大脑半球表面的灰质，是高级神经活动的物质基础。机体各种功能活动在大脑皮质上具有定位关系，形成许多重要中枢。通常将具有一定功能活动的皮质区称中枢，它是执行某种功能的核心区域。大脑皮质除了这些中枢外，还存在广泛的联络区，对各种信息进行加工和整合，完成高级的神经精神活动。额叶的功能与躯体运动、发音、语言及高级思维活动有关。顶叶的功能与躯体感觉、味觉、语言等有关。枕叶与视觉信息的整合有关。颞叶与听觉、语言记忆功能有关。岛叶与内脏感觉有关。边缘叶与情绪、行为、内脏活动等有关。

1. 第Ⅰ躯体运动区（图 12-27）　位于中央前回和中央旁小叶前部，接受中央后回、背侧丘脑腹前核、腹中间核和腹后外侧核的纤维，发出纤维组成锥体束，至脑干运动核和脊髓前角。对骨骼肌运动的管理有一定的局部定位关系，其特点如下。

（1）上、下颠倒，但头部是正立的：中央前回最上部和中央旁小叶前部与下肢、会阴部运动有关；中部与躯干和上肢的运动有关；下部与面、舌、咽、喉的运动有关。

（2）左、右交叉：一侧运动区支配对侧肢体的运动。一些与联合运动有关的肌则受两侧运动区的支配，如眼球外肌、咽喉肌、面上部肌等。

（3）身体各部投影区的大小取决于其功能的重要性和复杂程度，如手的代表区比足的大得多。

2. 第Ⅰ躯体感觉区（图 12-28）　位于中央后回和中央旁小叶后部，接受背侧丘脑腹后核传来的对侧半身浅感觉和深感觉纤维。身体各部在此区的投射特点：①上、下颠倒，但头部是正的。②左、右交叉。③身体各部在该区投射范围的大小取决于该部感觉的敏感程度，如手指和口唇的感受器最密，他们在该区的投射范围就最大。

3. 视觉区　位于距状沟两侧及沟底的皮质，接受来自外侧膝状体的纤维。一侧视区接受双眼同侧半视网膜（同侧视网膜颞侧半和对侧视网膜鼻侧半）纤维来的经外侧膝状体中继传来的视觉信息冲动。损伤一侧视区可引起双眼对侧视野偏盲，称同向性偏盲。

4. 听觉区　位于颞横回，接受内侧膝状体来的纤维。每侧的听觉中枢都接受来自内侧膝状体传来的两耳的冲动。故一侧听觉中枢受损，不会导致全聋。

5. 内脏活动中枢　一般认为在边缘叶。

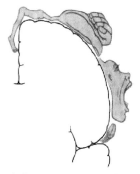

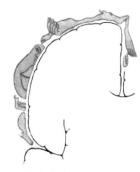

图 12-27　人体各部在第 I 躯体运动区的定位　　　图 12-28　人体各部在第 I 躯体感觉区的定位

6. 语言中枢（图 12-29）　人类大脑皮质与动物的本质区别：人能进行思维和意识等高级活动，并进行语言的表达。因此，在人类大脑皮质上具有相应的语言中枢。语言中枢包括以下四个中枢（听、说、读、写）。

（1）听觉性语言中枢（听话中枢）：位于颞上回后部。它能听取、理解别人的语言。此中枢受损，患者能听到讲话的声音，但不能理解别人和自己讲话的意思，故不能正确回答问题和正常说话，称感觉性失语症。

（2）运动性语言中枢（说话中枢）：位于额下回后部。如果此中枢受损，患者虽能发音，却不能说出具有意义的句子，称运动性失语症。

（3）视觉性语言中枢（阅读中枢）：位于角回。此中枢受损时，视觉没有障碍，但不理解文字符号、图画的意义，称为失读症。

（4）书写中枢：位于额中回的后部。此中枢若受伤，虽然手的运动功能仍然保存，但写字、绘图等精细动作发生障碍，称为失写症。

左侧大脑半球主要与语言、意识、数学分析等逻辑思维密切相关，即所谓的学术学习部分。

右侧大脑半球主要与感知非语言信息、音乐、图形和时空概念等形象思维相关，即所谓的创造性活动。

左、右大脑半球各有优势，互相协调和配合完成各种高级神经精神活动。

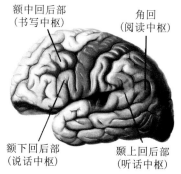

图 12-29　大脑皮质语言中枢定位

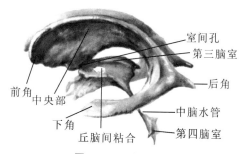

图 12-30　脑室系统

（四）端脑的内部结构

1. 侧脑室（图 12-30）　位于大脑半球内的腔隙为侧脑室，左、右各一。分为四部分：前角伸向额叶；中央部位于顶叶内；后角伸入枕叶；下角伸入到颞叶内。左、右侧脑室经左、右室间孔与第三脑室相通。室腔内有脑脊液。

2. 基底核　大脑半球髓质内的四个灰质团即基底核，包括尾状核、豆状核、屏状核和杏仁体（图12-31、图12-32）。

（1）豆状核与尾状核合称纹状体。

尾状核：呈由前向后"C"形弯曲的圆柱体，分为头、体、尾三部分。

豆状核：位于背侧丘脑的外侧。横切面呈三角形，被两层白质髓板分成三部分，内侧两部分称苍白球，外侧部分称壳。

在种系发生上，苍白球出现较早，称旧纹状体。壳和尾状核属于较新的结构，称新纹状体。纹状体是锥体外系的主要组成部分，主要通过维持肌张力、协调骨骼肌的运动来调节躯体运动。

（2）屏状核：为岛叶与豆状核之间的一薄层灰质，其功能尚不明了。

（3）杏仁体：位于侧脑室下角前端深面，与尾状核尾相连，其功能与行为、内分泌和内脏活动有关。

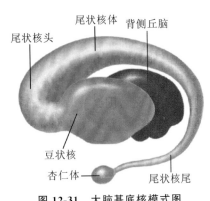

图 12-31　大脑基底核模式图

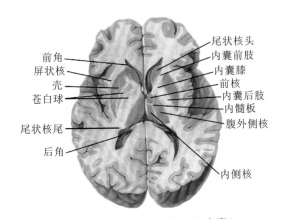

图 12-32　大脑水平切面（示内囊）

3. 大脑半球的髓质　主要由联系大脑皮质各部和皮质下结构的神经纤维组成，可分为以下3类。

1）联络纤维（图12-33）：是联系同侧大脑半球内各部分皮质的纤维。

2）连合纤维：是连合左、右半球皮质的纤维。包括胼胝体、前连合和穹隆连合。胼胝体位于大脑纵裂底，由连合左、右半球新皮质的纤维构成。在正中矢状切面上，胼胝体呈前端钩形的纤维板，由前向后可分为嘴、膝、干和压部四部分。

3）投射纤维：由连接大脑皮质与皮质下各中枢间的上、下行纤维组成，这些纤维大部分经过内囊。

内囊（图12-34）：是位于背侧丘脑、尾状核与豆状核之间的宽厚白质纤维板。在脑的水平切面上，左右呈"＞＜"形，分以下3部。

（1）内囊前肢：位于豆状核和尾状核之间。主要有丘脑前辐射（由丘脑背内侧核投射到额叶前部）通过。

（2）内囊膝：位于前、后肢会合处，有皮质核束通过。

（3）内囊后肢：位于豆状核和背侧丘脑之间。通过后肢的主要下行纤维束有皮质脊髓束；通过后肢的上行纤维束有丘脑中央辐射、视辐射和听辐射。

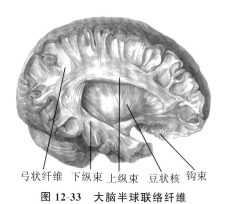

图 12-33 大脑半球联络纤维

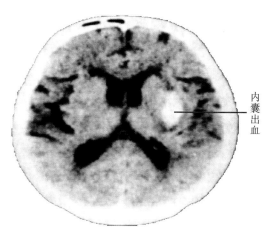

图 12-34 内囊模式图（右侧）

当内囊损伤广泛时（图 12-35、图 12-36），患者可导致"三偏"症状：对侧偏身感觉丧失（丘脑中央辐射受损）、对侧身体偏瘫（皮质脊髓束、皮质核束受损）和对侧视野偏盲（同向性偏盲）（视辐射受损），即所谓"三偏综合征"。

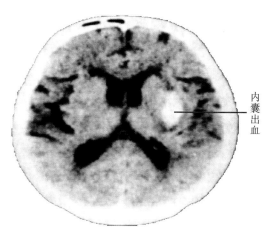

图 12-35 内囊出血 CT 图

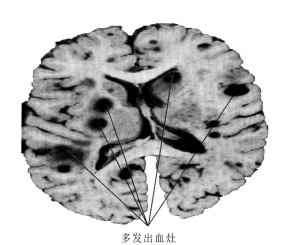

图 12-36 内囊出血标本图

阿尔茨海默病（Alzheimer's disease，AD)

（1）慢性进行性中枢神经系统变性病导致的痴呆，是痴呆最常见的病因和最常见的老年期痴呆。AD 以渐进性记忆障碍、认知功能障碍、人格改变及语言障碍等神经精神症状为特征。

（2）症状体征：①患者起病隐袭，精神改变隐匿；②逐渐发生的记忆障碍（memory impairment）或遗忘是 AD 的重要特征或首发症状；③认知障碍（cognitive impairment）是 AD 的特征性表现，随病情进展逐渐表现明显；④精神障碍。

【临床要点】

1. 小脑延髓池穿刺术（方法、步骤）

（1）向患者说明检查意义及配合事项，取得充分合作，剃去枕部及项部头发。

（2）位置。①卧位：患者侧卧，颈部略弯曲，头下垫以小枕，使小脑延髓池与脊髓位于同一平面；由助手扶头部。②坐位：头前屈，倚于手术桌上。

（3）按常规消毒皮肤，局部麻醉。

（4）助手固定患者头部，操作者用左手拇指触及枕外隆凸与第 2 颈椎棘突间凹陷，右手持针，于其间连线下 2/5 上界刺入，沿眉弓与外耳门连线平行正中方向缓慢刺入；如触及枕骨，可稍退出转向下少许再刺入，一般针尖进入 3.5 cm 后，每进 0.5 cm 宜将针芯取出 1 次，观察有无液体流出，防止刺入过深，损及延髓。通常自皮肤至小脑延髓池为 3～5 cm（儿童 2.5～3 cm）。小脑延髓池深约 1 cm，如针头进入相当深度仍无液体时，应拔出，纠正方向重新穿刺。

（5）收集脑脊液，测压及穿刺后处理与腰池穿刺相同。

2. 腰椎穿刺术（方法、步骤）

（1）嘱患者侧卧于硬板床上，背部与床面垂直，头向前胸部屈曲，两手抱膝紧贴腹部，使躯干呈弓形；或由助手在术者对面用一手抱住患者头部，另一手挽住双下肢腘窝处并用力抱紧，使脊柱尽量后凸以增宽椎间隙，便于进针。

（2）确定穿刺点，一般取第 3～4 腰椎棘突间隙。

（3）常规消毒皮肤后戴无菌手套与盖洞巾，用 2% 利多卡因自皮肤到椎间韧带逐层做局部浸润麻醉。

（4）术者用左手固定穿刺点皮肤，右手持穿刺针以垂直背部的方向缓慢刺入，成人进针深度为 4～6 cm，儿童则为 2～4 cm。当针头穿过韧带与硬脊膜时，可感到阻力突然消失有落空感。此时可将针芯慢慢抽出（以防脑脊液迅速流出，造成脑疝），即可见脑脊液流出。

（5）在放液前先接上测压管测量压力。正常侧卧位脑脊液压力为 0.69～1.764 kPa 或 40～50 滴/min。

（6）撤去测压管，收集脑脊液 2～5 mL 送检；如需做培养时，应用无菌操作法留标本。

（7）术毕，将针芯插入后一起拔出穿刺针，覆盖消毒纱布，用胶布固定。

（8）术后患者去枕俯卧（如有困难则平卧）4～6 h，以免引起术后低颅压头痛。

3. 神经系统疾病一般护理常规

（1）休息与卧位：①一般患者卧床休息；②病情危重者绝对卧床休息；③慢性退行性疾病者应鼓励下床做轻微活动；④意识障碍、呼吸道分泌物增多不易咳出者取头高脚低位或半卧位，头偏向一侧。

（2）饮食营养：给予营养丰富的饮食，增加新鲜蔬菜及水果以利大便通畅。①轻度吞咽障碍者进半流质饮食，进食速度要慢以防止呛咳；②意识障碍、吞咽困难者给鼻饲或中心静脉营养支持；③高热及泌尿系统感染者鼓励多饮水。

（3）观察病情：密切观察意识、瞳孔、体温、脉搏、呼吸、血压、肢体活动变化及有无抽搐等，如有变化随时通知医师。

（4）危重患者：病情危重者做好重症护理及出入液量的记录。备好有关的急救器械和药物，并保持性能良好，呈备用状态。

（5）安全护理：①意识障碍、偏瘫症状、癫痫发作者加床挡防止坠床；②对于视力障碍、瘫痪、认知障碍、年老者等应防止碰伤、烫伤、跌伤和走失，不要远离病房或单独外出。

（6）排泄护理：①尿潴留给予留置导尿，定期做膀胱功能训练；②尿失禁者保持会阴部及尿道口清洁，勤换尿垫和床单；③大便失禁者及时清除排泄物，保护肛周皮肤，保持大便通畅。

（7）基础护理：室内定时通风换气，温度适宜。注意口腔、皮肤、会阴部的清洁。协助患者饭前便后洗手，定时洗澡剪指甲、洗脚、洗头、理发等。

（8）瘫痪护理：保持良好肢体位置，各个关节防止过伸或过展。定时进行体位变换，鼓励主动运动，预防肌肉萎缩及肢体挛缩畸形。

（9）心理护理：鼓励患者树立战胜疾病的信心，积极配合医疗和护理。

（10）药物护理：正确按时指导患者服药。

（11）健康指导：向患者及家属介绍家庭护理技术和巩固疗效、预防复发的注意事项。

4. 其他要点

（1）椎管：是骨纤维性管道，前壁由椎体后面、椎间盘后缘、后纵韧带构成；后壁为椎弓板、黄韧带、关节突关节构成；两侧壁为椎弓根和椎间孔。所以当椎体骨质增生、椎间盘突出、黄韧带肥厚、后纵韧带骨化等原因，均可使椎管变窄而压迫脊髓、脊神经根等内容物而出现临床症状。

（2）钩椎关节：若椎体钩不同方向骨质增生，可形成脊髓型、神经根型、椎动脉型、混合型颈椎病。

（3）病理反射：指锥体束损伤时，大脑失去了对脑干和脊髓的抑制作用，而出现的异常反射，是生理性浅、深反射的反常形式，其中多数属于原始的脑干和脊髓反射。出现病理反射大多数为中枢神经系统受损，伴发痉挛性瘫痪。常见症状如 Babinski 征、Gordon 征、Hoffmann 征、Oppenheim 征等。

（4）临床上常用的深反射有肱二头肌反射、肱三头肌反射、膝跳反射、跟腱反射等，可用于脊髓节段定位。

（5）临床上常见第 5 腰椎与第 1 骶椎间的椎间盘和/或第 4、5 腰椎间的椎间盘易向后外突出，出现突然腰痛伴有坐骨神经痛症状。

（6）延髓麻痹：又称球麻痹，是指由延髓或大脑等病变引起的吞咽困难，饮水反呛，发音障碍为主症的一组病症。通常把延髓病变所致者称真性延髓麻痹，大脑等病变所致者称为假性延髓麻痹。延髓内的运动神经核团，或来自延髓的脑神经（包括舌咽神经、迷走神经和舌下神经），因病引起麻痹时，就会出现一组症状群。主要表现饮水进食呛咳、吞咽困难、声音嘶哑或失声等。所以，凡是病变直接损害了延髓或相关脑神经者，称为真性延髓麻痹。而病变在脑桥或脑桥以上部位，造成延髓内运动神经核失去上部神经支配，而出现的延髓麻痹，称为假性延髓麻痹。

（7）小脑扁桃体下疝畸形：又称 Arnold-Chiari 畸形，Arnold-Chiari 综合征，为后脑先天性发育异常，是胚胎发育异常使延髓下段、第四脑室下部疝入椎管的先天性后脑畸形。小脑扁桃体延长成楔形进入枕骨大孔或颈椎管内，严重者部分下蚓部也疝入椎管内，舌咽、迷走、副、舌下神经等后组脑神经及上部颈神经根被牵拉下移，枕骨大孔及颈上段椎管被填塞，脑脊液循环受阻引起脑积水，本病常伴其他颅颈区畸形如脊髓脊膜膨出、颈椎裂和小脑发育不全等。

（8）脑供血不足：指人脑某一局部的血液供应不足而引起脑功能的障碍。主要病因：①颈椎疾病导致椎动脉管腔狭窄或血管痉挛；②血流动力学障碍；③血液黏稠度增高；④微血栓形成等。主要症状：①头晕，特别是突然感到眩晕；②肢体麻木，突然感到一侧脸部或手脚麻木，有的为舌麻、唇麻；③暂时的吐字不清或视物不清；④肢无力或活动不灵；⑤与平日不同的头痛；⑥突然原因不明的跌跤或晕倒，肢体不自主地抽动；⑦短暂的意识丧失或个性和智力的突然变化；⑧全身明显乏力，肢体软弱无力；⑨恶心、呕吐或血压波动；⑩嗜睡状态。

【临床案例】

案例 12-3　患者蔡某，69 岁。高血压病病史 25 年，今晨起床后家属发现患者深昏迷，呕吐咖啡样液体。体格检查：体温 39.8 ℃，深昏迷，双侧瞳孔呈针尖样，交叉性瘫痪。初步诊断：脑出血。

（1）此患者出现双侧瞳孔呈针尖样和交叉性瘫痪的原因？

（2）最危险的潜在并发症是什么？

（3）患者呕吐咖啡样液体，责任护士应如何处理？

案例 12-4　患者李某，40 岁，诉 2 天前行走时被汽车撞倒，当时昏迷约 50 min 后清醒，醒后感觉头痛。急诊头颅 CT 检查未见明显血肿及挫伤，神志清楚，双侧瞳孔等大等圆，直径 2 mm，对光反射存在，一天后患者出现嗜睡，精神症状，头痛加剧，复查 CT 示两侧额叶挫裂伤，右额叶脑内血肿。

（1）额叶位于何处？毗邻结构如何？

（2）患者伤后出现意识障碍，如何判断患者意识状况？

（3）针对患者术后躁动不安，应采取哪些安全护理？

案例 12-5　患者王某，52 岁，因车祸外伤致颈部疼痛伴四肢麻木乏力 3 h。患者因颈髓损伤伴四肢不全瘫，颈 3/4 椎间盘突出，第 5、6、7 颈椎椎板骨折，颈颜面部多处挫裂伤，双小腿、足部多处皮肤挫裂伤入院。当时，患者从车上摔下后，觉颈项部持续性剧烈钝痛，不能忍受，四肢麻木有针刺感；四肢乏力、活动障碍，握拳无力；颜面部皮肤擦伤，双小腿、足背多处皮肤挫裂出血；无大、小便失禁，无明显恶心、呕吐，无一过性昏迷，无胸闷、呼吸困难。在气插全麻下行前路钢板螺钉内固定第 3、4 颈椎体融合术＋左下肢清创缝合术。术后予心电监护，吸氧，留置导尿，颈部负压引流管一根，抗炎，止痛，止血，颈托固定；左上肢肌力 2 级，右上肢肌力 3 级，左下肢肌力 4 级，右下肢肌力 2 级，双手握力无，双上肢及右下肢感觉麻木，左下肢感觉无。

（1）脊髓的位置和形态如何？

（2）脊髓损伤后，导致感觉、运动障碍的原因是什么？

（3）此患者易出现压疮的部位在哪里？如何预防？

（4）此患者可能会有什么心理问题，针对此患者如何进行心理护理？

♣ 常用专业名词中英文对照表

脊髓	spinal cord/ˈspainəl/ /kɔːd/
颈膨大	cervical enlargement/ˈsəːvikəl/ /inˈlɑːdʒmənt/
腰骶膨大	lumbosacral enlargement/ˈlʌmbəuseikrəl/
脊髓圆锥	medullary cone/ˈmedələri/ /kəun/
马尾	equine caudal/ˈiːkwain/ /ˈkɔːdl/
终丝	terminal thread/ˈtəːminəl/ /θred/
前正中裂	anterior median fissure/ænˈtiəriə/ /ˈmiːdiən/ /ˈfiʃə/
后外侧沟	posterolateral sulcus/pɔstərəuˈlætərəl/ /ˈsʌlkəs/
脊髓节段	segments of spinal cord/ˈsegmənts/
中央管	central canal
前角	anterior horn/hɔːn/
后角	posterior horn
侧角	lateral horn
白质前连合	anterior white commissure/ˈkɔmisjuə/

白质后连合	posterior white commissure/ˈkɔmisjuə/
前索	anterior funiculus/fjuːˈnikjuləs/
后索	posterior funiculus
外侧索	lateral funiculus
脑	brain/brein/
脑干	brain stem/stem/
延髓	medulla oblongata/meˈdʌlə/ /ˌɔblɔŋˈɡɑːtə/
脑桥	pons/pɔnz/
第四脑室	fourth ventricle/ˈventrikl/
正中沟	median sulcus/ˈmiːdiən/ /ˈsʌlkəs/
界沟	limiting sulcus
中脑	midbrain/ˈmidbrein/
上丘	superior colliculus/suːˈpiəriə/ /kəˈlikjuləs/
下丘	inferior colliculus/inˈfiəriə/ /kəˈlikjuləs/
小脑	cerebellum/ˌseriˈbeləm/
小脑半球	cerebellar hemisphere/serəˈbelə/ /ˈhemisfiə/
间脑	diencephalon/ˌdaienˈsefələn/
上丘脑	epithalamus/epiˈθæləməs/
背侧丘脑	dorsal thalamus/ˈdɔːsəl/ /ˈθæləməs/
后丘脑	metathalamus/ˌmetəˈθæləməs/
内侧膝状体	medial geniculate body/dʒəˈnikjulit/
外侧膝状体	lateral geniculate body
下丘脑	hypothalamus/ˌhaipəˈθæləməs/
底丘脑	subthalamus
第三脑室	third ventricle/ˈventrikl/
端脑	telecephalon/ˌtelenˈsefələn/
大脑半球	cerebral hemisphere/ˈseribrəəl/ /ˈhemisfiə/
大脑皮质	cerebral cortex/ˈkɔːteks/
大脑髓质	cerebral medulla/miˈdʌlə/
大脑沟	cerebral sulci/ˈsʌlkai/
大脑回	cerebral gyri/ˈdʒaiərai/
大脑纵裂	cerebral longitudinal fissure/ˈlɔndʒiˈtjuːdinəl/ /ˈfiʃə/
中央沟	central sulcus/ˈsʌlkəs/
额叶	frontal lobe/ˈfrʌntl/
中央前沟	precentral sulcus/ˈsʌlkəs/
中央后沟	postcentral sulcus
中央前回	precentral gyrus/ˈdʒairəs/
中央后回	postcentral gyrus

顶叶	parietal lobe/pəˈraiitl；pəˈraiətəl/
角回	angular gyrus/ˈæŋgjulə/
枕叶	occipital lobe/ɔkˈsipitl/
颞叶	temporal lobe/ˈtempərəl/
岛叶	insular lobe/ˈinsjulə/
中央旁小叶	paracentral lobule/ˈlɔbjuːl/
顶枕沟	parietooccipital sulcus
距状沟	calcarine sulcus/kælkərin/
边缘叶	limbic lobe/ˈlimbik/
侧脑室	lateral ventricle/ˈventrikl/
躯体感觉区	somesthetic area/səumesˈθetik/
躯体运动区	motor area/ˈməutə/
视区	visual area/ˈviʒuəl/
听区	auditory area/ˈɔːditəri/
听觉性语言中枢	auditory speech area
视觉性语言中枢	visual speech area
运动性语言中枢	motor speech area
书写中枢	writing area

（欧叶涛　李厚忠）

第十三章　周围神经系统

【概述】

周围神经系统是指除中枢神经系统之外，分布于身体各处的神经成分。根据其与中枢相连部位的不同，把与脑相连的神经称为脑神经，共 12 对；把与脊髓相连的称为脊神经，共 31 对。而根据周围神经终末部分分布的部位和功能特点不同，又可将其分为：分布于身体皮肤和骨骼肌的躯体神经；分布于体腔内脏器、全身心血管和腺体组织的内脏神经。周围神经系统的主要功能是将来自于身体各处的感觉信息传向脊髓和脑，并将来自脑和脊髓的运动指令传至身体各处的效应器，参与完成机体的神经调节。

周围神经的纤维成分分类及分布范围如图 13-1 所示。

周围神经 {
躯体感觉（传入）神经 {
布于皮肤和鼻、口黏膜、结膜及舌，传导痛觉、温觉、触觉和压觉，即浅感觉（外激觉）
布于骨膜、关节、韧带和骨骼肌的深感觉器及内耳迷路，传导运动觉、位置觉、平衡觉和振动觉，即深感觉（本体觉）
}
躯体运动（传出）神经：布于骨骼肌的效应器，司骨骼肌的随意运动
内脏感觉（传入）神经：布于内脏、脉管系和腺体的内感受器，传入内脏感觉
内脏运动（传出）神经：布于心肌、平滑肌和腺体的效应器，使肌收缩和腺体分泌
}

图 13-1　周围神经的纤维成分分类及分布范围

周围神经的纤维成分分类细表如表 13-1 所示。

表 13-1　周围神经的纤维成分分类细表

			纤维直径（μm）	传导速度（m/s）	来源或去向
躯体传入和传出神经纤维	A类（有髓神经纤维）	传入纤维	Ⅰ　10～20	50～100	Ⅰa 肌梭传入（螺旋环终末） Ⅰb 腱器官传入
			Ⅱ　5～15	20～70	表皮机械感受器（触、压、毛） 肌梭梭内肌传入纤维
			Ⅲ　1～7	5～30	多种组织中的痛温传入纤维 血管感觉神经末梢
		传出纤维	α　9～20	50～100	骨骼肌纤维（支配快肌的神经纤维较粗）
			β　9～15	30～85	梭外肌（慢肌），有侧支供应梭内肌
			γ　4.5～8.5	20～40	梭内肌 γ_1 支配快肌 γ_2 支配慢肌
B类（有髓神经纤维）			3 或 <3	3～15	植物性节前纤维
C类（无髓神经纤维）			Ⅳ　0.2～1.5	0.3～1.6	植物性节后纤维 sC 内脏和躯体感觉、嗅丝 drC

【表面解剖】

为便于临床对周围神经的检查、阻滞麻醉，以及避免临床手术、穿刺或护理操作对周围神经的损伤，现将部分周围神经的体表定位总结如下：

1. 副神经　胸锁乳突肌后缘中、上 1/3 交点至斜方肌前缘中、下 1/3 交点的连线。

2. 眶上神经　眶上孔位于眶上缘的中、内 1/3 交界处，眶上血管和神经由此穿行。

3. 眶下神经　眶下孔位于眶下缘中点下方约 1 cm 处，眶下血管及神经由此穿出。

4. 颏神经　颏孔位于下颌第二前磨牙根下方，下颌体上下缘连线中点，距正中线约 2.5 cm 处，有颏血管和神经通过。

5. 腋神经　臂外展 45°，在肩胛冈中点与三角肌止点连线的中点向外引一水平线。

6. 正中神经　在臂部，与肱动脉的投影相同；在前臂，为肱骨内上髁与肱二头肌腱连线的中点，向下到腕部桡侧腕屈肌腱与掌长肌腱之间的连线。

7. 尺神经　腋窝顶，肱骨内上髁与鹰嘴连线中点（尺神经沟），豌豆骨桡侧缘，三点的连线为尺神经在臂部和前臂的体表投影。

8. 桡神经　在臂部，为自腋后皱襞的下方经臂部后方至臂部外侧中、下 1/3 处，再至肱骨外上髁的连线。

9. 股神经　腹股沟韧带的中点之后有股动脉穿过，在此处可触及股动脉的搏动，在搏动点向外 1 cm 为股神经穿出腹股沟韧带处，由此垂直向下 5 cm 即为股神经的体表投影。

10. 臀上神经　自髂后上棘至股骨大转子连线的上、中 1/3 交界点即为臀上血管、神经出骨盆点的体表投影。

11. 坐骨神经　髂后上棘至坐骨结节连线的上 1/3 与中 1/3 的交界点，股骨大转子与坐骨结节连线的中点，腘窝的上角，此三点的连线为坐骨神经在臀部和股后部的体表投影。

12. 腓总神经　自腘窝上角沿腘窝外上界斜向外下至腓骨头前下方的腓骨颈。

13. 胫神经　腘窝上角，腘窝下角，小腿后正中线上、中 1/3 交点，跟腱与内踝连线中点，以上四点的连线即为胫神经的体表投影。

【临床案例】

案例 13-1　患者付某，女性，28 岁，不慎从 3.5 m 高处坠落，后颈部、肩部着地，昏迷约 5 min 后苏醒。主诉头部、颈部疼痛，四肢不能活动，失去感觉。患者入院后，体格检查：体温 38℃，枕部及后颈部肿胀、压痛，双肩胛后背部以下、前胸第 2 肋以下、双上臂肩关节 8 cm 以下皮肤感觉完全消失，四肢肌张力 0 级，腹壁反射、提睾反射、膝反射、跟腱反射均消失，MRI、X 线摄片示第 4 颈椎椎体前脱位。

(1) 同事迅速拦了辆的士，将患者送往医院的急诊室，请问这一做法是否妥当？如果您在现场，如何处理？

(2) 各部脊神经的分布如何？第 4 颈椎椎体前脱位可能会导致哪些功能障碍？

(3) 根据护理评估，如何判断该患者脊髓损伤的平面及程度？

(4) 作为责任护士，如何协助付女士翻身？

第一节 脊 神 经

一、概述

(一)脊神经的组成

脊神经有 31 对,包括颈神经 8 对,胸神经 12 对,腰神经 5 对,骶神经 5 对,尾神经 1 对(图 13-2)。

每对脊神经均由前、后根组成。前根与脊髓前外侧沟相连,含有躯体运动纤维和内脏运动纤维,属于运动性的;后根与脊髓后外侧沟相连,含有躯体感觉纤维和内脏感觉纤维,属于感觉性的。脊神经后根在椎间孔处的膨大部分称脊神经节,节内含假单极神经元。

脊神经出椎间孔后,即分为粗大的前支和细小的后支、脊膜支与交通支。后支向后分布于项、背、腰和臀部皮肤及相应部位的深层肌肉;脊膜支经椎间孔返回椎管内,分布于脊膜;交通支连于脊神经与交感干之间(详见内脏神经);前支分布于躯干前、外侧及四肢的皮肤与肌肉等。

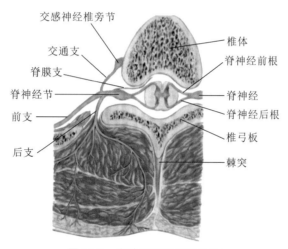

图 13-2 脊神经的组成及分支

(二)脊神经前支

31 对脊神经的前支,除胸神经前支仍然保持节段性走行和分布的特点外,其余都先组成神经丛:颈丛、臂丛、腰丛和骶丛,再由丛发出分支分布于躯干前、外侧和四肢的皮肤与肌肉。

周围神经移植

　　周围神经缺损修复,尤其是较长神经缺损的修复,是医学界尚在研究解决的难题之一。手术修复的方法很多,如神经移植、桥接法、周围神经端侧吻合、神经转位术等,其主要目的在于恢复神经的连续性。

　　目前修复效果最佳的是自体神经移植。自体周围神经移植供体主要来自自体的小神经、血管、肌肉等自体组织;用它们来代替已损伤的周围神经,免疫排斥反应低,再生微环境良好,因而移植后康复效果良好。但自体神经移植会增加供体的手术创伤,造成该神经支配区的功能障碍,感觉的丧失、疤痕的形成、供体神经瘤性疼痛等;而且由于供体有限,常无法满足较大神经缺损或较广泛神经损伤修复的需要。

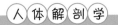

同种异体神经移植修复较长神经缺损是一较好的方法，同种异体神经移植物可以解决自体神经来源受限及身体创伤等问题。但同种异体神经移植可因免疫排斥反应而导致手术失败。可通过使用免疫抑制剂以抑制机体的免疫性，或通过对异体神经进行处理以降低其抗原性，从而降低机体对同种异体神经移植的免疫排斥反应。

另外，人工组织工程材料移植也是研究的热门问题。人工组织材料移植物的组成成分大都是化学聚合物或者生物大分子，获取方便简单，而且数量不限。

二、颈丛

（一）组成和位置

颈丛（图 13-3）由第 1～4 颈神经前支组成。位于胸锁乳突肌上部深面和肩胛提肌与中斜角肌起始端的前面。

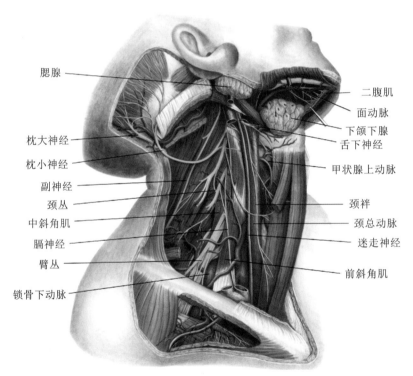

图 13-3　颈丛和臂丛

（二）分支

1. 皮支（图 13-4）

（1）枕小神经（C_2）沿胸锁乳突肌后缘上升，分布于枕部和耳郭后上方的皮肤。

（2）耳大神经（C_2～C_3）沿胸锁乳突肌表面上升至耳郭下方，分布于耳郭及其周围皮肤。

（3）颈横神经（C_2～C_3）沿胸锁乳突肌表面前行，分布于颈前部皮肤。

（4）锁骨上神经（C_3～C_4）位于颈横神经下方，分三组分别向前下、后下和外下方走行，分布于颈下部、胸壁上部和肩部皮肤。

颈丛的皮支较粗大，位置表浅，由胸锁乳突肌后缘中点浅出，其穿出点为颈部皮肤的阻滞麻醉点。

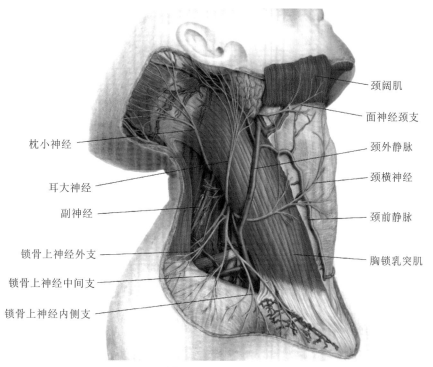

枕小神经

耳大神经

副神经

锁骨上神经外支

锁骨上神经中间支

锁骨上神经内侧支

颈阔肌

面神经颈支

颈外静脉

颈横神经

颈前静脉

胸锁乳突肌

图 13-4　颈丛皮支

2. 膈神经（$C_3 \sim C_5$）（图 13-5）　是颈丛中最重要的分支，属于混合性神经。膈神经从前斜角肌上端的外侧浅出，向下至锁骨下动、静脉之间进入胸腔，经肺根前方，心包外侧下降到膈。该神经的运动纤维支配膈，其感觉纤维分布于胸膜与心包。一般认为，右膈神经的感觉纤维还分布于肝、胆囊和肝外胆道等。

此外，颈丛还发出肌支支配颈深肌群、肩胛提肌和舌骨下肌群等。

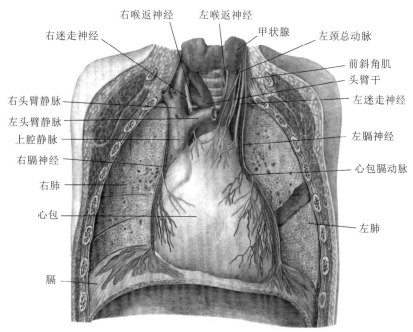

右喉返神经　　左喉返神经

右迷走神经　　　　　　　甲状腺　　左颈总动脉

前斜角肌

头臂干

右头臂静脉

左头臂静脉

上腔静脉

右膈神经

右肺

心包

膈

左迷走神经

左膈神经

心包膈动脉

左肺

图 13-5　膈神经

三、臂丛

（一）组成和位置

臂丛（图 13-3）由第 5～8 颈神经前支和第 1 胸神经前支的大部分组成。臂丛位于锁骨下动脉的后上方，自斜角肌间隙穿出，经锁骨后方进入腋窝，在锁骨下动脉的内、外和后方分别形成内侧束、外侧束和后束。

（二）分支

1. 锁骨上部的分支　多为较短的肌支，分布于颈深肌群、背部浅层肌、部分胸上肢肌和上肢带肌。其主要分支有胸长神经、肩胛背神经、肩胛上神经等。

2. 锁骨下部的分支

（1）肌皮神经（$C_{5\sim7}$）：发自外侧束，穿喙肱肌下行于肱二头肌与肱肌之间，沿途发肌支支配上述 3 肌。在肘关节附近，于肱二头肌腱外侧穿出深筋膜续为前臂外侧皮神经，分布于前臂外侧部的皮肤（图 13-6）。

肌皮神经主干损伤主要表现为屈肘力减弱，前臂外侧皮肤感觉障碍。

（2）正中神经（$C_5\sim T_1$）：由内、外侧束发出的内、外侧根在腋动脉前外侧合成正中神经。在臂部，正中神经先在肱动脉外侧下行，后转至肱动脉内侧，与该动脉一起降至肘窝后再向下穿旋前圆肌至前臂正中，行于指浅、深屈肌之间并达腕部。穿腕管后至手掌，在掌腱膜深面分出 3 条指掌侧总神经，每条指掌侧总神经至手掌骨远端处又分为指掌侧固有神经。

正中神经在臂部无分支。正中神经的肌支在前臂支配前臂肌前群（肱桡肌、尺侧腕屈肌和指深屈肌尺侧半除外）。在手掌支配鱼际肌（拇收肌除外）和第 1、2 蚓状肌。正中神经的皮支分布于手掌桡侧半皮肤，桡侧三个半指掌面皮肤，示、中指及环指桡侧半中、远节背面的皮肤（图 13-6～图 13-9）。

正中神经损伤表现为屈腕力弱，不能旋前，拇、示、中指不能屈曲，拇指不能对掌，鱼际肌萎缩，手掌平坦，称为"猿手"。同时，手掌桡侧半皮肤，桡侧三个半指掌面皮肤，示、中指及环指桡侧半中、远节背面的皮肤感觉障碍。

（3）尺神经（$C_8\sim T_1$）：发自内侧束，伴肱动脉内侧下行至臂中部，穿内侧肌间隔经尺神经沟入前臂，在尺侧腕屈肌和指深屈肌之间伴尺动脉内侧下行至腕部。

尺神经在臂部无分支。尺神经在前臂上部发出肌支支配尺侧腕屈肌和指深屈肌尺侧半。在桡腕关节上方发出手背支分布于手背尺侧半和尺侧两个半指背面皮肤。手掌支于豌豆骨外侧分为深、浅两支，深支支配小鱼际肌、拇收肌、骨间肌和第 3、4 蚓状肌；浅支分布于手掌尺侧半，尺侧一个半指掌面皮肤（图 13-6～图 13-9）。

肱骨内上髁骨折和肘关节脱位常伴尺神经损伤，表现为屈腕力弱，小指运动受限，不能屈掌指关节和伸指间关节，拇指不能内收，各指的内收与外展运动丧失，小鱼际平坦，表现为"爪形手"。同时，小鱼际区及尺侧一个半指掌面皮肤及手背尺侧半和尺侧两个半指背面的皮肤感觉障碍。

（4）桡神经（$C_5\sim T_1$）：发自后束，伴肱深动脉走行于肱三头肌长头与内侧头之间，经桡神经沟向外至肱骨外上髁上方，穿外侧肌间隔至肱桡肌与肱肌之间，即分浅、深两支。浅支沿桡动脉桡侧下降，至前臂中、下 1/3 交界处经肱桡肌腱深面转至背面下行至手背，分布于手背桡侧半和桡侧两个半指近节背面皮肤（图 13-9～图 13-11）。深支穿旋后肌至前臂肌后群浅、深两层之间下降，支配肱桡肌和前臂肌后群。桡神经于肱骨中 1/3 以上发出分支支配肱三头肌，在腋窝处发出皮支分布于臂背面和前臂背面皮肤。

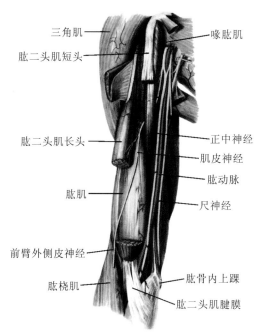

三角肌
肱二头肌短头
肱二头肌长头
肱肌
前臂外侧皮神经
肱桡肌

喙肱肌
正中神经
肌皮神经
肱动脉
尺神经
肱骨内上踝
肱二头肌腱膜

图 13-6　臂前面深层的神经

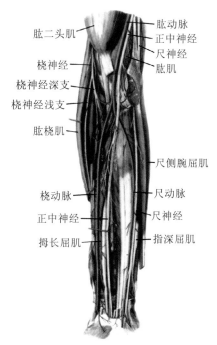

肱二头肌
桡神经
桡神经深支
桡神经浅支
肱桡肌
桡动脉
正中神经
拇长屈肌

肱动脉
正中神经
尺神经
肱肌
尺侧腕屈肌
尺动脉
尺神经
指深屈肌

图 13-7　前臂前面深层的神经

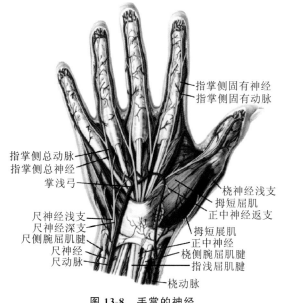

指掌侧总动脉
指掌侧总神经
掌浅弓
尺神经浅支
尺神经深支
尺侧腕屈肌腱
尺神经
尺动脉
桡动脉

指掌侧固有神经
指掌侧固有动脉
桡神经浅支
拇短屈肌
正中神经返支
拇短展肌
正中神经
桡侧腕屈肌腱
指浅屈肌腱

图 13-8　手掌的神经

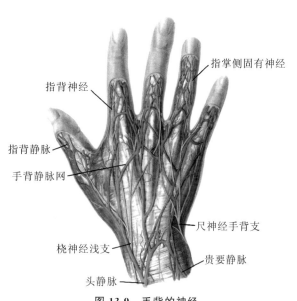

指背神经
指背静脉
手背静脉网
桡神经浅支
头静脉

指掌侧固有神经
尺神经手背支
贵要静脉

图 13-9　手背的神经

　　肱骨中断骨折易伤及桡神经，表现为不能伸腕和伸指，前臂不能旋后，表现为"垂腕"；前臂背面和手背面桡侧半皮肤感觉障碍。

　　(5) 腋神经 ($C_5 \sim C_6$)：起自后束，伴旋肱后动脉穿四边孔，绕肱骨外科颈至三角肌深面，分支支配三角肌、小圆肌及肩部、臂外侧区上 1/3 的皮肤 (图 13-10)。

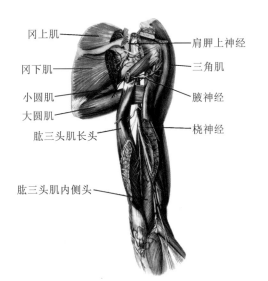

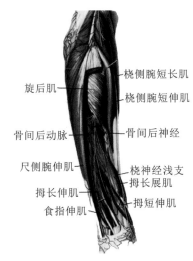

图 13-10　肩及臂后面深层的神经　　　　图 13-11　前臂后面深层的神经

肱骨外科颈骨折、肩关节脱位、使用腋杖不当均可能造成腋神经损伤，导致三角肌瘫痪，肩不能外展；三角肌萎缩，呈"方肩"；肩部及臂外侧上部的皮肤感觉障碍。

臂丛的其他分支：肩胛下神经、胸外侧神经、胸内侧神经、胸背神经、臂内侧皮神经、前臂内侧皮神经等。

四、胸神经前支

胸神经前支共 12 对，除第 1 对的大部分和第 12 对的小部分分别参与臂丛和腰丛的组成外，其余均不形成神经丛。第 1～11 对胸神经前支称肋间神经，各自沿肋沟前行于相应的肋间隙；第 12 胸神经前支的大部分行于第 12 肋下缘，故称肋下神经。

胸神经的肌支支配肋间肌和腹肌的前外侧群，皮支分布于胸、腹部的皮肤及胸膜和腹膜壁层。

胸神经皮支在胸、腹壁的分布有明显的节段性，呈环带状分布（图 13-12）。其规律：T_2 在胸骨角平面；T_4 在乳头平面；T_6 在剑突平面；T_8 在肋弓平面；T_{10} 在脐平面；T_{12} 在脐与耻骨联合上缘连线中点平面。了解这种分布规律，有利于测定脊髓麻醉平面和确定脊髓损伤的节段。

五、腰丛

（一）组成和位置

腰丛由第 12 胸神经前支的一部分、第 1～3 腰神经前支和第 4 腰神经前支的一部分组成（图 13-13）。腰丛位于腰大肌的后方，腰椎横突的前方。

（二）分支

腰丛除发出肌支分布于髂腰肌和腰方肌之外，尚发出下列

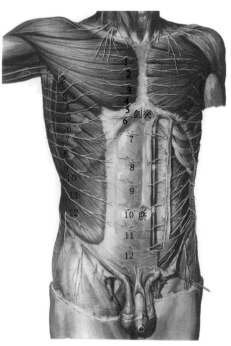

图 13-12　胸神经前皮支节段性分布

分支：

1. 髂腹下神经（T_{12}～L_1）和髂腹股沟神经（L_1）（图 13-12）　两者自腰大肌外侧缘穿出，行于腹内斜肌和腹横肌之间，至髂前上棘前方又穿行于腹内、外斜肌之间。此二神经肌支支配腹肌前外侧群的下部。

2. 股神经（L_2～L_4）（图 13-13、图 13-14）　在腰大肌与髂肌之间下行，经腹股沟韧带深面、股动脉外侧进入股三角，分布于大腿前群肌、耻骨肌，大腿和膝关节前面的皮肤。股神经皮支中最长的是隐神经，经收肌管于膝关节内侧浅出皮下，与大隐静脉伴行达足内侧缘，分布于小腿内侧和足内侧缘的皮肤。

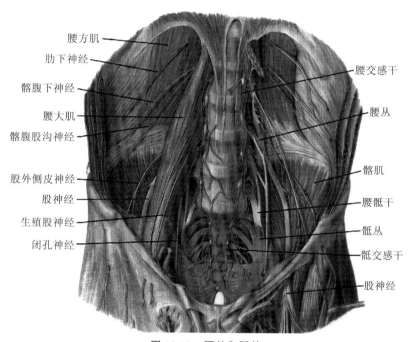

腰方肌
肋下神经
髂腹下神经
腰大肌
髂腹股沟神经
股外侧皮神经
股神经
生殖股神经
闭孔神经
腰交感干
腰丛
髂肌
腰骶干
骶丛
骶交感干
股神经

图 13-13　腰丛和骶丛

股神经损伤后主要表现：屈髋无力，坐位时不能伸膝关节，膝跳反射消失；大腿前面、小腿内侧及足内侧缘的皮肤感觉障碍。

3. 闭孔神经（L_1～L_4）（图 13-13、图 13-14）　从腰大肌内侧缘处穿出，循小骨盆侧壁前行，经闭膜管出骨盆至股部，分前、后两支支配大腿内收肌群和闭孔外肌，以及大腿内侧的皮肤。

闭孔神经损伤大腿不能内收，患者患侧之腿不能翘到健侧腿上。

六、骶丛

（一）组成和位置

骶丛（图 13-13）由腰骶干（L_4 前支的一部分和 L_5 前支）和全部骶、尾神经的前支组成。骶丛位于骶骨和梨状肌前面，髂血管的后方。

（二）分支

骶丛除发出细的肌支配髋部的小肌肉外，还有以下重要分支：

1. 臀上神经（L_4～S_1）（图 13-15）　伴臀上血管经梨状肌上孔出骨盆行于臀中、小肌之间，支配臀中、小肌和阔筋膜张肌。

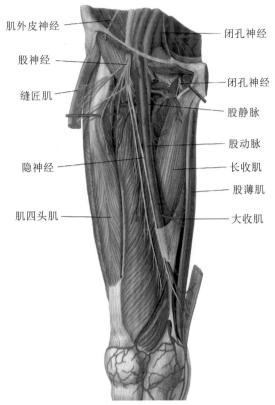

肌外皮神经

闭孔神经

股神经

闭孔神经

缝匠肌

股静脉

股动脉

隐神经

长收肌

股薄肌

肌四头肌

大收肌

图 13-14　大腿前内侧深层的神经

2. 臀下神经（L₅～S₂）（图 13-15）　伴臀下血管经梨状肌下孔出骨盆，支配臀大肌。

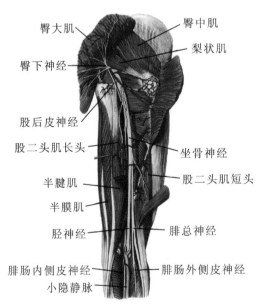

臀大肌

臀中肌

梨状肌

臀下神经

股后皮神经

股二头肌长头

坐骨神经

半腱肌

股二头肌短头

半膜肌

胫神经

腓总神经

腓肠内侧皮神经

腓肠外侧皮神经

小隐静脉

图 13-15　臀及大腿后面深层的神经

3. 阴部神经（$S_2 \sim S_4$）（图 13-16）　　伴阴部内血管出梨状肌下孔，绕坐骨棘经坐骨小孔入坐骨肛门窝，向前分布于会阴部和外生殖器。

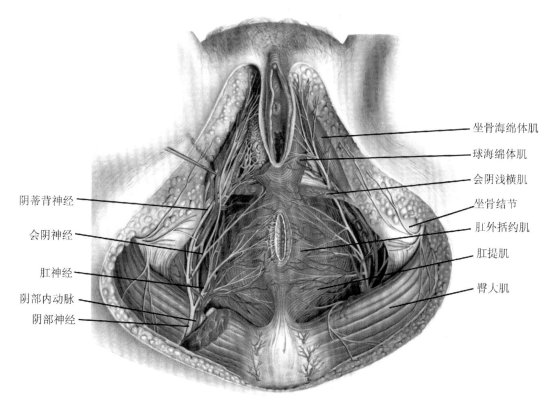

阴蒂背神经

会阴神经

肛神经

阴部内动脉

阴部神经

坐骨海绵体肌

球海绵体肌

会阴浅横肌

坐骨结节

肛外括约肌

肛提肌

臀大肌

图 13-16　女性会阴部的神经

4. 坐骨神经（$L_4 \sim S_3$）（图 13-15）　　是全身最粗大的神经，自梨状肌下孔出骨盆后位于臀大肌深面，经股骨大转子与坐骨结节连线中点下降，达大腿后面行于股二头肌长头的深面，至腘窝上角处分为胫神经和腓总神经。该神经是大腿肌与小腿肌后群和足底肌的运动神经，也是小腿和足的重要感觉神经。

（1）胫神经（$L_4 \sim S_3$）（图 13-15、图 13-17、图 13-18）：从坐骨神经发出后，行于腘血管浅面，下行于小腿肌后群浅、深层肌之间，伴胫后血管经内踝后方穿踝管达足底，分为足底内、外侧神经，支配足底肌和足底的皮肤感觉。

在腘窝及小腿部，胫神经发出肌支支配小腿肌后群；发出的皮支称腓肠内侧皮神经，伴小隐静脉下行与腓肠外侧皮神经（来自腓总神经）吻合成腓肠神经，分布于小腿后面、外侧面和足外侧缘皮肤。

胫神经损伤时足不能跖屈，足内翻力弱，呈现"钩状足"；足底面和足外侧缘皮肤感觉障碍。

（2）腓总神经（$L_4 \sim S_2$）（图 13-15、图 13-17、图 13-19、图 13-20）：沿股二头肌内侧缘向外下行，绕腓骨颈穿腓骨长肌上端达小腿前面分为腓浅、深神经。

腓浅神经行于腓骨长、短肌之间并分布于此二肌，皮支分布于小腿外侧、足背和趾背的皮肤。

腓深神经伴胫前动脉下行达足背，分布于小腿前肌群，足背肌和第 1～2 趾相对缘的趾背皮肤。

腓总神经损伤时足不能背屈，不能外翻，不能伸趾，呈"马蹄内翻足"。

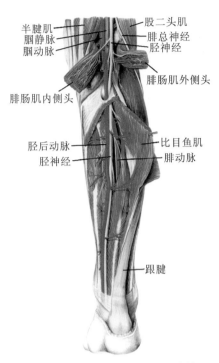

半腱肌
腘静脉
腘动脉
腓肠肌内侧头
胫后动脉
胫神经

股二头肌
腓总神经
胫神经
腓肠肌外侧头
比目鱼肌
腓动脉
跟腱

图 13-17 腘窝及小腿后面深层的神经

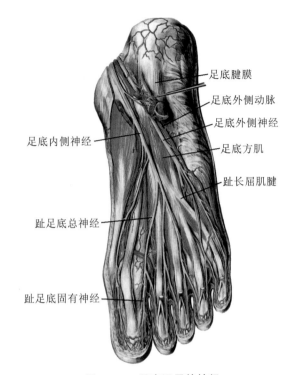

足底内侧神经
趾足底总神经
趾足底固有神经

足底腱膜
足底外侧动脉
足底外侧神经
足底方肌
趾长屈肌腱

图 13-18 足底深层的神经

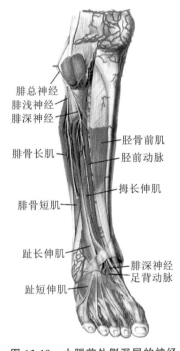

腓总神经
腓浅神经
腓深神经
腓骨长肌
腓骨短肌
趾长伸肌
趾短伸肌

胫骨前肌
胫前动脉
拇长伸肌
腓深神经
足背动脉

图 13-19 小腿前外侧深层的神经

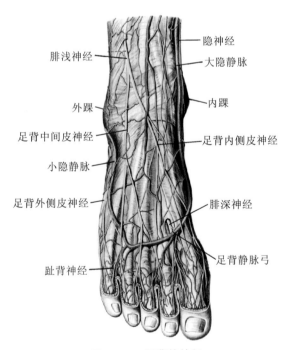

腓浅神经
外踝
足背中间皮神经
小隐静脉
足背外侧皮神经
趾背神经

隐神经
大隐静脉
内踝
足背内侧皮神经
腓深神经
足背静脉弓

图 13-20 足背的神经

【临床要点】

1. 上肢神经的临床要点

1）桡神经损伤：桡神经损伤在全身各大神经损伤中较为常见，根据损伤部位不同，损伤后的临床表现也不完全一样。

（1）腋窝以上桡神经损伤：在腋窝以上，桡神经的起始处损伤，则表现为伸肘、伸腕、伸指、伸拇均不能。手背桡侧和桡侧两个半指感觉丧失。但是，在腋窝部单纯的桡神经损伤少见，常合并其他神经损伤，应注意与臂丛损伤相鉴别。

（2）肱骨中、下段桡神经损伤：损伤在肱骨中、下段时，该处骨折所致的桡神经损伤最为常见，主要表现为：肘关节可正常伸展，但伸腕、伸指、伸拇、前臂旋后障碍；手背桡侧 3 个半手指背面皮肤感觉障碍，主要表现是手背虎口区皮肤麻木。典型的畸形是垂腕。

（3）桡骨头、桡骨颈处桡神经损伤：桡骨头脱位，桡骨颈骨折或旋后肌病变时，易损伤桡神经深支，指伸肌和拇长、短伸肌及拇长展肌功能障碍，各指的掌指关节伸直受限，拇指外展无力，但是各指间的伸指运动不受影响。

（4）臂部桡神经浅支损伤：臂部桡神经浅支损伤时，手背桡侧 3 个半手指背面皮肤感觉障碍，主要表现是手背虎口区皮肤麻木。

2）正中神经损伤：正中神经于腕部和肘部位置表浅，易受损伤，特别是腕部切割伤多见。由于正中神经在肘以上无分支，其损伤可分为高位损伤（肘上）和低位损伤（腕部）。

正中神经损伤的常见疾病：肱骨髁上骨折、旋前圆肌综合征、腕管综合征等疾病。

（1）腕部正中神经损伤：腕部位置表浅，易损伤，特别是腕部切割伤较为多见。此处损伤时，其支配的鱼际肌即拇对掌肌，拇短展肌及拇短屈肌浅头瘫痪，蚓状肌麻痹，因此拇指不能对掌，拇指内收形成猿手畸形，手的桡侧半感觉障碍，特别示、中指远节感觉消失。

（2）肘上损伤：肘上损伤时，除上述表现外，正中神经所支配的旋前圆肌、桡侧腕屈肌、旋前方肌、掌长肌、指浅屈肌、指深屈肌桡侧半及拇长屈肌瘫痪，故拇指、食指、中指不能屈曲。

3）尺神经损伤：尺神经易在腕部和肘部损伤。

尺神经损伤的常见部位：尺神经沟（肘管综合征）、尺侧腕屈肌起点处、豌豆骨桡侧。

（1）腕部损伤：在豌豆骨的外侧，尺神经容易损伤，导致骨间肌、蚓状肌、拇收肌麻痹，环、小指"爪形手"畸形，手指内收、外展障碍和 Froment 征；手部尺侧半和尺侧一个半手指感觉障碍，特别是小指感觉消失。

（2）肘上损伤：尺神经在肘部尺神经沟位置表浅。肘上损伤除以上表现外，曲腕能力减弱，另有环、小指末节屈曲功能障碍。

4）腋神经损伤：腋神经分布于三角肌、小圆肌及三角肌表面的皮肤。肱骨外科颈骨折、肩关节脱位或使用腋杖不当，均可导致腋神经损伤，出现三角肌瘫痪，臂不能外展，三角肌表面皮肤感觉丧失，三角肌萎缩，呈"方形肩"。

2. 下肢神经的临床要点

（1）坐骨神经：在臀大肌下缘和股二头肌长头之间，此神经的位置表浅，无肌覆盖，临床常在此检查、封闭和显露坐骨神经。坐骨神经在股后区主要在内侧发出肌支，其外侧可视为安全区。因此在手术分离坐骨神经时，沿神经的外侧缘分离较安全，以避免损伤其至股二头长头、半腱肌及半膜肌的分支。

（2）臀部的血管和神经：多由梨状肌上、下孔出入盆腔，在臀大肌深面的内侧及下方经过。行臀部肌内注射时，通常选择外上象限进针较为安全。如在内上象限注射，则可能伤及臀上神经和臀上动、静脉，导致臀中、小肌麻痹，引发臀肌麻痹性跛行，影响步态和髋关节的运动。婴幼儿的臀部注射，应选择髂前上棘的外下方为宜。

（3）腓总神经：腓总神经出腘窝后紧贴腓骨颈，此处位置表浅易受损伤，腓骨颈骨折可合并损伤腓总神经，导致小腿前群、外侧群肌瘫痪，呈踝关节跖屈、足内翻和屈趾等"马蹄内翻足"体征。患者迈步时因足尖下垂，常用力使髋、膝关节过度屈曲，提高下肢以避免足尖触地，呈"跨阈步态"。另外，患者的小腿外侧面和足背的皮肤感觉障碍。

（4）梨状肌损伤综合征与坐骨神经痛，应注意与腰椎间盘突出症相鉴别。

（5）腘窝外伤及踝管综合征都易合并胫神经损伤。

（6）股骨下段骨折易合并腘窝内容物损伤，包括腘动脉、腘静脉、胫神经、腓总神经。

【临床案例】

案例 13-2　患者张某，53 岁，左上肢疼痛、乏力 5 年，加重两月。5 年前无明显诱因出现左肩部疼痛；半月前出现左足麻木不适，走路不稳有踩棉花感觉。入院后体格检查：颈椎各棘突压痛（＋）、左手肌力 4 级，握力减退，腱反射亢进，Hoffmann 征（＋），上肢牵拉试验（－）；CT 示颈 3～4、4～5、5～6 椎间盘突出；X 片示颈椎退行性变；双肺及心膈正常；MRI 示：颈椎间盘变性并颈 3～7 椎间盘突出，椎管面积变小（狭窄），颈髓缺血。

（1）根据患者临床症状及检查，患者的颈椎间盘可能突向哪个方向？

（2）患者被诊断为脊髓型颈椎病，其依据有哪些？

（3）做了颈椎手术后，医生为何建议护士要密切观察患者面色及呼吸情况，并保持呼吸道通畅？

（4）颈椎手术后，医生嘱患者佩戴颈托。如何指导患者正确佩戴颈托？

第二节　脑　神　经

【概述】

1. 脑神经　连于脑的周围神经，共 12 对，用罗马数字表示其顺序：Ⅰ嗅神经、Ⅱ视神经、Ⅲ动眼神经、Ⅳ滑车神经、Ⅴ三叉神经、Ⅵ展神经、Ⅶ面神经、Ⅷ前庭蜗（位听）神经、Ⅸ舌咽神经、Ⅹ迷走神经、Ⅺ副神经、Ⅻ舌下神经（图 13-21）。

2. 脑神经记忆歌诀　一嗅二视三动眼，四滑五叉六外展，七面八听九舌咽，十迷一副舌下全。

3. 脑神经纤维成分　较脊神经复杂，主要有 4 种成分。

1）躯体感觉纤维：将头、面部皮肤、肌、肌腱的大部分和口、鼻腔黏膜及位听器和视器的感觉冲动传入脑内有关的神经核。

2）内脏感觉纤维：将来自头、颈、胸、腹脏器及味、嗅器的感觉冲动传入脑内有关神经核。

3）躯体运动纤维：脑干内躯体运动核发出的纤维分布于眼球外肌、舌肌、咀嚼肌、面肌、咽喉肌和胸锁乳突肌等。

4）内脏运动纤维：脑干的内脏运动神经核发出的神经纤维支配平滑肌、心肌和腺体。

每对脑神经内所含神经纤维成分多者四种，少者一种。如果按各脑神经所含的主要纤维成分和功能分类，12 对脑神经大致可分为以下三类。

（1）感觉性神经：嗅、视和前庭蜗（位听）神经（Ⅰ、Ⅱ、Ⅷ）。

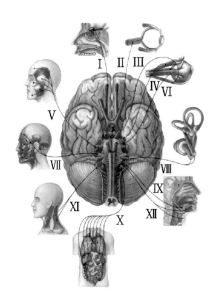

图 13-21　脑神经概况

（2）运动性神经：动眼神经、滑车神经、展神经、副神经和舌下神经（Ⅲ、Ⅳ、Ⅵ、Ⅺ、Ⅻ）。

（3）混合性神经：三叉神经、面神经、舌咽神经和迷走神经（Ⅴ、Ⅶ、Ⅸ、Ⅹ）。

（4）12 对脑神经出入颅底的部位见表 13-2。

表 13-2　12 对脑神经出入颅底的部位

颅底内面	孔、裂、管、门的名称	穿行的血管、神经名称
颅前窝	筛孔	嗅神经（Ⅰ）
颅中窝	视神经管	眼动脉；视神经（Ⅱ）
	眶上裂	眼上静脉；动眼神经（Ⅲ）、滑车神经（Ⅳ）、展神经（Ⅵ）、眼神经（V_1）
	圆孔	上颌神经（V_2）
	卵圆孔	卵圆孔导静脉；下颌神经（V_3）
	棘孔	脑膜中动脉
	破裂孔	颈内动脉、破裂孔导静脉
颅后窝	内耳门	迷路动脉；面神经（Ⅶ）、前庭蜗神经（Ⅷ）
	颈静脉孔	颈内静脉；舌咽神经（Ⅸ）、迷走神经（Ⅹ）、副神经（Ⅺ）
	舌下神经管	舌下神经（Ⅻ）
	枕骨大孔	左、右椎动脉；副神经脊髓根、延髓与脊髓分界处

一、嗅神经

嗅神经（图 13-22）属于内脏感觉性神经，始于鼻腔的嗅黏膜（鼻中隔上部和上鼻甲），嗅黏膜内嗅细胞的中枢突聚集成嗅神经，穿筛孔后入颅前窝终于嗅球，将嗅觉冲动传入大脑。

二、视神经

视神经（图 13-23）为躯体感觉性神经，传导视觉冲动。视神经始于视网膜的节细胞，该细胞的轴突在视神经盘处穿过巩膜构成视神经。

视神经穿视神经管入颅中窝，两侧部分视神经纤维经视交叉后形成视束，止于外侧膝状体。

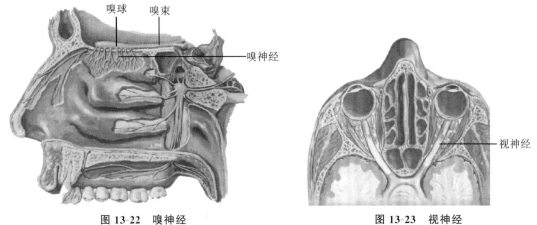

图 13-22　嗅神经　　　　　　　　　　图 13-23　视神经

三、动眼神经

动眼神经（图 13-24）为运动性神经，其躯体运动纤维发自动眼神经核，支配除上斜肌和外直肌以外的全部眼球外肌；内脏运动（副交感）纤维发自动眼神经副核，分布于瞳孔括约肌和睫状肌，完成瞳孔对光反射和视物的调节反射。动眼神经自中脑的脚间窝出脑后，经眶上裂入眶、支配上直肌、下直肌、内直肌、下斜肌和上睑提肌。

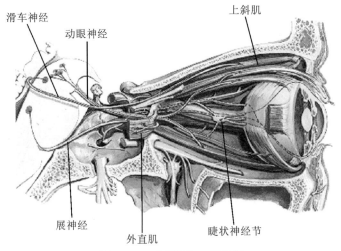

图 13-24　动眼神经、展神经

动眼神经损伤

　　临床表现：上睑下垂，外斜视、复视、瞳孔散大、对光反射及调节反射消失，眼球不能向上、向内运动。
　　瞳孔对光反射的变化：动眼神经损伤，患侧直接、间接对光反射均消失；视神经损伤，患侧直接对光反射消失，间接对光反射存在。

四、滑车神经

　　滑车神经（图 13-25）为躯体运动神经，其纤维起于滑车神经核，该神经自中脑背侧下丘下方出脑后，绕大脑脚至脚底，向前穿海绵窦外侧壁，经眶上裂入眶后，支配上斜肌。

五、三叉神经

　　三叉神经（图 13-26、图 13-27）为混合性脑神经，自脑桥出入脑。躯体运动纤维始于三叉神经运动核，随下颌神经支配咀嚼肌等。躯体感觉纤维的胞体集中在三叉神经节，其中枢突聚集成粗大的三叉神经感觉根，入脑后止于三叉神经脑桥核和三叉神经脊束核，周围突组成眼神经、上颌神经和下颌神经，分布于面部的皮肤、眼、口腔、鼻腔、鼻旁窦等处的黏膜。

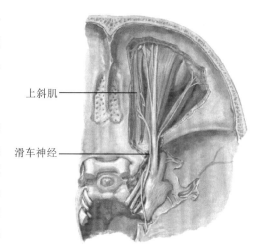

图 13-25　滑车神经

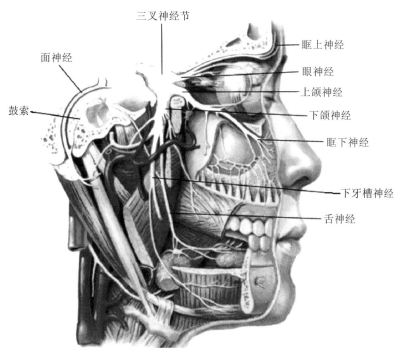

图 13-26　三叉神经

（一）眼神经

眼神经为感觉性神经，自三叉神经节发出后经眶上裂入眼眶，分布于额顶部、上睑和鼻背皮肤及眼球、泪腺，结膜和部分鼻腔黏膜。

（二）上颌神经

上颌神经为感觉性神经，自三叉神经节发出后，经圆孔出颅入翼腭窝，再经眶下裂续为眶下神经。分支分布于眼裂与口裂之间的皮肤，上颌牙齿、鼻腔和口腔黏膜。

1. 眶下神经　上颌神经的终支，通过眶下沟、眶下管，出眶下孔到面部，分布于下睑、鼻翼和上唇的皮肤。

2. 上牙槽神经　分前、中、后 3 支，并在牙槽骨内吻合形成上牙槽神经丛，分支布于上颌窦、上颌各牙和牙龈。

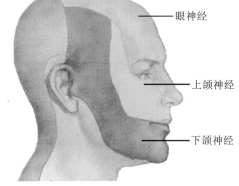

图 13-27　三叉神经分布

眼神经

上颌神经

下颌神经

（三）下颌神经

下颌神经为混合性神经，是 3 支中最粗大者。自三叉神经节发出经卵圆孔出颅达颞下窝立即分许多支。躯体感觉纤维分布于下颌各牙、牙龈、舌前和口腔底黏膜以及口裂以下的面部皮肤

1. 舌神经　在下牙槽神经的前方，呈弓形向前，分布于口腔底及舌前 2/3 的黏膜。此外，舌神经在途经翼内肌时有面神经的鼓索神经加入，司舌前 2/3 的味觉。

2. 下牙槽神经　属混合性神经，经下颌孔入下颌管，最后自颏孔浅出，称颏神经。下牙槽神经感觉纤维分布于下颌牙齿、牙龈、颏部及下唇的皮肤与黏膜。躯体运动纤维在入下颌孔前分出，支配下颌舌骨肌和二腹肌前腹。

3. 咀嚼肌神经　属运动性神经，分支支配所有的咀嚼肌。

角膜反射观察

　　角膜反射是临床护理工作中经常观察的项目。角膜反射消失常见于深度昏迷的患者或面神经、三叉神经损伤的患者。

　　被检查者向内上方注视，医师用细棉签毛由角膜外缘轻触患者的角膜，正常时，被检者两眼睑迅速闭合，称为角膜反射。

　　其反射中枢在脑桥，反射弧如下：三叉神经眼支→脑桥→面神经核 → 眼轮匝肌收缩→眼睑闭合。

六、展神经

展神经为运动性神经，由展神经核发出，从延髓脑桥沟出脑，经眶上裂入眶，在外直肌内侧面进入并支配该肌。

七、面神经

面神经（图 13-28）为混合性神经，其内脏运动纤维起于上泌涎核，属于副交感节前纤维，躯体运动纤维起于面神经核，内脏感觉纤维止于孤束核。

面神经自延髓脑桥沟外侧部连于脑，与前庭蜗（位听）神经伴行，经内耳门入内耳道，穿过内耳

道底进入面神经管，再从茎乳孔出颅，向前穿过腮腺达面部，呈辐射状发出 5 支：即颞支、颧支、颊支、下颌缘支和颈支，支配颈阔肌与面部表情肌。

面神经除上述分支外，在面神经管内的分支有：

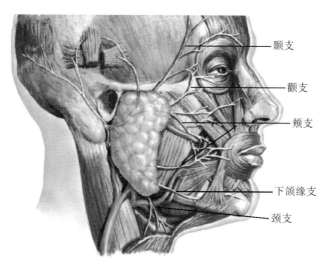

图 13-28 面神经

1. **鼓索** 是混合性神经，在面神经出茎乳孔前发出，进入鼓室后前行，穿岩鼓裂达颞下窝，加入三叉神经的分支舌神经。其中的内脏感觉纤维随舌神经分布于舌前 2/3 黏膜，感受味觉。内脏运动纤维（副交感神经的节前纤维）在下颌下神经节换神经元，后者发出的神经纤维分布于舌下腺和下颌下腺，管理两腺的分泌。

2. **岩大神经** 含内脏运动纤维（副交感节前纤维），自膝神经节处分出进入翼腭神经节，在节内换神经元后，发出的节后纤维随三叉神经分布于泪腺和鼻腭部的黏膜腺，支配腺体分泌。

周围性面瘫

面神经在面神经管内损伤可出现以下表现：由于面肌瘫痪，出现患侧额纹消失，不能皱眉，眼裂和口裂不能闭合，不能鼓腮，患侧鼻唇沟变浅，口角偏向健侧，患侧角膜反射消失；若在鼓索以上损伤，下颌下腺、舌下腺分泌障碍，出现口、鼻腔黏膜干燥和舌前 2/3 味觉障碍；若在发出镫骨肌神经以上损伤，由于镫骨肌瘫痪可致听觉过敏。若损伤部位在膝神经节可出现泌泪障碍、角膜干燥。

八、前庭蜗（位听）神经

前庭蜗神经（图 13-29）由前庭神经和蜗神经组成，为躯体感觉性神经。

前庭神经：其神经元胞体位于内耳道底的前庭神经节，为双极神经元，其周围突分布于内耳的球囊斑、椭圆囊斑和壶腹嵴；中枢突聚集成前庭神经，经内耳门进入脑桥，终于前庭神经核。传导平衡觉和位置觉冲动。

蜗神经：神经元胞体位于内耳蜗轴内的蜗神经节，也是双极神经元。其周围突分布于螺旋器；中枢突在内耳道聚成蜗神经，出内耳门于延髓脑桥沟外侧部入脑，止于蜗神经核。传导听觉冲动。

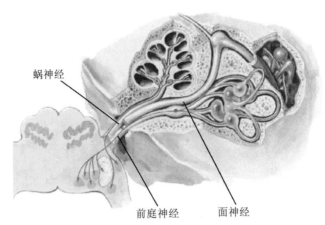

蜗神经

前庭神经　面神经

图 13-29　前庭蜗神经

九、舌咽神经

舌咽神经（图 13-30）为混合性神经，含有 4 种纤维成分。内脏运动纤维起于下泌涎核，在耳神经节换神经元，由该节发出纤维司腮腺的分泌。躯体运动纤维起于疑核，支配茎突咽肌。内脏感觉纤维，其神经元胞体位于颈静脉孔下方的下神经节，中枢突终于孤束核，周围突分布于咽、咽鼓管、鼓室、舌后 1/3 等处黏膜、味蕾、颈动脉窦和颈动脉小球。躯体感觉纤维很少，胞体位于上神经节，中枢突止于三叉神经脊束核，周围突分布于耳后皮肤。

舌咽神经连于延髓的橄榄后沟，经颈静脉孔出颅，先在颈内动、静脉之间下行，继行向前下，经舌骨舌肌深面至舌根，沿途分支分布于舌、咽等。

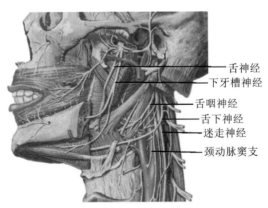

舌神经
下牙槽神经
舌咽神经
舌下神经
迷走神经
颈动脉窦支

图 13-30　舌咽神经与舌下神经

颈动脉窦支属内脏感觉性纤维。在颈静脉孔下方发出，分布于颈动脉窦和颈动脉小球，分别感受压力刺激和二氧化碳浓度变化，反射性地调节血压和呼吸。

舌支是舌咽神经的终支，在舌神经的上方分布于舌后 1/3 的黏膜和味蕾，司一般感觉和味觉。

咽支分布于咽、扁桃体等。

十、迷走神经

迷走神经为混合性神经。含有 4 种纤维：①内脏运动（副交感）纤维，起于迷走神经背核，主要分布到颈、胸和腹部多个脏器，控制平滑肌、心肌和腺体的活动。②内脏感觉纤维，其胞体位于颈静脉孔下方的下神经节内，其中枢突止于孤束核，周围突分布于胸、腹腔脏器。③躯体感觉纤维数量最少，其胞体位于颈静脉孔内的上神经节，中枢突止于三叉神经脊束核，周围突主要分布于硬脑膜、耳郭及外耳道的皮肤。④躯体运动纤维起于疑核，支配咽喉肌。

迷走神经（图 13-31）是脑神经中行程最长，分布范围最广的神经。迷走神经连于延髓的橄榄后沟，穿颈静脉孔后出颅。于颈内、颈总动脉和颈内静脉之间的后方下行达颈根部，经胸廓上口入胸腔。在胸部，左、右迷走神经走行位置不同。右迷走神经经锁骨下动、静脉之间，沿气管右侧，经肺根后方达食管后面参与食管丛的构成并下延为迷走神经后干；左迷走神经下行至主动脉弓的前方，经左肺根后方，至食管前面参与构成食管丛，并在食管下端延为迷走神经前干。迷走神经前、后干向下与食管一起穿隔的食管裂孔进入腹腔。

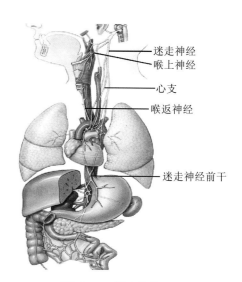

图 13-31　迷走神经

迷走神经主要分支：

1. 喉上神经　喉上神经发自下神经节，沿颈内动脉与咽侧壁之间下行，于舌骨大角处分内、外两支。内支与喉上动脉伴行，穿甲状舌骨膜入喉，分布于声门裂以上的黏膜；外支细小，与甲状腺上动脉伴行，经甲状腺侧叶深面入咽壁，支配环甲肌。

2. 喉返神经　左、右喉返神经起始行程不同。右侧喉返神经发出位置较高，自神经干发出后，从前方绕过右锁骨下动脉返至颈部。左喉返神经发出位置略低，紧靠动脉韧带的左侧，从前方绕过主动脉弓返至颈部。左、右喉返神经分别沿左、右侧气管食管沟内上行，潜行入甲状腺左、右叶深面。经环甲关节的后方入喉，支配除环甲肌以外的全部喉肌并分布于声门裂以下的喉黏膜。喉返神经是喉肌的重要运动神经，在走行中与甲状腺下动脉互相交叉。所以，行甲状腺次全切除术时特别要注意防止此神经的损伤，以免出现声音嘶哑。

十一、副神经

副神经（图 13-32）为运动性神经，起于副神经核，于橄榄后沟出脑干，经颈静脉孔出颅，在颈内动、静脉之间行向后外，分布于胸锁乳突肌和斜方肌。

十二、舌下神经

舌下神经（图 13-33）为运动性神经，起于舌下神经核，纤维由延髓的锥体外侧出脑，经舌下神经管出颅。先在颈内动、静脉之间深面下行，至下颌角处行向前，沿舌骨舌肌浅面穿颏舌肌入舌，支配舌内、外肌。

脑神经归纳总结如表 13-3 所示 。

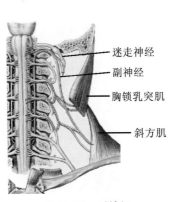

图 13-32　副神经

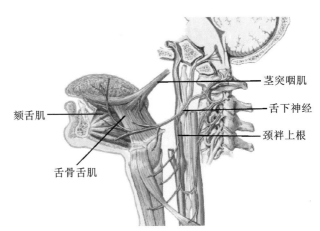

图 13-33　舌下神经

表 13-3　脑神经归纳总结

名称	性质	连脑部位	进出颅腔部位	主要功能	损伤后主要表现
Ⅰ嗅神经	感觉性	端脑	筛孔	传导嗅觉冲动	嗅觉障碍
Ⅱ视神经	感觉性	间脑	视神经管	传导视觉冲动	视觉障碍
Ⅲ动眼神经	运动性	中脑	眶上裂	支配5块眼外肌	外斜视，瞳孔对光反射消失，上睑下垂
Ⅳ滑车神经	运动性	中脑	眶上裂	支配上斜肌	眼不能向外下方斜视
Ⅴ三叉神经	混合性	脑桥	眼神经经眶上裂，上颌神经经圆孔，下颌神经经卵圆孔	管理头面部皮肤、口鼻腔黏膜的一般感觉，咀嚼肌运动	头面部皮肤感觉障碍，角膜反射消失，咀嚼肌瘫痪
Ⅵ展神经	运动性	脑桥	眶上裂	支配外直肌	内斜视
Ⅶ面神经	混合性	脑桥	内耳门→面神经管→茎乳孔	支配面肌、泪腺、下颌下腺、舌下腺、管理舌前2/3味觉	患侧额纹消失、角膜反射消失、口角歪向健侧、舌前2/3味觉障碍、泌泪和泌涎障碍
Ⅷ前庭蜗神经	感觉性	脑桥	内耳门	传导听觉和平衡觉冲动	听觉障碍，眩晕、眼球震颤
Ⅸ舌咽神经	混合性	延髓	颈静脉孔	支配腮腺，管理舌后1/3味觉和一般内脏感觉、咽的一般内脏感觉	舌后1/3味觉和一般内脏感觉障碍
Ⅹ迷走神经	混合性	延髓	颈静脉孔	支配咽喉肌、颈、胸、腹部的心肌、平滑肌和腺体。传导颈、胸、腹部脏器的一般内脏感觉冲动	发音、吞咽困难，声音嘶哑，呛咳
Ⅺ副神经	运动性	延髓	颈静脉孔	胸锁乳突肌、斜方肌	头不能向患侧侧屈，脸不能转向对侧。肩胛骨下垂
Ⅻ舌下神经	运动性	延髓	舌下神经管	支配舌内肌、大部分舌外肌	伸舌时舌尖偏向患侧，患侧舌肌萎缩

【临床要点】

1. 眶上裂综合征 眶上裂位于蝶骨大、小翼之间。由此使颅中窝与眼眶相沟通。第Ⅲ、Ⅳ、Ⅵ脑神经及第Ⅴ脑神经的眼支等穿过此裂。眶内或颅内病变累及眶上裂时，可压迫上述神经而出现一系列症状与体征，称眶上裂综合征。病变侧动眼、滑车和外展神经麻痹而出现全眼肌麻痹，表现为上睑下垂、眼球固定、各向运动障碍、瞳孔散大、对光和调节反应消失。三叉神经眼支受损，其支配区域出现疼痛、感觉障碍和角膜反射迟钝或消失。

2. 舌下神经核下瘫（周围性舌下神经损伤） 最常见的原因有颅底骨折、颌下损伤、颈椎脱位、枕骨髁部骨折，以及颅底或颈部施行手术时损伤一侧舌下神经导致舌下神经麻痹，病侧舌肌瘫痪，伸舌时舌尖偏向患侧，病侧舌肌萎缩。

第三节 内脏神经

内脏神经主要分布于内脏、心血管和腺体，与躯体神经一样亦含有感觉和运动两种纤维成分。内脏运动神经又称自主神经系统，分交感神经和副交感神经，支配平滑肌、心肌的运动和腺体的分泌。内脏感觉神经分布于内脏黏膜、心脏和血管壁的内脏感受器。

一、内脏运动神经

内脏运动神经与躯体运动神经在大脑皮质及皮质下各级中枢的控制下，互相协调，互相制约，以维持机体内、外环境的相对平衡。但两者在结构与功能上有着较大的差别，详见表 13-4。

表 13-4 内脏运动神经与躯体运动神经的区别

	内脏运动神经	躯体运动神经
低级中枢	$T_1 \sim L_3$ 脊髓灰质侧角内的交感神经核；脑干和 $S_2 \sim S_4$ 脊髓灰质内的副交感核	脑干和脊髓灰质前角内的躯体运动核
效应器	心肌、平滑肌和腺体	骨骼肌
自低级中枢至效应器所经神经元	经两级神经元：节前和节后神经元	仅经一级神经元
支配效应器的纤维成分	有交感和副交感两种神经纤维	只有躯体运动神经纤维
功能特点	不受意识支配	受意识支配

内脏运动神经（图 13-34）由低级中枢至效应器的神经通路由两级神经元组成。第一级神经元称节前神经元，胞体位于脑干或脊髓内的交感、副交感神经核，由其发出的轴突称节前纤维；第二级神经元称节后神经元，胞体位于周围部的内脏神经节内，由其发出的轴突称节后纤维。

依据内脏运动神经的形态结构、生理功能，可将其分为交感神经和副交感神经，两者均有中枢部和周围部（图 13-35）之分。

（一）交感神经

1. 交感神经的低级中枢 位于第 1 胸椎～第 3 腰椎脊髓节段灰质侧角的中间外侧核。

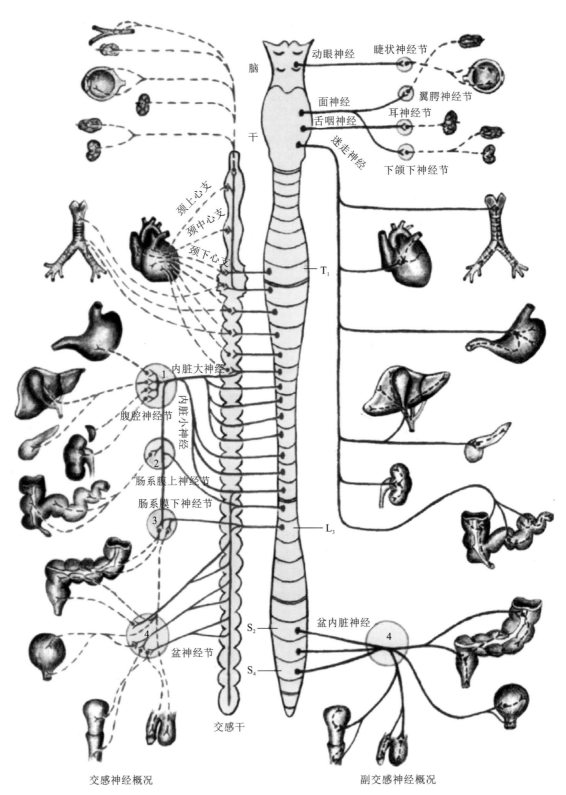

脑

干

动眼神经　睫状神经节

面神经

舌咽神经

迷走神经

翼腭神经节

耳神经节

下颌下神经节

颈上心支

颈中心支

颈下心支

内脏大神经

内脏小神经

腹腔神经节

肠系膜上神经节

肠系膜下神经节

盆神经节

交感干

T_1

L_3

S_2

S_4

盆内脏神经

1

2

3

4

4

交感神经概况　　　　　　　　　　副交感神经概况

图 13-34　内脏运动神经

2. 交感神经节

（1）椎旁节和交感干：椎旁节位于脊柱两侧，自上而下分别是颈节（3 对）、胸节（10～12 对）、腰节（4～5 对）、骶节（2～3 对）和尾节（1 个），尾节因不成对而称奇神经节。椎旁节的节前纤维分别来自胸 1～腰 3 脊髓节段灰质侧角的中间外侧核。

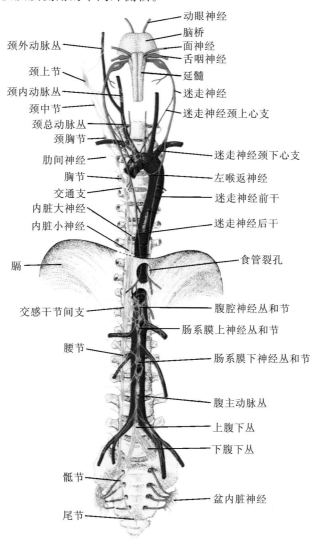

图 13-35　内脏运动神经周围部

交感干位于脊柱两侧，由椎旁节借节间支连结而成，呈串珠状，该干上端达颅底，下端两干于尾骨前合并。按部位，自上而下分为颈、胸、腰、骶交感干四部。

（2）椎前节：位于脊柱前方，呈不规则团块状。包括腹腔神经节和主动脉肾神经节各 1 对，肠系膜上、下神经各 1 个。该节接受内脏大、小神经和腰内脏神经的纤维，发出节后纤维随同名动脉脏支到各脏器。

3. 节前纤维和节后纤维　每一个交感干神经节都与相应的脊神经之间有交通支相连。交通支分白交通支和灰交通支。前者主要由具有髓鞘的节前纤维组成，呈白色，故称白交通支；后者多由无髓鞘的节后纤维组成，色灰暗，故称灰交通支。

1）节前纤维：节前纤维由位于第 1 胸椎～第 3 腰椎脊髓节段灰质侧角的中间外侧核发出的轴突构

成，有三种去向：

(1) 伴随脊神经出椎间孔，通过白交通支终于相应的椎旁节。因而，只有 $T_1 \sim L_3$ 脊神经前支和对应的椎旁节之间才有白交通支相连。

(2) 在交感干内上升或下降，然后终于上方或下方的椎旁节。发自 $T_1 \sim T_6$ 中间外侧核的节前纤维在交感干内上升到达颈部的椎旁节；发自 $T_6 \sim T_{10}$ 中间外侧核的节前纤维在交感干内上升或下降到达其他胸部的椎旁节；发自 $T_{11} \sim L_3$ 中间外侧核的节前纤维在交感干内下降至腰、骶、尾部的椎旁节。

(3) 穿过椎旁节终于椎前节。穿过第 5～9 和第 10～12 胸部椎旁节的节前纤维在胸椎体两侧组成内脏大、小神经，穿过膈后分别终于腹腔神经节和主动脉肾神经节。

2) 节后纤维：由交感神经椎旁节和椎前节细胞发出的轴突构成，其终末分布于效应器。

颈部椎旁节节后纤维的分布：①经灰交通支返回 8 对颈神经，并随其分支分布于头颈和上肢的血管、汗腺和竖毛肌等。②攀附于临近的动脉，形成颈内动脉丛、颈外动脉丛、椎动脉丛和锁骨下动脉丛，并随各动脉的分支到头颈部的泪腺、下颌下腺、舌下腺、腮腺、甲状腺等腺体，以及血管、竖毛肌和瞳孔开大肌。③发出颈上、中、下心神经，入胸腔加入心丛至心脏。

胸部椎旁节节后纤维的分布：①经灰交通支返回 12 对胸神经，并随其分支分布于胸腹壁的血管、汗腺和竖毛肌等。②加入胸部的胸主动脉丛、心丛、食管丛、肺丛等至相应的胸腔脏器。

腰部椎前节节后纤维的分布：穿过胸部椎旁节的节前纤维，经由内脏大、小神经，穿膈肌分别终于腹腔神经节和主动脉神经肾节后，其节后纤维攀附于腹腔干和肠系膜上动脉，并随动脉分支分布于肝、胆囊、脾、肾，以及结肠左曲以上肠管。

腰部和盆部椎旁节节后纤维的分布：①经灰交通支返回 5 对腰神经、5 对骶神经和 1 对尾神经，并随其分支分布于盆部、会阴，及下肢的血管、汗腺和竖毛肌等。②攀附于肠系膜下动脉，并随动脉分支分布于结肠左曲以下肠管。③加入盆丛至盆腔脏器。

(二) 副交感神经

副交感神经分布如图 13-36 所示。

1. 副交感神经的低级中枢

位于脑干内的副交感神经核和脊髓骶 2～4 节灰质的副交感神经核。

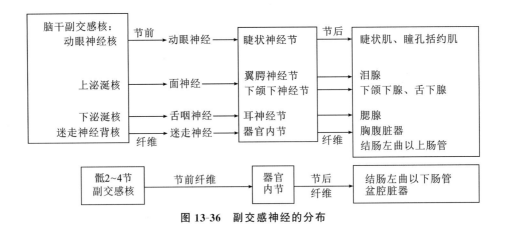

图 13-36　副交感神经的分布

2. 副交感神经节

(1) 器官旁节：位于所支配器官附近，多数体积较小，而位于颅部的较大，如睫状神经节、下颌下神经节、翼腭神经节和耳神经节等。

（2）器官内节：散于所支配器官的壁内，又称壁内神经节。

3. 节前纤维和节后纤维　动眼神经副核、上、下泌涎核发出的节前纤维在器官旁节换神经元后，后者发出的节后纤维分布于眼球壁平滑肌和头面部腺体。

迷走神经背核的节前纤维下行，经胸、腹腔途中，先后加入胸、腹腔各神经丛并在丛内的器官内节换神经元。其节后纤维随交感神经分布于结肠左曲以上的消化管与胸、腹腔脏器和心肌。

脊髓骶2～4节段副交感核发出的节前纤维在器官内节换神经元，其节后纤维分布于结肠左曲以下消化管和盆腔脏器、外阴等。（图 13-37）

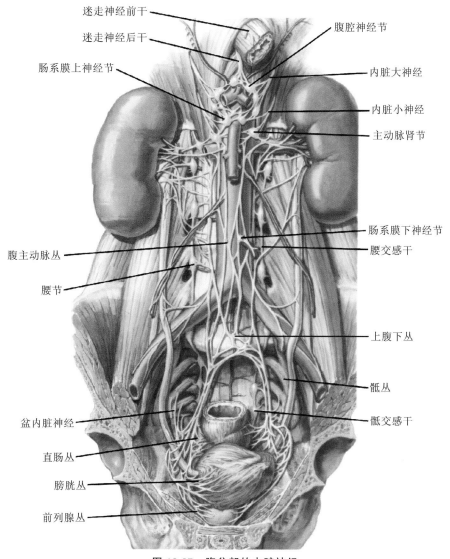

图 13-37　腹盆部的内脏神经

（三）交感神经与副交感神经的主要区别

交感神经与副交感神经都是内脏运动神经，共同支配一个内脏器官，形成对内脏双重支配，但在形态结构和功能上，两者各有特点（表 13-5）。

表 13-5　交感神经与副交感神经的区别

区别点	交感神经	副交感神经
低级中枢	$T_1 \sim L_3$ 脊髓灰质侧角中间外侧核	脑干副交感核；$S_2 \sim S_4$ 节骶副交感核
周围神经节	椎旁节；椎前节	器官旁节；器官内节
节前/节后纤维	节前纤维短，节后纤维长	节前纤维长，节后纤维短
分布范围	分布范围广：头颈、胸、腹、盆腔脏器；全身的血管、汗腺、竖毛肌	分布范围窄：大部分血管，以及汗腺、竖毛肌和肾上腺髓质无副交感神经分布
功能特点	增强机体分解代谢以供能，使机体处于应激状态	增强机体合成代谢以储能，使机体处于静息状态，恢复精力和体力

赤面恐惧症

赤面恐惧症是社交恐惧症的一种表现形式，主要表现为在社交场合、开会发言、与异性交往或其他引起精神紧张的场合时会出现脸红、心跳加快，常使患者感到难堪。

从心理学的角度来讲，赤面恐惧症患者常常经历着两个不同自我的战争：一个害羞、懦弱、缺乏自信，一个则强迫自己去改变自己。赤面恐惧症是一种兼具社交恐惧症和强迫症的心理障碍，往往同当事人敏感的性格习惯有关。

从解剖生理角度讲，控制面部血管的神经是交感神经，交感神经过度兴奋是赤面恐惧的主要原因。当精神紧张时，交感神经就会兴奋，神经冲动传到面部，面部血管扩张，血流增加，从而导致面部发红。因为血流会同时将热量带到面部，所以同时会感到面部皮肤发热。赤面恐惧症患者，控制面部血管的交感神经的兴奋域值先天性较低，兴奋性较高，所以特别容易兴奋，使患者容易脸红。

对赤面恐惧症患者应首先进行心理治疗。对心理治疗效果不佳者，可实施胸腔镜下胸交感神经夹闭术或切断术，以阻断因交感神经兴奋而引起的面部潮红。

有个问题请大家进一步探究：在临床上有一种 Horner 综合征，因为颈交感干麻痹而导致面部皮肤血管失去交感神经的支配而扩张，引起面部潮红。而为何在治疗"赤面恐惧症"时，实施交感神经夹闭或切断术，却又可以治疗面部潮红呢？

二、内脏感觉神经

来自内脏的刺激通过内感受器、内脏感觉神经将其内脏感觉冲动传到中枢，中枢可直接通过内脏运动神经或间接通过体液来调节内脏器官的活动。

内脏感觉神经的周围部包括内脏感觉神经节和神经纤维。第一级神经元胞体位于脑神经节或脊神经节内，周围支为粗细不等的有髓或无髓纤维，随交感、副交感纤维或躯体神经的分支分布于内感受器，中枢支或随脑神经止于孤束核，或随脊神经止于脊髓灰质后角。

在中枢内，内脏感觉纤维一方面可借中间神经元与内脏运动神经元联系完成内脏反射，或与躯体运动神经元联系，形成内脏—躯体反射，另一方面可经过一定的传导途径，将冲动传导到大脑皮质，产生内脏感觉。

内脏感觉神经虽然在形态结构上与躯体感觉神经大致相同，但有其自己的特点。

（1）内脏感觉纤维的数目较少，痛阈较高，对于一定强度的刺激不产生疼痛，如手术切割或烧灼内脏，患者不觉疼痛，而空腔脏器过度膨胀或平滑肌痉挛或化学刺激却产生明显内脏痛。

（2）内脏感觉的传入途径分散，即一个脏器的感觉纤维可经几个节段的脊神经进入中枢，而一条脊神经又含几个脏器的感觉纤维，因此，内脏痛是弥散性的，因而定位不准确。

在某些内脏器官发生病变时，常在体表的一定区域产生感觉过敏或疼痛，这种现象叫牵涉性痛。如心绞痛时常在胸前区及左上臂内侧皮肤感到疼痛，肝、胆疾患时可在右肩感到疼痛等。

【临床要点】

霍纳综合征是由于交感神经至眼部和面部的神经通路受到压迫或破坏（如甲状腺Ⅲ度肥大时），引起患侧瞳孔缩小（瞳孔开大肌瘫痪）、眼球内陷、上睑下垂（Müller 肌瘫痪）及面部潮红无汗的综合征。

♣常用专业名词中英文对照表

脊神经	spinal nerve/ˈspainəl/
脑神经	cranial nerve/ˈkreiniəl/
前根	anterior root/ænˈtiəriə/
后根	posterior root/pɔsˈtiəriə/
前支	anterior branch
后支	posterior branch
交通支	communicating branch/kəˈmjuːnikeitin/
脊膜支	meningeal branch/miˈnindʒiəl/
颈神经	cervical nerve/ˈsəːvikəl/
颈丛	cervical plexus/ˈsəːvikəl/ /ˈpleksəs/
枕大神经	greater occipital nerve/ɔkˈsipitl/
枕小神经	lesser occipital nerve/ɔkˈsipitl/
耳大神经	great auricular nerve/ɔːˈrikjulə/
颈横神经	transverse nerve of neck/trænsˈvəːs/
锁骨上神经	supraclavicular nerve/sjuːprəklæˈvikjulə/
膈神经	phrenic nerve/ˈfrenik/
臂丛	brachial plexus/ˈbreikiəl/ /ˈpleksəs/
肌皮神经	musculocutaneous nerve/ˌmʌskjuləukjuˈteiniəs/
正中神经	median nerve/ˈmiːdiən/
尺神经	ulnar nerve/ˈʌlnə/
桡神经	radial nerve/ˈreidiəl/
腋神经	axillary nerve/ækˈsiləri/
胸神经	thoracic nerve/θɔːˈræsik/
肋间神经	intercostal nerve/ˌintəˈkɔstl/
肋下神经	subcostal nerve/sʌbˈkɔstəl/
腰神经	lumbar nerve/ˈlʌmbə/

腰丛	lumbar plexus/ˈlʌmbə/ /ˈpleksəs/
髂腹下神经	iliohypogastric nerve
髂腹股沟神经	ilioinguinal nerve
闭孔神经	obturator nerve/ˈɔbtjuəreitə/
股神经	femoral nerve/ˈfemərəl/
隐神经	saphenous nerve/səˈfiːnəs/
腰骶干	lumbosacral trunk/ˈlʌmbəuseikrəl/
骶神经	sacral nerve/ˈseikrəl/
骶丛	sacral plexus/ˈseikrəl/ /ˈpleksəs/
坐骨神经	sciatic nerve/saiˈætik/
腓总神经	common peroneal nerve/ˌperəˈniːəl/
腓浅神经	superficial peroneal nerve
腓深神经	deep peroneal nerve
胫神经	tibial nerve/ˈtibiəl/
阴部神经	pudendal nerve/pjuːˈdendəl/
脑神经	cranial nerves/ˈkreiniəl/
嗅神经	olfactory nerve/ɔlˈfæktəri/
视神经	optic nerve/ˈɔptik/
动眼神经	oculomotor nerve/ˌɔkjuləˈməutə/
滑车神经	trochlear nerve/ˈtrɔkliə/
三叉神经	trigeminal nerve/traiˈʤeminl/
展神经	abducent nerve/æbˈdjuːsənt/
面神经	facial nerve/ˈfeiʃəl/
前庭蜗神经	vestibulocochlear nerve/ˈvestibjuləukəukliə/
舌咽神经	glossopharyngeal nerve/ˌglɔsəuˈfærinˈʤiːəl/
迷走神经	vagus nerve/ˈveigəs/
副神经	accessory nerve/ækˈsesəri/
舌下神经	hypoglossal nerve/ˌhaipəˈglɔsəl/ nerve
内脏神经系统	visceral nervous system/ˈvisərəl/
内脏运动神经	visceral motor nerve/ˈməutə/
内脏感觉神经	visceral sensory nerve/ˈsensəri/
交感神经	sympathetic nerve/ˌsimpəˈθetik/
交感干	sympathetic trunk
内脏大神经	greater splanchnic nerve/ˈsplæŋknik/
内脏小神经	lesser splanchnic nerve
副交感神经	parasympathetic nerve/ˌpærəˈsimpəˈθetik/
白交通支	white communicating branch/kəˈmjuːnikeitin/
灰交通支	gray communicating branch

（田顺亮　于兰）

第十四章 神经系统的传导通路

【概述】

神经传导通路是连接感受器与中枢神经或中枢神经与效应器之间的神经元链。将传入冲动从外周传向大脑皮质的神经传导通路称感觉（上行）传导通路，将神经冲动由中枢传向效应器的神经通路称为运动（下行）传导通路。（图 14-1）

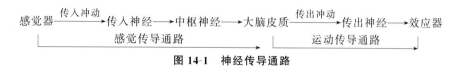

图 14-1 神经传导通路

第一节 感觉传导通路

一、躯干、四肢痛、温觉、粗触觉和压觉传导通路

如图 14-2、图 14-3 所示。

皮肤感受器 ——→ 脊神经节细胞 ——后根——→ 第 Ⅰ、Ⅳ～Ⅶ层（后角固有核）——白质前连合交叉——→ 脊髓丘脑束 ——→
丘脑腹后外侧核 ——丘脑中央辐射／内囊后肢——→ 中央后回上 2/3、中央旁小叶后部

图 14-2 躯干、四肢浅感觉传导通路一

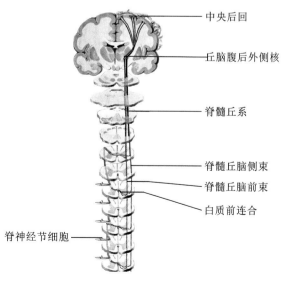

中央后回

丘脑腹后外侧核

脊髓丘系

脊髓丘脑侧束

脊髓丘脑前束

白质前连合

脊神经节细胞

图 14-3 躯干、四肢浅感觉传导通路二

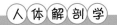

二、头面部痛、温觉、粗触觉传导通路

如图14-4、图14-5所示。

面部皮肤和口、鼻腔黏膜感受器 —— 三叉神经节 —— 三叉神经脑桥核、脊束核 ——交叉—— 丘脑腹后内侧核 ——丘脑中央辐射/内囊后肢—→

中央后回下1/3

图14-4 头面部浅感觉传导路一

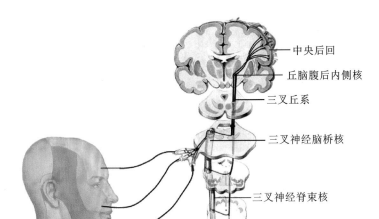

图14-5 头面部浅感觉传导通路二

三、躯干、四肢意识性本体感觉、精细触觉传导通路

如图14-6、图14-7所示。

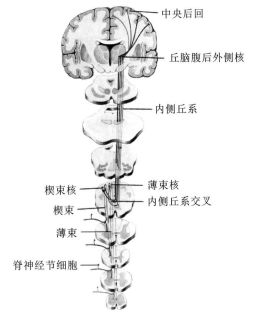

本体、精细触觉感受器 —— 脊神经节细胞 ——后根—→

薄束、楔束 —— 薄束核、楔束核 ——交叉—→ 内侧丘系 ——

丘脑腹后外侧核 ——内囊后肢/丘脑中央辐射—→ 中央后回上2/3、中央

旁小叶后部

图14-6 躯干、四肢本体感觉与精细触觉传导通路一　**图14-7 躯干、四肢本体感觉和精细触觉传导通路二**

四、听觉传导通路

如图 14-8、图 14-9 所示。

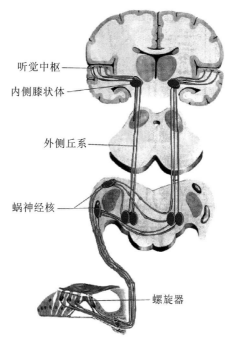

螺旋器——→蜗神经节内的双极细胞——→蜗神经——→

蜗腹侧核、蜗背侧核 $\xrightarrow{\text{交叉或不交叉}}$ 左、右外侧丘系

——→下丘——→内侧膝状体 $\xrightarrow[\text{内囊后肢}]{\text{听辐射}}$ 颞横回

图 14-8 听觉传导通路一

图 14-9 听觉传导通路二

五、视觉传导通路

如图 14-10～图 14-12 所示。

视锥细胞、视杆细胞——→双极细胞——→节细胞——→视神经 $\xrightarrow{\text{视交叉}}$ 视束——→外侧膝状体 $\xrightarrow[\text{内囊后肢}]{\text{视辐射}}$ 距状沟上、下皮质

图 14-10 视觉传导通路

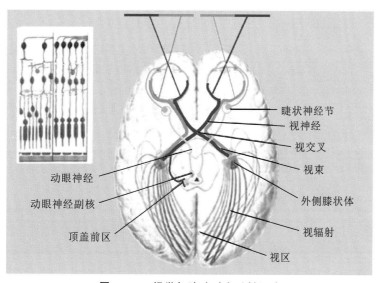

图 14-11 视觉与瞳孔对光反射通路

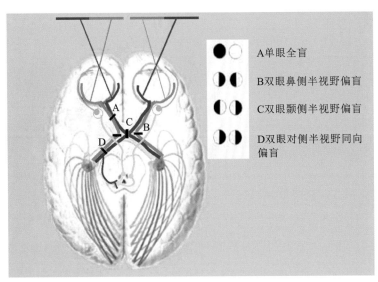

图 14-12　视觉传导通路不同部位损伤的表现

六、瞳孔对光反射通路

如图 14-13 所示。

视锥细胞、视杆细胞──→双极细胞──→节细胞──→视神经 $\xrightarrow{\text{视交叉}}$ 视束──→顶盖前区──→两侧动眼神经副核──→

动眼神经──→睫状神经节──→两侧瞳孔括约肌收缩──→两侧瞳孔几乎同时缩小

图 14-13　瞳孔对光反射通路

瞳孔观察

　　瞳孔形态、大小变化观察：瞳孔变化是临床护理工作中常常观察的项目。其变化是颅内疾病、药物中毒等病情变化的一个重要指征。观察瞳孔应注意两侧的形状、大小、边缘对称性及对光反射等。正常瞳孔呈圆形，两侧等大等圆，边缘整齐，在自然光线下直径 2 mm～4 mm，对光反射灵敏。瞳孔的变化见于以下病变：①双侧瞳孔散大，瞳孔直径＞5 mm，称瞳孔散大，见于颅内压增高、濒死状态等；②双侧瞳孔缩小，瞳孔直径＜2 mm，称为瞳孔缩小，常见于吗啡、巴比妥类中毒等；③一侧瞳孔散大，见于动眼神经麻痹、小脑幕切迹疝；④一侧瞳孔缩小，见于脑疝发生早期、颈交感神经麻痹。

　　瞳孔对光反射检查：光照一侧瞳孔，引起两眼瞳孔缩小的反应，称为瞳孔对光反射。被光照侧眼的瞳孔缩小称直接对光反射，没有被光照眼的瞳孔缩小称间接对光反射。对光反射传导通路任何一处损坏均可导致对光反射减弱或消失。①动眼神经损伤，患眼直接和间接对光反射均消失；②视神经损伤，患眼直接对光反射消失，间接对光反射存在。

　　正常瞳孔在自然光线下平均直径为 3～4 mm。

第二节　运动传导通路

运动传导通路组成如图 14-14 所示。

运动传导通路 { 锥体系 { 皮质核束 / 皮质脊髓束 }; 锥体外系 }

图 14-14　运动传导通路

一、锥体系

（一）皮质脊髓束

如图 14-15～图 14～18 所示。

中央前回上 2/3、中央旁小叶前部锥体细胞⟶皮质脊髓束 —内囊后肢→

⟶ { —锥体交叉→皮质脊髓侧束⟶前角运动细胞⟶支配对侧上、下肢肌; —未交叉→皮质脊髓前束 —脊髓内逐节交叉 / 部分纤维不交叉→ 两侧前角运动细胞⟶主要支配两侧躯干肌 }

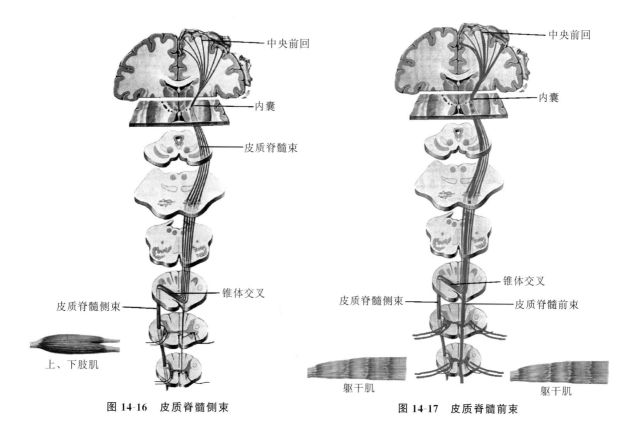

图 14-15　皮质脊髓束

图 14-16　皮质脊髓侧束

图 14-17　皮质脊髓前束

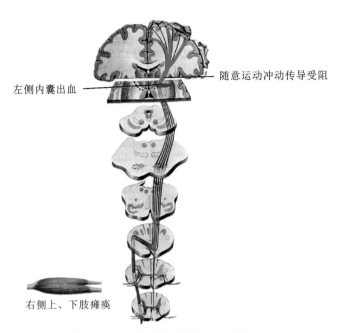

左侧内囊出血————————————————随意运动冲动传导受阻

右侧上、下肢瘫痪

图 14-18　皮质脊髓束损伤（内囊出血）

（二）皮质核束

如图 14-19、图 14-20 所示。

中央前回下 1/3 的锥体细胞——→皮质核束——→ 在脑干不完全交叉　两侧脑干躯体运动核　特殊内脏运动核——→

交叉　面神经核下半、舌下神经核——→

——→支配两侧眼外肌、咀嚼肌、咽喉肌、眼裂以上表情肌、胸锁乳突肌、斜方肌

——→支配对侧眼裂以下的表情肌和舌肌

图 14-19　皮质核束情况

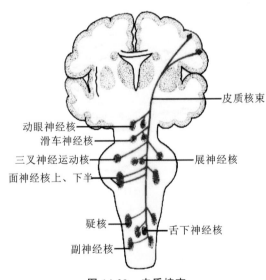

皮质核束

动眼神经核

滑车神经核

三叉神经运动核

展神经核

面神经核上、下半

疑核

舌下神经核

副神经核

图 14-20　皮质核束

上、下运动神经元的概念如下。

上运动神经元：是位于大脑皮质中央前回和中央旁小叶前部的锥体细胞及其轴突构成的锥体束（包括皮质脊髓束和皮质核束）。

下运动神经元：是脑神经躯体运动核或脊髓前角细胞及其轴突组成的脑神经或脊神经内的躯体运动纤维。

 面神经、舌下神经核上瘫与核下瘫

临床上一侧上运动神经元损伤时，使对侧眼裂以下面肌和对侧舌肌出现瘫痪，表现为病灶对侧鼻唇沟变浅或消失，口角下垂并歪向病灶侧，流涎，不能鼓腮露牙；伸舌时，舌尖偏向病灶对侧。而受双侧皮质核束支配的肌则不发生瘫痪。临床上常将上运动神经元损伤引起的瘫痪称之为核上瘫，而将下运动神经元损伤引起的瘫痪称之为核下瘫。面神经核下瘫可导致同侧面肌全部瘫痪，表现为除上述面神经核上瘫（图 14-21）的症状外，还有额纹消失、不能皱眉，不能闭眼。舌下神经核下瘫的特点是损伤侧舌肌瘫痪，伸舌时舌尖偏向病灶侧。舌下神经核上瘫如图 14-22 所示。

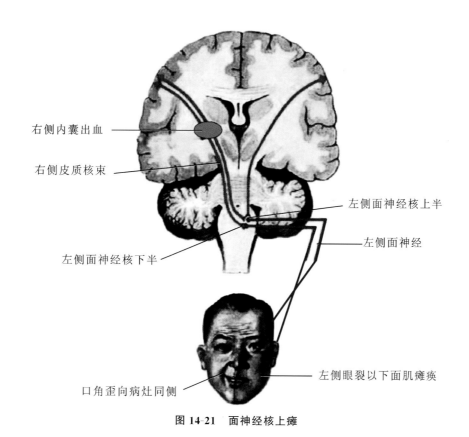

图 14-21　面神经核上瘫

二、锥体外系

定义：是指除锥体系以外影响和控制躯体运动的所有传导通路。

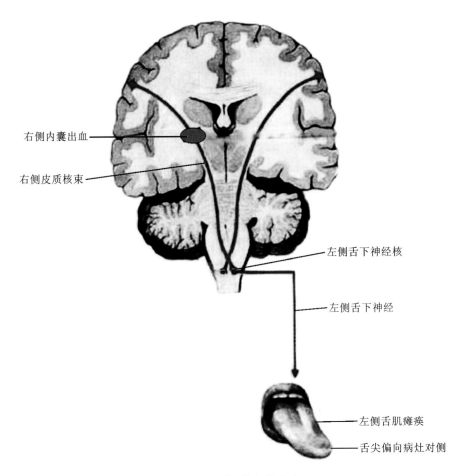

右侧内囊出血

右侧皮质核束

左侧舌下神经核

左侧舌下神经

左侧舌肌瘫痪

舌尖偏向病灶对侧

图 14-22　舌下神经核上瘫

♣ 常用专业名词中英文对照表

传入传导通路　　　　　　　　afferent pathway/ˈæfərənt/ /ˈpɑːθwei/

传出传导通路　　　　　　　　efferent pathway/ˈefərənt/ /ˈpɑːθwei/

感觉传导通路　　　　　　　　sensory pathway

运动传导通路　　　　　　　　motor pathway

深感觉传导通路　　　　　　　deep sensory pathway

本体感觉传导通路　　　　　　proprioceptive sensory pathway/prəupriəuˈseptiv；prəupriəˈseptiv/

非意识性本体感觉传导通路　　unconscious proprioceptive sensory pathway/ʌnˈkɔnʃəs/

浅感觉传导通路　　　　　　　superficial sensory pathway

躯干、四肢痛、温觉和粗略触觉
传导通路　　　　　　　　　　pain temperature and simple touch pathway of trunk and limbs

头面部痛、温觉和粗略触觉
传导通路　　　　　　　　　　pain temperature and simple touch pathway of head and face

视觉传导通路	visual pathway/'vizjuəl；'viʒuːəl/
听觉传导通路	auditory pathway/'ɔːditəri；'ɔːdətəuri/
瞳孔对光反射传导通路	pathway of papillary light reflex/pə'piləri/ /'riːfleks/
锥体系	pyramidal system/pi'ræmidl/
锥体外系	extrapyramidal system（tract）/ekstrəpi'ræmidəl/

（李鸿文　邵晓云）

第十五章　脑和脊髓的被膜、血管及脑脊液循环

【概述】

脑和脊髓的表面均有 3 层被膜包裹，由外向内依次是硬膜、蛛网膜和软膜。脑和脊髓借这些被膜受到支持和保护。脑的动脉主要来源于颈内动脉和椎动脉，其静脉血主要通过硬脑膜窦回流；脊髓的动脉主要是椎动脉和节段性动脉，静脉则经过椎内静脉丛回流。脑脊液主要由脉络丛产生，对脑和脊髓有着良好的缓冲、保护作用。

【表面解剖】

1. 第 4 腰椎棘突　是确定腰椎穿刺部位的骨性标志。扪到两侧髂嵴最高点，其与后正中线的交点即可扪到第 4 腰椎棘突。

2. 小脑延髓池穿刺点　触及两乳突尖，其连线的中点为小脑延髓池穿刺点；或以枕外隆凸为标志，其与第 2 颈椎棘突连线的中点为穿刺点。

3. 侧脑室后角穿刺引流术的穿刺点　枕外隆凸上方 6～7 cm，中线旁开 3 cm 为穿刺点。

【临床案例】

案例 15-1　患者张某，女性，57 岁，因车祸致头面部出血 40 min，右耳道有清亮液体流出入院。头颅 CT 示：颅底骨折。患者神志清楚，主诉头痛，情绪紧张。

（1）该患者是否存在脑脊液耳漏或鼻漏？脑脊液外漏的解剖学基础是什么？

（2）硬脑膜形成物（结构）有哪些？

第一节　脑和脊髓的被膜

一、脊髓的被膜

脊髓的被膜由外向内包括硬脊膜、蛛网膜和软脊膜（图 15-1、图 15-2）。

（一）硬脊膜

硬脊膜厚而坚韧，呈圆筒状包绕着脊髓。硬脊膜向上附着于枕骨大孔边缘，并与硬脑膜相延续，向下于第 2 骶椎水平逐渐变细并包裹终丝，末端附着于尾骨。

硬脊膜与椎管壁之间的间隙称硬膜外隙，内含疏松结缔组织、脂肪、脊神经根和椎内静脉丛。硬膜外麻醉即将麻药注入硬膜外隙。

（二）脊髓蛛网膜

脊髓蛛网膜薄而透明，向上与脑周围的蛛网膜相延续，向下包绕脊髓和马尾，终止于第 2 骶椎水平。蛛网膜与软脊膜之间的腔隙为蛛网膜下隙，其内充满脑脊液。蛛网膜下隙向上与脑蛛网膜下隙相通，在脊髓末端以下扩大，称终池，内容马尾。

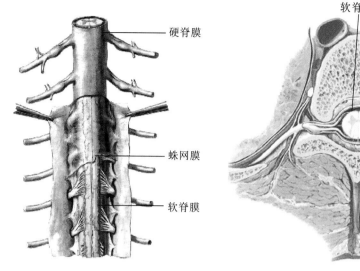

图 15-1　脊髓的被膜正面观　　　　图 15-2　脊髓的被膜横切面观

（三）软脊膜

软脊膜紧贴于脊髓表面，深入至脊髓表面的沟裂，在脊髓的下端移行为终丝。在脊髓的两侧软脊膜在前、后根之间向外侧突出，尖端附于硬脊膜，这些锯状的突起称齿状韧带。此韧带对脊髓有固定作用。

二、脑的被膜

（一）硬脑膜

硬脑膜厚而坚韧，贴附在颅骨内面（图 15-3、图 15-4）。

硬脑膜的特点：由两层合成，在某些部位两层彼此分离，形成硬脑膜窦；在某些部位内层折叠并向腔内突出，形成大脑镰、小脑幕。

颅底骨折与脑脊液外漏

硬脑膜与颅底附着紧密，颅底骨折时易同时撕裂硬脑膜和蛛网膜，导致脑脊液外漏，如鼻漏、耳漏。

1. **大脑镰**　伸入大脑纵裂内，分隔两大脑半球。
2. **小脑幕**　伸入大脑半球与小脑之间。其前缘游离，呈凹形，称小脑幕切迹。

脑疝

当颅腔内某一分腔有占位性病变时，该分腔的压力比邻近分腔的压力高，脑组织即从高压区向低压区移位，从而引起一系列临床综合征，称为脑疝。幕上的脑组织（颞叶的海马回、钩回）通过小脑幕切迹被挤向幕下，称为小脑幕切迹疝或颞叶钩回疝。幕下的小脑扁桃体及延髓经枕骨大孔被挤向椎管内，称为枕骨大孔疝或小脑扁桃体疝。

3. **硬脑膜窦**　上矢状窦位于大脑镰上缘，自前向后下，在相当于枕内隆凸处汇入窦汇；下矢状窦位于大脑镰下缘处，它向后汇入直窦；直窦位于大脑镰与小脑幕连接处；横窦位于小脑幕附着处，沿横窦沟向前外至颞骨岩部后端转向下续乙状窦；窦汇在相当于枕内隆凸附近，上矢状窦、直窦、左右横窦汇合处；海绵窦位于蝶鞍两侧，向前达眶上裂的内侧部，有眼静脉汇入，向后至颞骨岩部的尖端，分别借岩上窦、岩下窦与横窦和颈内静脉相通。在海绵窦内有颈内动脉和展神经通过，动眼神经、滑车神经、眼神经及上颌神经则经过窦的外侧壁。

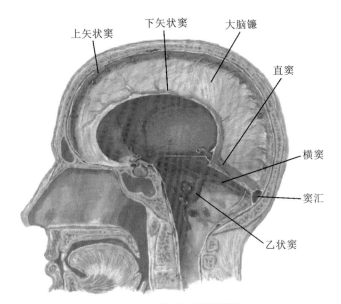

图 15-3　硬脑膜与硬脑膜窦

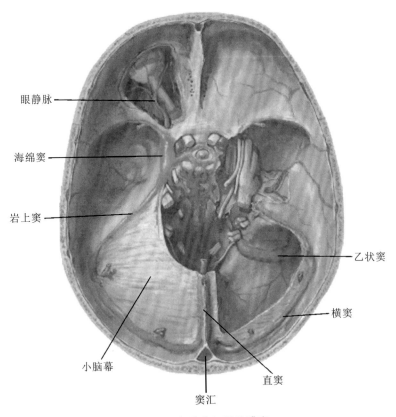

图 15-4　小脑幕与硬脑膜窦

硬脑膜窦的交通如图 15-5 所示。

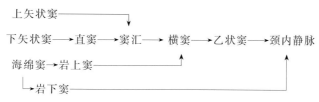

图 15-5　硬脑膜窦的交通

（二）脑蛛网膜

脑蛛网膜（图 15-6）薄而透明，与深面的软脑膜之间的空隙为**蛛网膜下隙**。在硬脑膜窦附近，尤其是在上矢状窦两侧，脑蛛网膜形成许多绒毛状突起，突入上矢状窦内，称**蛛网膜粒**。蛛网膜下隙在脑的沟、裂处扩大形成**蛛网膜下池**（脑池）。小脑延髓池位于小脑与延髓背侧面之间，相当于枕骨大孔后缘上方。

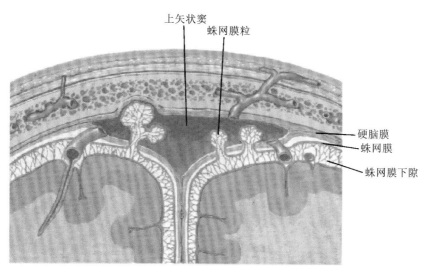

图 15-6　蛛网膜粒

（三）软脑膜

软脑膜薄而富含血管，深入沟、裂之中。在某些部位软脑膜及其血管与脑室的室管膜共同组成脉络组织。脉络组织在某些部位血管反复分支成丛，夹带其表面的软脑膜与室管膜突入脑室形成脉络丛，脉络丛能产生脑脊液。

第二节　脑和脊髓的血管

一、脑的血管

（一）脑的动脉

脑的血液供应非常丰富，其血流量占心排血量的 15％左右（脑的重量约占体重的 2％）。脑的动脉

（图 15-7、图 15-8）供应来源于颈内动脉和椎动脉，两动脉发出中央支和皮质支。中央支营养内囊、基底核、间脑，皮质支营养大脑皮质及其深面的髓质。

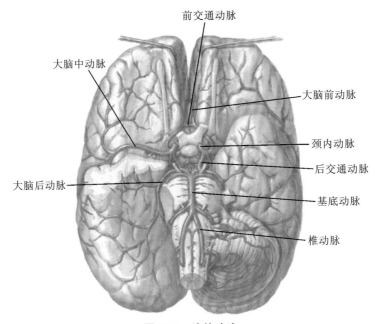

图 15-7 脑的动脉

1. 颈内动脉 颈内动脉（图 15-8）经颈动脉管进入颅内，通过海绵窦后，分为大脑前动脉及大脑中动脉。营养大脑半球的前 2/3 和部分间脑和内囊。

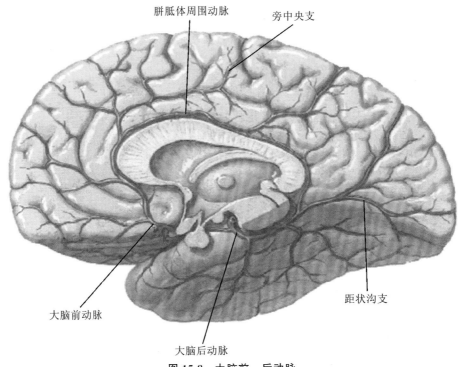

图 15-8 大脑前、后动脉

（1）大脑前动脉：在视交叉前方走向前内，进入大脑纵裂后沿胼胝体沟向后行，分支分布于大脑半球内侧面顶枕沟以前的部分、内囊前肢、尾状核、豆状核前部。左、右两大脑前动脉在进入大脑纵裂前由一短支相连，称前交通动脉。

（2）大脑中动脉：是颈内动脉的直接延续，向外侧经外侧沟至大脑半球背外侧面，分支分布于颞叶前部及额叶、顶叶外侧面之大部，其中包括躯体运动、躯体感觉和语言中枢。

（3）豆纹动脉：大脑中动脉根部发出的一些垂直向上的细小的中央支，行程呈"S"形弯曲，称豆纹动脉。此动脉营养内囊膝和后肢、豆状核、尾状核，高血压动脉硬化时易破裂出血，因此又称出血动脉（图 15-9、图 15-10）。

脑出血

　　脑出血又称脑溢血，是指非外伤性脑实质内的自发性出血，绝大多数是高血压小动脉硬化的血管破裂引起，故有人也称高血压性脑出血。脑出血是中老年人常见的急性脑血管病，病死率和致残率很高，是我国脑血管病中死亡率最高的临床类型。内囊是最常见的高血压脑出血的部位，患者的头和眼常转向出血病灶侧，出现"三偏"体征，即偏瘫、偏身感觉障碍和偏盲。出血对侧的肢体发生瘫痪，早期瘫痪侧肢体肌张力、腱反射降低或消失，以后逐渐转高，上肢呈屈曲内收，下肢伸展强直，腱反射转为亢进，病理反射阳性，为典型的上运动神经元性偏瘫。出血灶对侧偏身的感觉减退，针刺肢体、面部时无反应或反应较另一侧迟钝。如患者神志清楚配合检查时还可发现病灶对侧同向偏盲。

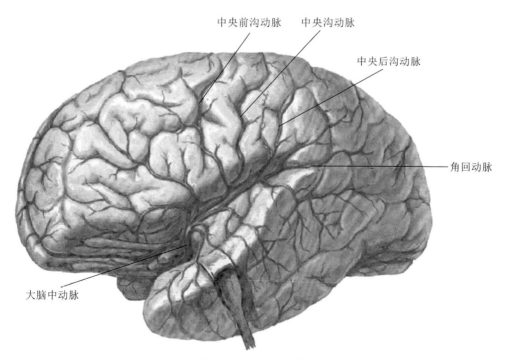

图 15-9　大脑中动脉

（4）后交通动脉：起自颈内动脉末段，是连接颈内动脉和大脑后动脉的一对动脉。

2. 椎动脉　起自锁骨下动脉，向上依次穿过第 6 至第 1 颈椎横突孔，向内弯曲经枕骨大孔进入颅腔，在延髓与脑桥交界处两侧椎动脉汇合成基底动脉。该动脉沿脑桥基底沟上升至脑桥上缘分为两条

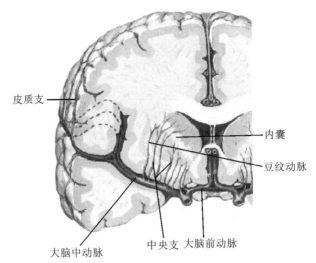

图 15-10 大脑中动脉中央支

大脑后动脉，分布于脑干、小脑、部分间脑和大脑半球的后 1/3。其主要分支如下。

（1）小脑下前动脉。由基底动脉起始部发出，分布于小脑下面前部。

（2）小脑上动脉。由基底动脉末端发出，经动眼神经后下方行向外侧，分布于小脑上面。

（3）大脑后动脉。为基底动脉的终支，在小脑上动脉的上方，并与之平行向外侧，经动眼神经前上方绕大脑脚行向外后，分支供应枕叶及颞叶等。

3. **大脑动脉环（Willis 环）** 由两侧大脑前动脉起始段、两侧颈内动脉末段、两侧大脑后动脉，借前、后交通动脉连接而成。环绕在视交叉、灰结节及乳头体周围，形成两侧颈内动脉系与椎-基底动脉系的交通，作为潜在的代偿装置。

（二）脑的静脉

脑的静脉不与动脉伴行，分浅、深两组。深静脉收集大脑深部的血液，合成一条大脑大静脉，在胼胝体压部下方注入直窦；浅静脉（图 15-11）分布于脑的表面，主要收集大脑皮质及部分髓质的血液，均注入附近脑的硬脑膜窦。

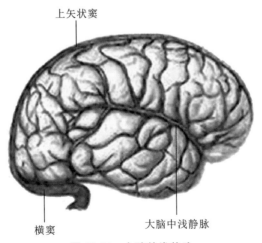

图 15-11 大脑的浅静脉

二、脊髓的血管

（一）动脉

脊髓的血供来自椎动脉的分支（脊髓前动脉、脊髓后动脉）和节段性动脉。

脊髓前、后动脉发自椎动脉，脊髓前动脉左、右两支很快合成一条，沿前正中裂下行，左、右脊髓后动脉分别沿脊神经后根内侧下行。脊髓前、后动脉在下行的过程中分别得到了节段性动脉（肋间后动脉、腰动脉）分支的加强（图15-12）。

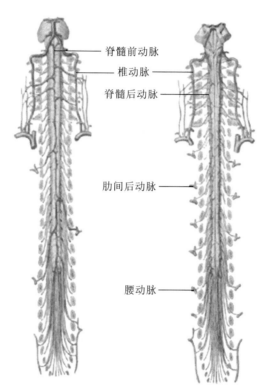

脊髓前动脉
椎动脉
脊髓后动脉

肋间后动脉

腰动脉

图 15-12　脊髓的动脉

（二）脊髓的静脉

脊髓的静脉注入椎内静脉丛。

第三节　脑脊液的产生与循环

脑脊液的产生与循环途径如图 15-13、图 15-14 所示。

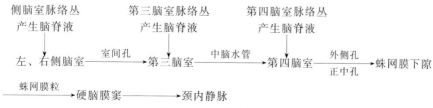

图 15-13　脑脊液的产生

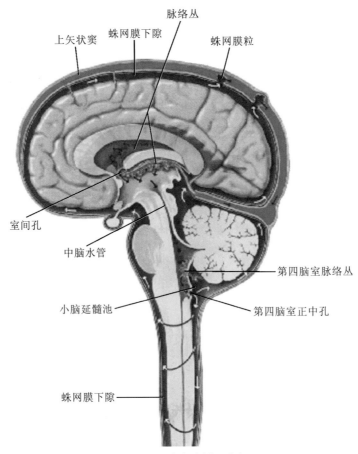

图 15-14　脑脊液循环途径

上矢状窦　蛛网膜下隙　脉络丛　蛛网膜粒

室间孔

中脑水管

小脑延髓池

第四脑室脉络丛

第四脑室正中孔

蛛网膜下隙

 脑积水

　　脑积水是脑脊液生成或循环吸收过程发生障碍而致脑脊液量过多，压力增高，扩大了正常脑脊液所占有的空间，从而继发颅压增高，脑室扩大的总称。其典型症状为头痛、呕吐、视力模糊、视神经盘水肿。对于脑积水目前尚无有效的治疗方法，通过脑脊液分流术建立人工脑积液回流通道，在一定的程度上可缓解脑积水，起到治疗作用。

【临床要点】

　　1. 颅前窝骨折　包括眶顶及筛板骨折，可损伤视神经、嗅神经，还可出现脑脊液鼻漏，眼周和球结膜出血。

　　2. 颅中窝骨折

　　（1）眶上裂骨折时，可损伤通过此裂的众多神经，形成"眶上裂综合征"。

　　（2）蝶骨中部骨折时，可形成血性脑脊液鼻漏；若伤及海绵窦，可出现"海绵窦综合征"；若伤及脑膜中动脉，可形成硬膜外血肿。

　　（3）颞骨岩部骨折时，可形成血性脑脊液耳漏；若穿过内耳门的面神经、前庭蜗神经、迷路动脉受损，可出现面瘫和失听。

3. 颅后窝骨折　枕底骨折不易查出，待乳突、枕下、颈部出现血斑时，才能考虑。若岩枕裂处骨折，可形成"颈静脉孔综合征"。

【临床案例】

案例 15-2　患者段某，女性，67 岁，不慎摔伤头部，伤后呼之不应，对疼痛刺激反应存在，伴恶心、呕吐四次，呕吐物为胃内容物，半小时后送往医院。入院时 T 36.5 ℃，P 67 次/min，R 18 次/min，BP 150/80 mmHg，呼之能应，查体合作，对疼痛刺激反应敏感，语言对答如流，诉右额颞部及后枕部胀痛激烈难忍，神志清楚，双侧瞳孔等大等圆，直径 2.5 mm，对光反射存在。约 30 min 后患者再次出现呼之不应，查体不合作，对疼痛 刺激反应减弱，右侧瞳孔直径 4 mm，左侧瞳孔直径仍 2.5 mm，对光反射存在，P 54 次/min，R 16 次/min，BP 170/70 mmHg，SPO_2 90%。急查 CT 显示：右侧额、颞叶硬膜外血肿；后枕部血肿，约 10 mL；脑挫裂伤。

（1）何谓硬膜外血肿？

（2）硬膜外血肿会造成哪些严重后果？该如何处理？

（3）段女士受伤时若您在现场，应首先从哪些方面开始现场急救？

（4）对患者病情观察中最重要的是什么？

案例 15-3　患者刘某，男性，50 岁，搬运物体时突然剧烈头痛，随即跌倒，恶心、呕吐，为喷射状，双手抽搐。体检发现颈项强直，无其他神经定位体征，无眼底出血。入院后第二天腰穿见血性脑脊液，脑压 1.77 kPa，头颅 CT 示右侧颞区低密度影，诊断是蛛网膜下腔出血。

（1）患者呕吐时应采取什么样的体位？

（2）腰穿的部位、进针层次如何？注意事项是什么？

（3）为什么腰穿后要平躺 6 h？

♣ 常用专业名词中英文对照表

脑膜	meninges /mi'nindʒi:z/
硬脊膜	spinal dura mater /'spainl/ /'djuərə/ /'meitə/
硬脑膜	cerebral dura mater/'seribrəl/ /'djuərə/ /'meitə/
硬膜外隙	epidural space /epi'djuərəl/
脊髓蛛网膜	spinal part of arachnoid /ə'ræknɔid/
脑蛛网膜	cerebral part of arachnoid /ə'ræknɔid/
终池	terminal cistern /'tə:minəl/ /'sistən/
软脊膜	spinal pia mater /'paiə/
软脑膜	cerebral pia mater /'paiə/
大脑镰	falx of cerebrum /fælks/ /sə'ri:brəm/
小脑幕	tentorium of cerebellum /ten'tə:riəm/ /seri'beləm/
蛛网膜下隙	subarachnoid space /sʌbə'ræknɔid/
脑脊液	cerebrospinal fluid /seribrəu'spainl/ /'flu:id/
硬脑膜窦	venous sinus of dura /'vi:nəs/ /'sainəs/
横窦	transverse sinus /træns'və:s/ /'sainəs/
乙状窦	sigmoid sinus /'sigmɔid/

直窦	straight sinus /streit/
上矢状窦	superior sagittal sinus /ˈsædʒitl/
下矢状窦	inferior sagittal sinus /ˈsædʒitl/
颈内动脉	internal carotid artery /inˈtəːnl/ /kəˈrɔtid/
椎动脉	vertebral artery /ˈvəːtibrəl/
基底动脉	basilar artery /ˈbæsilə/
大脑前动脉	anterior cerebral artery /ˈseribrəl/
大脑中动脉	middle cerebral artery /ˈseribrəl/
大脑后动脉	posterior cerebral artery /ˈseribrəl/
大脑动脉环	cerebral arterial circle
大脑静脉	cerebral vein

（田顺亮　方方）

第十六章 内分泌系统

【概述】

内分泌系统由内分泌腺和内分泌组织构成，其功能在于调节机体的新陈代谢、生长发育和生殖活动等生理活动，并影响人的行为、习惯，内分泌系统和神经系统一起共同维持机体内环境的动态平衡和稳定。内分泌腺不同于外分泌腺的结构是其没有排泄管，又称无管腺，其分泌的少量物质称为激素，直接进入周围的毛细血管，随血液循环运送到全身，调控靶器官或靶细胞的活动。内分泌腺有着丰富的血液供应和自主神经分布；其结构和功能活动有着显著的年龄变化。

内分泌系统文化

中国文化自古以来就有"君子求诸内，小人求诸外"的共识。现代医学也充分证明，人体内环境的稳定对健康至关重要。但是，随着社会的转型、经济的快速发展，不知不觉中生活节奏加快、工作紧张、压力大、应酬多、人际关系复杂、睡眠不足，从而导致比较严重的内分泌失调。这一类疾病的治疗往往比较困难，需要药物结合心理同时治疗，甚至心理治疗比药物治疗更重要。

人体的内分泌腺和内分泌组织有垂体、甲状腺、甲状旁腺、松果体、肾上腺、胸腺，以及胰岛和生殖腺内的内分泌组织等（图 16-1）。

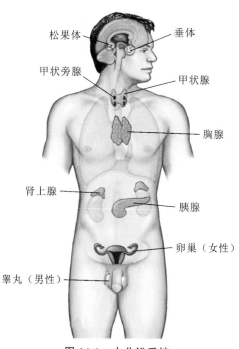

图 16-1　内分泌系统

【临床案例】

案例 16-1 患者，女性，30 岁，诊断为"甲状腺功能亢进症"，在外科进行手术治疗，手术后发现进食常出现吞咽困难及呛咳、说话时声音嘶哑且声调低沉，并常出现手足抽搐。

（1）请简述甲状腺的形态、血供。

（2）该患者术后为什么会出现手足抽搐？

一、垂体

垂体是机体内最重要、最复杂的内分泌腺，可分泌多种激素，能调控其他内分泌腺（甲状腺、肾上腺和性腺）的活动。它在神经体液调节中处于重要地位。

垂体位于颅中窝、蝶骨体上面的垂体窝内，借漏斗柄与下丘脑相连，呈椭圆形，外包坚韧的硬脑膜。成人垂体大小约 1.3 cm×0.9 cm×0.6 cm，重量约 0.6 g。垂体可分为腺垂体和神经垂体两大部分。腺垂体包括远侧部、结节部和中间部；神经垂体由神经部和漏斗组成。

通常把远侧部和结节部称为垂体前叶，能分泌生长激素、促激素、催乳素等。生长激素，主要是促进骨和软组织的生长。该类激素如分泌过盛，在骨骼发育成熟以前引起巨人症，在骨骼发育成熟后则引起肢端肥大症；若幼年时分泌不足则形成侏儒症。促激素包括促肾上腺皮质激素、促甲状腺激素和促性腺激素等，即各种促其他内分泌腺分泌活动的激素。催乳素刺激乳腺细胞生长及产生乳汁。

垂体后叶包括神经部和中间部，无分泌功能，其贮存和释放抗利尿激素和催产素分别由下丘脑的视上核、室旁核分泌产生。抗利尿激素作用于肾小管，促进肾对水的重吸收，使尿量减少，因其可刺激血管使之收缩致血压上升，故又叫升压素；催产素男、女都有，对女性而言能使子宫平滑肌收缩，促进分娩，刺激泌乳。

二、甲状腺

甲状腺位于颈部，贴附于甲状软骨下部，分为左、右两个侧叶，多数人会有一甲状腺峡相连，形如 "H"，成人平均重量 20～25 g。甲状腺侧叶紧贴喉下部与气管上部的侧面，上端达甲状软骨中部，下端抵第 6 气管软骨环。峡部多位于第 2～4 气管软骨环的前方。约半数人有自峡部向上伸出的一个锥状叶，长可至舌骨。甲状腺外面有纤维囊包裹（即真被膜），该囊随血管和神经伸入腺组织，将腺分为大小不等的独立小叶。囊外有颈深筋膜形成的甲状腺鞘（假被膜，临床称外科囊）包绕，并在甲状腺侧叶与环状软骨之间增厚形成甲状腺悬韧带。因此，吞咽时，甲状腺可随喉上、下移动。

甲状腺分泌的激素称甲状腺素，可调节机体的基础代谢并影响机体的生长发育。甲状腺功能亢进时，激素分泌过剩可引起突眼性甲状腺肿，患者常有心跳加速、神经过敏、体重减轻及眼球突出等症状。分泌不足时，成人患黏液性水肿，患者皮肤变厚、性功能减退，并有毛发脱落等现象；小儿则患呆小症，患者智力低下，身体矮小。

碘对甲状腺的活动有调节作用，缺碘时可起甲状腺组织增生而导致腺体增大。在某些地区，土地或饮水中缺碘，如不能得到适当的补充，可引起地方性甲状腺肿。

三、甲状旁腺

甲状旁腺是两对扁椭圆形小体，形状、大小似黄豆，颜色棕黄，表面有光泽。甲状旁腺的数目和位置变化很大，通常有上、下两对，上甲状旁腺多在甲状腺侧叶后面的上、中 1/3 交界处，位置较恒定；下甲状旁腺则常位于甲状腺侧叶后缘下端的甲状腺下动脉附近。有时甲状旁腺也可埋于甲状腺实质内或鞘外，而使手术时寻找困难。

甲状旁腺激素可调节机体内的钙磷代谢，维持血钙平衡。如分泌不足，或因甲状腺手术时甲状旁腺被切除过多时，即产生血钙降低，而导致手足搐搦，肢体出现对称性疼痛和痉挛，甚至死亡。功能亢进时则引起骨质疏松，容易发生骨折。

四、松果体

松果体为一椭圆形小体，形似松果，颜色灰红，位于上丘脑的缰连合的上后方，以柄连于第三脑室顶的后部。松果体在儿童期比较发达，一般自 7 岁后开始退化，成年后松果体部分钙化形成钙斑。

松果体可以合成和分泌褪黑激素。哺乳类动物的松果体的内分泌活动呈明显的昼夜周期变化，影响机体的代谢活动、性腺的发育和月经周期等。松果体有病变破坏而功能不足时，可出现性早熟或生殖器官过度发育；相反，若分泌功能过盛，则可导致青春期延长。

五、肾上腺

肾上腺位于腹膜之后，肾的上内方，与肾共同包在肾筋膜和脂肪囊内。左肾上腺近似半月形，右肾上腺呈三角形。腺的前面有不显著的肾上腺门，是血管、神经出入之处。肾上腺外包被膜，其实质可分为皮质和髓质两部分。皮质在浅层，呈浅黄色；髓质在深层，呈棕色，由外胚层演化而成。

肾上腺皮质可分泌多种激素：盐皮质激素调节体内水盐代谢；糖皮质激素调节碳水化合物代谢；还可分泌性激素。肾上腺素和去甲肾上腺素由肾上腺髓质分泌，能使心跳加快，心脏收缩力加强，小动脉收缩，维持血压和调节内脏平滑肌活动，对机体代谢也起一定作用。

六、胸腺

胸腺是淋巴器官，位于胸骨柄后方，上纵隔的前部。可分为不对称的左、右两叶。除能产生参与机体细胞免疫反应的 T 淋巴细胞外，还可分泌产生胸腺素和促胸腺生成素等具有激素作用的活性物质，因此具有内分泌功能。新生儿和幼儿的胸腺相对较大，性成熟后胸腺发育至最高峰，此后逐渐萎缩退化。

胸腺素能使骨髓干细胞在胸腺内分化发育为成熟的 T 淋巴细胞，参与机体的免疫反应。促胸腺生成素则可使淋巴细胞（包括胸腺细胞）分化为参与免疫反应的细胞。

七、胰岛

胰岛是胰的内分泌部分，散布在胰的各处，是许多大小不等、形状不定的细胞团，胰岛能分泌胰岛素和胰高血糖素，调节血糖浓度；如胰岛素分泌不足则患糖尿病。

八、生殖腺

生殖腺的内分泌组织男、女不同。

睾丸是男性生殖腺，位于阴囊内，左、右各一。男性激素由精曲小管之间的间质细胞分泌，其作用是激发男性的第二性征出现，维持正常性功能。

卵巢是女性的生殖腺，位于盆腔卵巢窝内，左、右各一，可产生卵泡。卵泡壁的细胞可产生雌激素和孕激素。卵泡排出卵细胞后，留在卵巢内的卵泡壁形成黄体，黄体的主要功能是分泌雌激素和孕激素。雌激素可刺激子宫、阴道和乳腺生长发育，激发并维持第二性征。孕激素能使子宫内膜增厚，准备受精卵的种植，同时促进乳腺逐渐发育，以备授乳。

【临床要点】

1. 糖尿病　糖尿病是一组由于胰岛素分泌缺陷和/或胰岛素作用障碍所致的以高血糖为特征的代谢性疾病。典型症状："三多一少"，即多尿、多饮、多食和消瘦。糖尿病足病（足部坏疽、截肢）、肾病（肾功能衰竭、尿毒症）、眼病（模糊不清、失明）、脑病（脑血管病变）、心脏病、皮肤病、性病等是糖尿病最常见的并发症，是导致糖尿病患者死亡的主要因素。

2. 甲状腺功能亢进症　甲状腺毒症是指由于甲状腺本身或甲状腺以外的多种原因引起的甲状腺激素增多，进入循环血，作用于全身的组织和器官，造成机体的神经、循环、消化等各系统的兴奋性增高和代谢亢进为主要表现的疾病的总称。甲状腺功能亢进症（甲亢）是指甲状腺本身的病变引发的甲状腺毒症，其病因主要是弥漫性毒性甲状腺肿（Graves病）、多结节性毒性甲状腺肿和甲状腺自主高功能腺瘤。

♣ 常用专业名词中英文对照表

内分泌系统	endocrine system /ˈendəukrain/
内分泌腺	endocrine glands /ˈendəukrain/ /glænds/
甲状腺	thyroid gland /ˈθairɔid/
甲状旁腺	parathyroid gland /ˌpærəˈθairɔid/
垂体	hypophysis /haiˈpɔfəsis/
松果体	pineal body /ˈpiniəl/
肾上腺	suprarenal gland /suːpəˈriːnəl/
胸腺	thymus /ˈθaiməs/

（刘定承　邵晓云）

第十七章　临床常用的局部结构及临床应用

【概述】

局部解剖学是研究人体各局部的层次结构和器官间相互毗邻关系的一门科学。

人体可分为八大局部：上肢、下肢、头部、颈部、胸部、腹部、盆腔会阴和脊柱区。

局部解剖学是在系统解剖学（按器官系统进行纵向学习）的基础上，按局部进行横向研究和学习的桥梁性医学基础课，对各科临床手术和护理操作具有不可替代的实用意义。

人体各局部的基本层次结构，可分为 2 种：

1. 四肢型（包括上、下肢）　由浅入深为皮肤、浅筋膜、深筋膜、肌层（群）和骨及关节。其中，皮肤、浅筋膜和深筋膜包被全身。

（1）皮肤为人体最大的器官，约合 $1.73m^2$，是人体与外界分界的重要屏障部分。

（2）浅筋膜（亦称皮下脂肪层）主要由脂肪组织构成，内有较多浅静脉、浅淋巴结及淋巴管、皮神经及少量浅动脉走行。

（3）深筋膜由致密结缔组织构成，薄而坚韧，包被四肢肌群和血管神经，分别形成骨筋膜鞘和血管神经鞘，对局部脓液的扩散和感染有限制作用。

（4）肌群和血管、神经。四肢的神经主要来源于脊神经前支所形成的臂丛、腰丛、骶丛的肌支。

（5）骨膜和骨及关节。

2. 躯干型（包括头部、胸部、腹部和盆部）　由浅入深为皮肤、浅筋膜、深筋膜、肌层、骨和内脏器官。其中内脏器官表面被膜、位置、形态、血供、静脉血及淋巴回流、神经支配和毗邻关系等内容。

局部解剖学除了学习各局部的层次结构和毗邻关系外，还强调重要的体表标志（含骨性标志、肌性标志），便于对深层脏器进行精确定位，以利于临床疾病的诊断和正确处理（具体的体表标志请参见前面共 16 章的相关内容）。

以下就人体常用的局部结构及临床应用加以简单介绍，以利于同学们的后续学习和工作需要。

第一节　头面部的常用局部结构及临床应用

一、局部结构

1. 面部浅层软组织结构的层次及结构特点（图 17-1）

（1）皮肤薄而柔嫩，皮下组织少而疏松，眼睑部易出现水肿。

（2）皮纹变化大（因表情肌纤维方向不同），故面部皮肤切口方向应尽量与皮纹一致。

（3）皮肤真皮内含大量胶原纤维和弹性纤维，故富有韧性和弹性。

（4）皮下浅筋膜内有表情肌及血管、神经、腮腺导管穿行，创伤时出血较多。

（5）皮肤富于皮脂腺、毛囊、汗腺，若堵塞易引起囊肿和疖肿。

（6）软组织中遍布面静脉属支，缺乏静脉瓣，可与颅内静脉窦广泛交通，故面部感染易向颅内蔓延和扩散。

（7）面部处于呼吸道上端，且有颈部大血管存在，损伤后易因大出血或异物、肿胀等原因而并发窒息。

（8）有多对表情肌，受面神经分支支配；当面神经主干损伤时，可出现周围性面瘫症状。

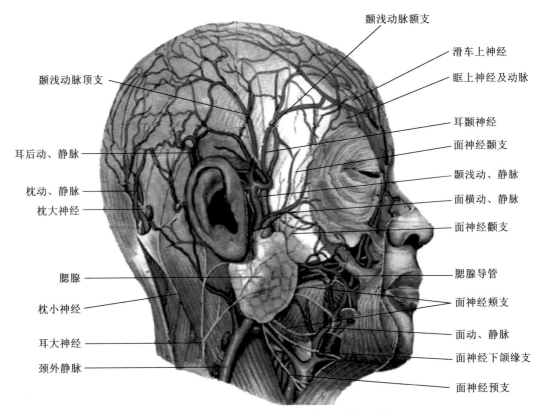

颞浅动脉额支
颞浅动脉顶支
滑车上神经
眶上神经及动脉
耳颞神经
面神经颞支
颞浅动、静脉
面横动、静脉
面神经颧支
腮腺导管
面神经颊支
面动、静脉
面神经下颌缘支
面神经颈支
耳后动、静脉
枕动、静脉
枕大神经
腮腺
枕小神经
耳大神经
颈外静脉

图 17-1 头面部浅层的血管和神经（右侧面观）

2. 颅顶部的额、顶、枕区

1）境界：前界是眶上缘；后界是枕外隆突及上项线；两侧界借上颞线与颞区分界。

2）层次（图 17-2）：

（1）皮肤。

（2）浅筋膜及浅层结构，内有 3 组血管和神经。

前组——眶上动脉、静脉和神经；滑车上动脉、静脉和神经。

外侧组——颞浅动、静脉和耳颞神经；耳后动、静脉和枕小神经。

后组——枕动、静脉、枕大神经；第三枕神经。

（3）帽状腱膜和枕额肌。

（4）疏松结缔组织或腱膜下隙，亦称"颅顶危险区"。

（5）颅骨外膜。

（6）颅顶各骨。

"头皮"的概念——浅部的三层结合紧密，合称"头皮"。

3）结构特点：

（1）皮肤厚，汗腺、皮脂腺多，血供丰富，疖肿多发，外伤易出血，易愈合。

（2）皮下（浅筋膜）纤维隔致密，血管、神经分部于此，可限制炎症蔓延；限制血管收缩，造成外伤出血较多。

（3）帽状腱膜及枕额肌坚韧，张力大，伤口易裂开，外伤应缝合。

（4）腱膜下疏松结缔组织间隙疏松，易感染，撕脱，属于危险区。

（5）颅骨外膜薄而致密。与骨缝愈合，故骨膜下血肿受限制。

（6）炎症不易扩散，肿胀疼痛剧烈；血管吻合多，止血应呈环状；局麻范围要广，切口呈放射状；皮瓣蒂在下方。

二、临床应用

1. 面部危险三角　鼻根部与两侧口角围成的三角形区域，遍布面静脉属支，缺乏静脉瓣，并可与颅内静脉窦广泛交通，故此区域感染易向颅内蔓延和扩散。

2. 额、顶、枕区

（1）头皮移植，是一个良好的供皮区，血供丰富，毛囊深达皮下组织，可多次取皮，且创面易愈合。

（2）因此区浅筋膜内有 3 组血管和神经，血管吻合多，止血应呈环状，切口呈放射状，皮瓣蒂在下方。头皮局部浸润麻醉时，药物应注入皮下层内，且局麻范围要广。

（3）因帽状腱膜下疏松结缔组织或腱膜下隙与颅骨外膜结合疏松，临床上可利用此特点植入头皮扩张器来修复秃发区；还为面部除皱术或颅顶部疤痕切除术提供了有利条件。

（4）此区颅骨外膜不具有生骨能力和营养颅骨功能，为临床除皱术提供了经骨膜下剥离途径。

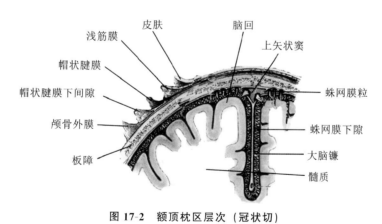

图 17-2　额顶枕区层次（冠状切）

第二节　颈部的常用局部结构及临床应用

一、局部结构

舌骨下区的肌三角如图 17-3 所示。

1. 境界与层次

（1）境界：下外（胸锁乳突肌下份前缘）、上外（肩胛舌骨肌上腹）、内侧（颈前正中线）。

（2）层次（图 17-4）：皮肤、浅筋膜（内有颈阔肌、颈前静脉、皮神经、淋巴结）、颈深筋膜浅层（封套层）；舌骨下肌群、气管前筋膜、喉和气管、咽和食管、椎前筋膜、脊柱颈段。

2.内容物 有甲状腺；甲状旁腺；喉和气管颈部；喉咽部和食管颈部等。

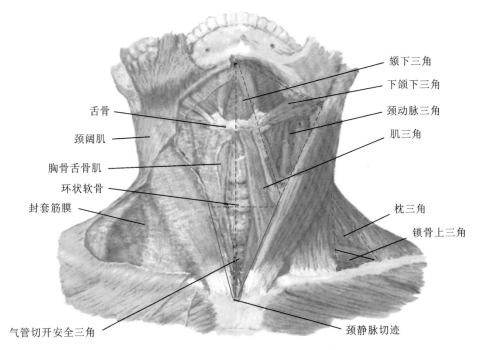

左侧标注：
舌骨
颈阔肌
胸骨舌骨肌
环状软骨
封套筋膜
气管切开安全三角

右侧标注：
颏下三角
下颌下三角
颈动脉三角
肌三角
枕三角
锁骨上三角
颈静脉切迹

图 17-3　颈部分区和气管切开安全三角

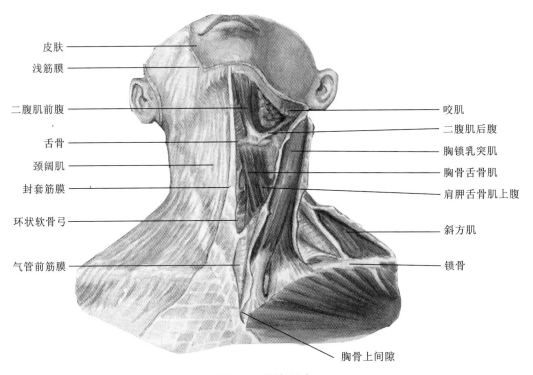

左侧标注：
皮肤
浅筋膜
二腹肌前腹
舌骨
颈阔肌
封套筋膜
环状软骨弓
气管前筋膜

右侧标注：
咬肌
二腹肌后腹
胸锁乳突肌
胸骨舌骨肌
肩胛舌骨肌上腹
斜方肌
锁骨
胸骨上间隙

图 17-4　颈部层次

二、临床应用

1. 环甲膜穿刺术　环状软骨位于甲状软骨下方，环状软骨弓两侧平对第 6 颈椎横突，是喉与气管，咽与食管的分界标志；还可以作计数气管软骨环和甲状腺触诊的标志。甲状软骨与环状软骨之间有环甲膜，于体表可触及凹陷感，小儿呼吸困难时，可以在此处行环甲膜穿刺，建立临时呼吸通道。

2. 气管切开术（图 17-5）

（1）气管切开术表面解剖：甲状腺峡可作为参考定位标志。颈白线是寻找气管的标志之一。切口定位也可以喉结为依据。于喉结最高点下平放 3 横指，食指在上，环指在下，中指下缘为切口起始点，切至环指下缘。

（2）气管切开术所经层次：皮肤、浅筋膜、深筋膜及胸骨上间隙、舌骨下肌群、气管前筋膜、气管前间隙、气管颈段。

（3）小儿气管切开术的应用解剖：在 3～5 岁的小儿，胸腺、左头臂静脉、头臂干乃至主动脉弓等结构，均有可能延伸到胸骨上缘的颈静脉切迹的上方，达气管颈部的前面；在第 2～4 气管软骨的前方及下方，有甲状腺峡、甲状腺下静脉丛及甲状腺最下动脉；在气管颈部的两侧，颈总动脉与气管间的距离，自上而下逐渐靠近。

因此，施行小儿气管切开手术时，应注意：①尽量采取头正中后仰位；②在第 3～5 气管软骨环的范围内切开气管；③切勿切断环状软骨弓，以免术后发生喉狭窄；④不应低于第 5 气管软骨，以免损伤头臂静脉和头臂干等诸结构。

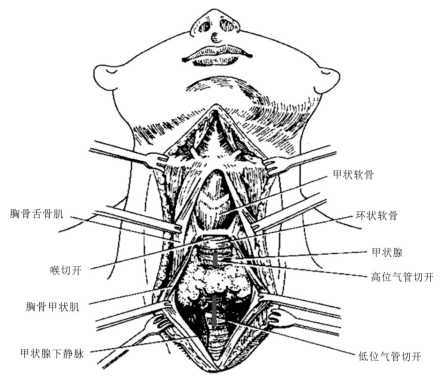

图 17-5　气管切开术的部位和层次

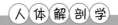

第三节 颈根部及上肢的常用局部结构及临床应用

一、局部结构

1. 锁骨上三角（图 17-6） 位于颈外侧区，锁骨上方，邻接颈根部，是颈、胸和上肢的交汇处，在体表呈明显凹陷，由锁骨中 1/3 段、胸锁乳突肌下后缘、肩胛舌骨肌下腹围成。内容物有锁骨下静脉、锁骨下动脉、臂丛的锁骨上部和锁骨上淋巴结。

2. 斜角肌间隙 位于前斜角肌的后方，由前、中斜角肌和第 1 肋围成，内有臂丛和锁骨下动脉穿行。在锁骨中点上方，为锁骨上臂丛神经阻滞麻醉处。

3. 肋锁斜角肌三角 位于前斜角肌的前方，由锁骨内 1/3 段、前斜角肌下段和第 1 肋围成，内有锁骨下静脉通/过。

4. 肱二头肌内侧沟（图 17-7） 位于臂前区，在肱二头肌纵行隆起的内侧的纵行沟。此处的深筋膜深面有纵行的肱动脉、肱静脉，正中神经，尺神经等结构。当前臂和手部的动脉出血时，可在臂内侧中部，将肱动脉向后压向肱骨以暂时止血。

5. 肘窝（图 17-7）

（1）上界为肱骨内、外上髁连线；下外侧界是肱桡肌；下内侧界是旋前圆肌；顶由皮肤、浅筋膜、深筋膜、肱二头肌腱膜构成；底为肱肌、旋后肌和肘关节囊。

（2）内容物（由桡侧到尺侧）：桡神经、肱二头肌腱；肱动脉、静脉；正中神经。

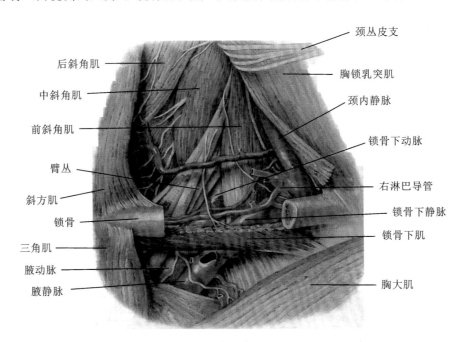

图 17-6　右侧锁骨上三角

二、临床应用

1. 锁骨下静脉穿刺插管术

（1）经锁骨上穿刺术：采用头低肩高位或平卧位，头转向对侧，显露胸锁乳突肌的外形，用 1％甲

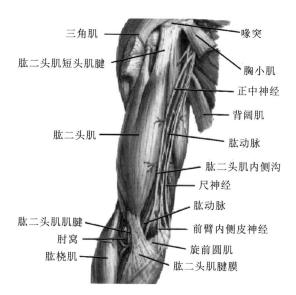

图 17-7　肱二头肌内侧沟和肘窝

紫划出该肌锁骨头外侧缘与锁骨上缘所形成之夹角，该角平分线之顶端或其后 0.5 cm 左右处为穿刺点。

（2）经锁骨下穿刺术（图 17-8）：体位同上，取锁骨中点内侧 1～2 cm 处（或锁骨中点与内 1/3 之间）锁骨下缘为穿刺点，一般多选用右侧。

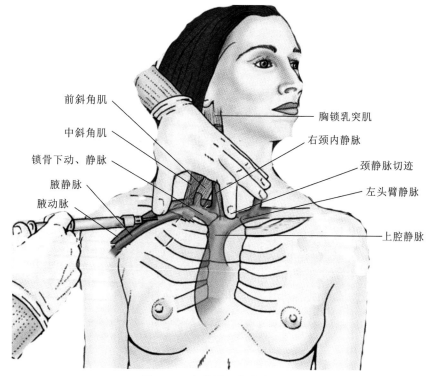

图 17-8　右锁骨下静脉穿刺术

2. 肘窝

（1）肘正中静脉因口径较大，位置表浅，且与深静脉间有交通支吻合而固定，以及又有肱二头肌腱膜分隔，故为静脉穿刺安全区。

（2）肘窝中的肱二头肌肌腱有定位作用，其内侧的肱动脉可用来测量血压。

第四节　下肢的常用局部结构及临床应用

一、局部结构

1. 臀大肌深面的三个孔及穿经物（表 17-1、图 17-9、图 17-10）

表 17-1　臀长股深面 3 个孔

孔名称	穿经物排列方位	穿经结构（物）名称
梨状肌上孔	外侧→内侧	臀上神经、臀上动脉、臀上静脉
梨状肌下孔	外侧→内侧	坐骨神经、股后皮神经、臀下神经、臀下动脉、臀下静脉、阴部内静脉、阴部内动脉、阴部神经
坐骨小孔	外侧→内侧	阴部内动脉、阴部内静脉、阴部神经

2. 腘窝（图 17-9、图 17-10）

（1）境界：为一菱形凹陷，外上界为股二头肌腱；内上界为半腱肌和半膜肌；下内、下外界分别为腓肠肌内、外侧头；顶为腘筋膜，底自上而下为股骨腘面、膝关节囊后部及腘斜韧带、腘肌及其筋膜。

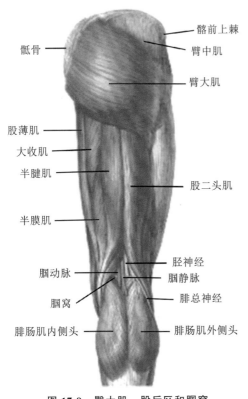

图 17-9　臀大肌、股后区和腘窝

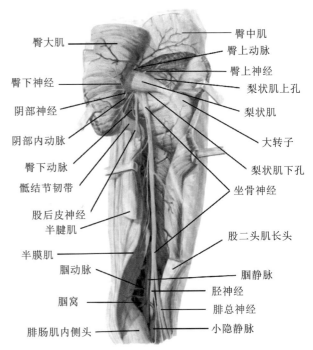

图 17-10　臀区深面的结构、血管和神经

（2）内容：由浅入深为胫神经和腓总神经、腘静脉、腘动脉。

3. 股三角（图 17-11）

（1）境界：上界是腹股沟韧带；外下界是缝匠肌内侧缘；内下界是长收肌内侧缘；前壁为阔筋膜；后壁凹陷，由外侧向内侧依次为髂腰肌、耻骨肌和长收肌及其筋膜。

（2）内容：由外侧向内侧为股神经、股鞘及其包含的股动脉、股静脉，股管、股深淋巴结和脂肪。

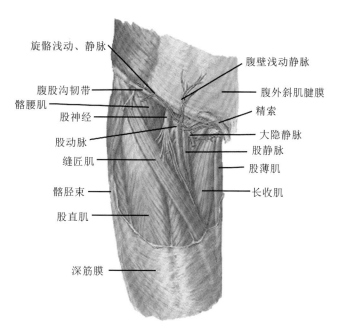

旋髂浅动、静脉
腹壁浅动静脉
腹股沟韧带
腹外斜肌腱膜
髂腰肌
股神经
精索
股动脉
大隐静脉
缝匠肌
股静脉
髂胫束
股薄肌
股直肌
长收肌
深筋膜

图 17-11　股三角及其内容物

二、临床应用

（1）臀部的血管和神经：多由梨状肌上、下孔出入盆腔，在臀大肌深面的内侧及下方经过。作臀部肌内注射时，通常选择外上象限内进针较为安全。如在上内象限注射，则可能伤及臀上神经和臀上动、静脉，导致臀中、小肌麻痹，引发臀肌麻痹性跛行，影响步态和髋关节的运动。婴幼儿的臀部注射，应选择髂前上棘的下外方为宜。

（2）在股三角上部，在腹股沟韧带中内 1/3 处，可扪及股动脉的搏动，是临床上常用股动脉进行采血、造影及介入治疗的穿刺部位。采血或右半心造影时，常在股动脉的内侧进行股静脉穿刺或插管。另外，临床上还可在股动脉外侧行股神经阻滞麻醉。

（3）腘动脉瘤：是动脉瘤的好发部位之一。若动脉瘤在动脉的近侧段发生，则对膝关节动脉网的侧支累及较少；若发生在远侧段，则累及多数侧支，易导致小腿坏疽。当动脉瘤向腘窝表面发展时，可压迫神经产生肌无力并伴剧烈疼痛；动脉瘤向深部发展时，可破坏膝关节和周围骨质。

（4）腘窝脓肿：可因其压迫周围组织而产生相应的症状，同时腘窝内的脓肿也不易向表面扩散，可沿血管神经束向其他部位蔓延，近侧可经股后区达臀部，远侧可达小腿后区。

第五节　胸部的常用局部结构及临床应用

一、局部结构

1. 胸膜前界的特点　两侧胸膜的前界在第 2 胸肋关节至第 4 胸肋关节之间的部分，于前正中线附近互相靠拢且垂直下行，而在第 2 胸肋关节以上和第 4 胸肋关节以下的胸膜之间是互相分开的，故而形成两个三角形无胸膜区（裸区），即上方呈倒三角形的胸腺区（内有胸腺）和下方的三角形心包区（内有心包、心）。其中心包区是心内注射、心包腔穿刺术的安全区。

2. 肋间后血管、肋间神经的排列关系　在肋角内侧，肋间后血管和肋间神经位于每一肋间隙中间，而且排列顺序不恒定。

自肋角向前，在肋间最内肌与肋间内肌之间沿肋骨下缘的肋沟行走，排列顺序自上而下为静脉、动脉和神经。另有肋间后动脉副支及伴行静脉、肋间神经侧支沿下位肋的上缘前行。

二、临床应用

1. 心包穿刺术

（1）部位常选在心包前下窦，是浆膜性心包壁层前部与下部移行处所夹的腔隙，深 1～2 cm，位置较低，心包腔积液常先积聚于此。穿刺安全区是左剑肋角。

（2）穿刺层次：皮肤、浅筋膜、深筋膜、左腹直肌、膈、心包、心包前下窦。

2. 心内注射术

（1）部位常选在左侧第 4 或第 5 肋间隙、距胸骨左缘 2 cm，垂直刺入至右心室内腔。

（2）穿刺层次：皮肤、浅筋膜、深筋膜、胸大肌、肋间外膜、肋间内肌、胸内筋膜、心包、右心室。

3. 胸膜腔穿刺术（图 17-12）

（1）胸膜腔积液时，穿刺点应根据胸部叩诊选择实音最明显部位进行，积液多时一般选择肩胛线或腋后线第 7～8 肋间隙；必要时也可选腋中线第 6～7 肋间隙或腋前线第 5 肋间隙。应靠近下位肋骨上缘穿刺抽出积液；应避免在第 9 肋间隙以下穿刺，以免穿透膈肌损伤腹腔脏器（肝、脾）。

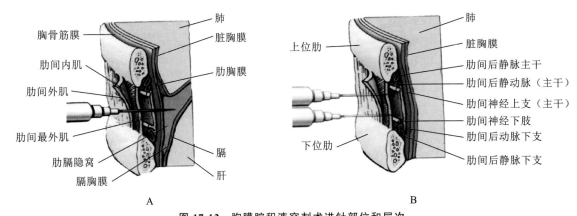

图 17-12　胸膜腔积液穿刺术进针部位和层次

A. 胸穿正确部位；B. 肋间神经阻滞术进针部位

（2）胸膜腔积气时，穿刺插管部位一般多选锁骨中线第 2 或第 3 肋间隙中部穿刺抽气。

（3）穿刺层次：皮肤、浅筋膜、深筋膜、胸廓外肌（或背阔肌）、肋间隙及肋间肌、胸内筋膜、肋胸膜、胸膜腔。

第六节　腹部和会阴部的常用局部结构及临床应用

一、局部结构

1. 腹股沟区的境界及结构特点

（1）境界：内侧界是腹直肌外侧缘；上界是髂前上棘至腹直肌外侧缘的水平线；下界是腹股沟韧带。

（2）结构特点：是薄弱区，原因有腹外斜肌在此区移行为较薄的腱膜；腹内斜肌和腹横肌下缘与腹股沟韧带内侧部间无肌肉遮盖；精索或子宫圆韧带通过腹股沟管，形成潜在性裂隙。因此，此区是疝的好发部位。

2. 腹股沟管（图 17-13、图 17-14）　是位于腹股沟韧带内侧半上方的肌肉、筋膜间的裂隙。有两口（外口或浅环或皮下环；内口或深环）、四壁（前、后、上、下壁）。此管内，男性有精索，女性有子宫圆韧带通过。

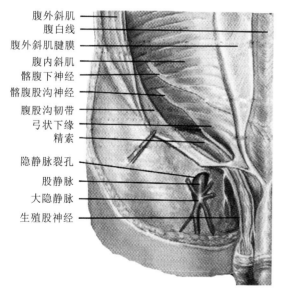

图 17-13　腹股沟管（中层）

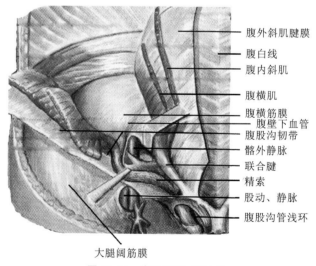

图 17-14　腹股沟管（深层）

3. 腹股沟三角（直疝三角）（图 17-15）　是由腹股沟韧带内侧半、腹壁下动脉、腹直肌下段外侧缘三者围成，其前下方正对着腹股沟管的外口。

二、临床应用

1. 腹股沟斜疝　肠管、大网膜等腹腔内容物在腹股沟外侧窝处推顶壁腹膜成囊袋状突出，依次经腹股沟管的深环、腹股沟管、腹股沟管的浅环突入皮下，甚至降入阴囊。被顶出的壁腹膜成为疝囊。

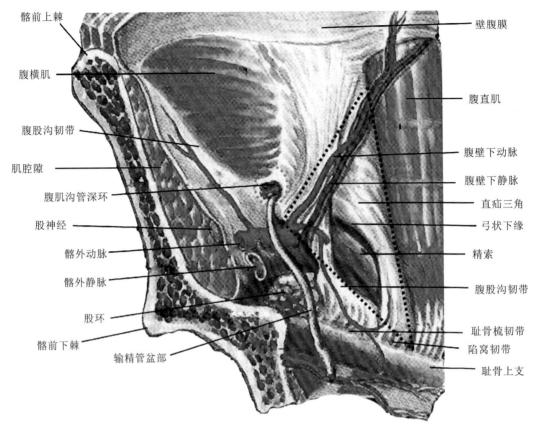

图中标注（从左上顺时针方向）：
髂前上棘、腹横肌、腹股沟韧带、肌腔隙、腹肌沟管深环、股神经、髂外动脉、髂外静脉、股环、髂前下棘、输精管盆部、壁腹膜、腹直肌、腹壁下动脉、腹壁下静脉、直疝三角、弓状下缘、精索、腹股沟韧带、耻骨梳韧带、陷窝韧带、耻骨上支

图 17-15 左直疝三角内面观

手术确认腹股沟斜疝的标志是腹壁下动脉，疝囊由动脉外侧突出即为斜疝。

2. 腹股沟直疝 腹腔内容物推顶壁腹膜在腹股沟内侧窝处突出，经腹股沟三角和皮下环到达皮下。疝囊为腹股沟内侧窝处的壁腹膜。手术确认的标志为腹壁下动脉，疝囊由动脉内侧突出者即为腹股沟直疝。

3. 腹股沟区层次 皮肤→浅筋膜→深筋膜、肌层→腹横筋膜→腹膜外筋膜→壁腹膜、腹膜腔。

4. 腹股沟斜疝、直疝鉴别 见表 17-2。

表 17-2 腹股沟疝鉴别简表

腹股沟疝鉴别要点	斜疝	直疝
突出途径	经腹股沟管突出，可进入阴囊	由直疝三角突出，不进入阴囊
回纳疝块后压住深环	不突出	仍可再突出
精索与疝囊的关系	后方	前外方
疝囊颈与腹壁下动脉的关系	外侧	内侧

5. 直肠的毗邻与直肠指检 与直肠下部毗邻的结构，均可通过直肠指检（隔着肠壁）而触及。向前可扪得膀胱底、前列腺、精囊、输精管壶腹、子宫颈等器官；向后可触及骶、尾骨的盆面；两侧则可触及输卵管、卵巢、坐骨棘和坐骨结节等。

此外，某些临床病理情况，如输尿管盆部病理性增粗、坐骨肛门窝脓肿、直肠膀胱陷凹或直肠子宫陷凹积液等，均可通过直肠指检触及。

6. 直肠指检测定子宫口的扩张程度　由于子宫颈阴道部只由阴道穹后部和直肠子宫陷凹与直肠前壁分隔，所以，在分娩期间，当胎头抵达子宫颈管外口时，通过直肠指检（不经由阴道内触摸以防止感染），就可以比较精确地测定子宫口扩张的程度。

第七节　脊柱区的常用局部结构及临床应用

一、局部结构

1. 脊肋角（肾区）　是第 12 肋与竖脊肌外侧缘的夹角。肾位于该区域的深面，是临床上进行肾封闭的常用进针部位和肾叩诊部位，也是经腰部进行肾手术的切口处。

2. 听诊三角（图 17-16）　位于肩胛骨下角的内侧，由斜方肌外下缘、背阔肌上缘、肩胛骨脊柱缘围成，底为脂肪组织、深筋膜和第 6 肋间隙。该区域胸壁最薄，是临床上在背部听诊呼吸音最清楚的部位。

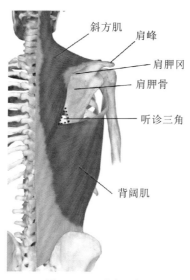

斜方肌
肩峰
肩胛冈
肩胛骨
听诊三角
背阔肌

图 17-16　听诊三角

二、临床应用

（1）临床上常见第 5 腰椎与第 1 骶椎间的椎间盘和/或第 4、5 腰椎间的椎间盘易向后外突出，出现突然腰痛伴有坐骨神经痛症状。

（2）脊柱骨折可以并发脊髓或马尾神经损伤；其中以脊柱胸腰段（第 10 胸椎至第 2 腰椎）处骨折最常见，出现截瘫。如果马尾损伤，常有马尾综合征，表现为腰骶部疼痛或坐骨神经痛，膝、踝反射消失，鞍区感觉减退，肛门反射消失。可有下肢的软瘫，括约肌功能障碍出现较晚，足底可有营养性溃疡。

（3）腰椎穿刺：简称腰穿（图 17-17）。腰椎穿刺用于获取脑脊液样本，以帮助诊断感染、炎症、肿瘤和代谢过程。

临床上常在第 3、4 或第 4、5 腰椎的棘突间隙进行腰椎穿刺。

穿刺层次：皮肤→浅筋膜→胸腰筋膜→棘上韧带→棘间韧带→黄韧带→硬膜外隙→硬脊膜→硬膜下隙→蛛网膜→蛛网膜下隙末端（终池）。

（4）硬膜外麻醉　简称腰麻（图17-17）。即将局麻药注入硬膜外隙，阻滞脊神经根，暂时使其支配区域产生麻痹，主要用于腹部及以下部位的手术，包括泌尿、妇产和下肢等手术，全称为硬膜外隙阻滞麻醉，简称硬膜外阻滞。

穿刺层次：皮肤→浅筋膜→胸腰筋膜→棘上韧带→棘间韧带→黄韧带→硬膜外隙。

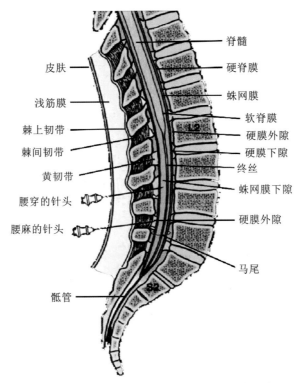

图 17-17　腰穿、腰麻的进针部位及穿刺层次示意图

（5）骶管麻醉：为硬膜外麻醉的一种。进行骶管裂孔穿刺，将麻醉药品注入骶管腔内以阻滞骶神经，主要用于直肠、肛门和会阴部的手术。

穿刺部位：两骶角连线中点。

注意事项：髂后上棘连线平对第2腰椎，是硬膜外囊的终止部位，骶管穿刺如越过此线即有误入蛛网膜下隙从而发生全脊麻的危险。

（6）腰痛：是临床上常见的一种症状，常由于某些内脏疾病如肾结石、女性附件炎等；脊柱区肌肉、筋膜、韧带、关节、椎间盘和神经等软组织损伤；先天性脊柱发育异常（如腰椎骶化、腰椎胸化导致腰椎数目减少，加重腰椎的负担；胸、骶椎腰化则增加了腰椎的数目，使杠杆力量加长，腰部活动不易稳定导致腰肌劳损）所引起。

（程潭　张维山）

参 考 文 献

[1] 李鸿文,宋铁山,周思.人体解剖学[M].桂林:广西师范大学出版社,2011.

[2] 李鸿文,田顺亮,宋铁山.局部解剖学学习指导[M].桂林:广西师范大学出版社,2013.

[3] 周思,田顺亮,蒋常文.系统解剖学学习指导[M].西安:世界图书出版西安有限公司,2013.

[4] 柏树令.系统解剖学[M].8 版.北京:人民卫生出版社,2013.

[5] 柏树令.系统解剖学[M].6 版.北京:人民卫生出版社,2004.

[6] 于频.系统解剖学[M].4 版.北京:人民卫生出版社,1996.

[7] 彭裕文.局部解剖学[M].7 版.北京:人民卫生出版社,2012.

[8] 张朝佑.人体解剖学[M].北京:人民卫生出版社,1998.

[9] 郭光文.人体解剖彩色图谱[M].北京:人民卫生出版社,2002.

[10] 韩子玉,曹郁琦.应用解剖彩色图谱[M].沈阳:辽宁科学技术出版社,1996.

[11] Petra-Kopf-Maier.Wolf-Heidegger' Atlas of Human Anatomy 沃氏人体解剖学图谱[M].5 版.北京:世界图书出版公司,2003.

[12] 刘树伟.人体断层解剖学[M].北京:高等教育出版社,2003.

[13] 汪初球,徐洪璋.现场救护手册[M].北京:人民军医出版社,2010.

[14] 张艳峰,张瑞敏,赵国丽.临床常用技术操作的医护配合[M].北京:军事医学科学出版社,2007.

[15] 刘筱英,刘世华.护士操作技巧[M].长沙:湖南科学技术出版社,2009.

[16] 张静平.医学临床"三基"训练技能图解(护士分册)[M].长沙:湖南科学技术出版社,2006.

[17] 张思辰,佟晓杰.修复周围神经损伤的神经移植材料[J].中国组织工程研究与临床康复,2009,13(29):5743-5746.

[18] 郭绍红,王晶晶,严金,等.电视胸腔镜钛夹夹闭胸交感神经干治疗颜面潮红(赤面恐怖症)30 例报告[J].中国内镜杂志,2006,12(5):548-549.